Martin Marianowicz
mit Silke Amthor

Die Marianowicz-Methode

Mein Programm für einen schmerzfreien Rücken

arkana

Danksagung
Für die freundliche Unterstützung der Fotoproduktion danken wir:
Be eleven (www.be-eleven.com), Mandala (www.mandala-fashion.com),
Airex (www.airex.de)

MIX
Aus verantwortungsvollen Quellen
FSC® C005833

Verlagsgruppe Random House FSC-DEU-0100
Das für dieses Buch verwendete FSC®-zertifizierte Papier
Profibulk von Sappi liefert IGEPA.

2. Auflage
Originalausgabe

Lektorat: Daniela Weise
Bildredaktion und Leitung der Fotoproduktion: Sabine Kestler
Fotografie: Nicolas Olonetzky
Styling: Kathinka Ruthel
Haare/Make up: Arno Humer
Seite 146–150: Südwest Verlag/Stefan Eisend
Illustrationen: Nada Gotovac mit Ausnahme von
Seite 231: Privatarchiv Dr. Martin Marianowicz
Röntgenbilder: Dr. Martin Marianowicz
Covergestaltung: Uno Werbeagentur unter Verwendung
eines Fotos von gettyimages/Sporrer/Rupp
Innengestaltung, Layout und Satz: Barbara Rabus
Druck und Bindung: Těšínská tiskárna, a.s., Český Těšín
Printed in the Czech Republic
978-3-442-34110-8

www.arkana-verlag.de

Inhalt

Vorwort

Liebe Leserin, lieber Leser,

wenn ich mir heute Kernspinbilder meines Rückens anschaue, sieht es wüst aus. Eine einzige Baustelle, die scheinbar Hals über Kopf von den Arbeitern verlassen wurde. Da sind Bandscheiben verrutscht, Wirbel morsch, und mein Spinalkanal ist auch recht eng. Angesichts dieses Chaos an meiner Wirbelsäule müsste ich eigentlich jeden Tag vor Schmerzen aufheulen. Tue ich aber nicht. Denn ich bin völlig schmerzfrei. Und das schon so lange wie eigentlich noch nie zuvor in meinem Leben. Ich treibe wieder Sport, kann mich im Bett drehen, über lange Strecken Auto fahren und sogar Koffer für die gesamte Familie schleppen. Kurz, mein Rücken ist endlich wieder mein Freund.

Die Erklärung für dieses verblüffende Phänomen: Mein Körper hat sich im Laufe der Zeit mit den Veränderungen arrangiert, ich bewege mich so viel wie möglich, ernähre mich relativ ausgewogen und versuche Stress mit Entspannungsmethoden zu kompensieren. Was auch mir natürlich mal besser und mal weniger gut gelingt – das ist menschlich. Und falls es doch mal wieder am Rücken zwackt, weiß ich heute: Rückenschmerzen sind zwar äußerst unangenehm, aber selten wirklich gefährlich. Und sie zwingen mich vielleicht mal kurzzeitig in die Knie, aber ganz sicher nicht mehr auf den Operationstisch.

Dort lag ich wegen eines Bandscheibenvorfalls zweimal im Leben. Das erste Mal bereits als junger Medizinstudent mit gerade mal 21 Jahren. Das Fatale: Bereits kurze Zeit nach der Operation hatte ich stärkere Schmerzen als zuvor.

Als junger Arzt an einer großen Wirbelsäulenklinik in der Nähe von Stuttgart, in der Rückenoperationen wie am Fließband stattfanden, stellte ich fest, dass mein »Schicksal« kein Einzelfall war. Ganz im Gegenteil:

Zahlreiche bei uns operierte Patienten wurden zu »Wiederholungstätern«. Bei Nachuntersuchungen waren viele immer noch schmerzgeplagt, einige sogar noch Jahre nach der Operation. Und das lag nicht etwa daran, dass unsere Klinik schlecht war. Nein, bei uns wurde unter modernsten Bedingungen und im Vergleich zu anderen Krankenhäusern in Deutschland damals schon mit Mikroskop äußerst schonend operiert. Irgendetwas anderes stimmte also nicht. Und stimmt bis heute nicht.

Für rund 60 Prozent aller Rückenschmerzen gibt es keine fundierte Diagnose, sie gelten in der Fachsprache als unspezifisch. Behandelt werden sie leider viel zu oft nach dem Gießkannenprinzip bzw. nach dem Motto »Viel hilft viel« und gerade bei Bandscheibenvorfällen oft mit völlig unangemessenen Hauruckverfahren. Manchmal sogar vorbeugend. Mehr als 160 000 Bandscheiben werden pro Jahr in Deutschland operiert, etwa 400 000 Eingriffe am Rücken insgesamt vorgenommen. Eine viel zu hohe Zahl. Obendrein hat sich die Zahl der Bandscheibenoperationen in den letzten Jahren vervielfacht. Das ist vor allem vor dem Hintergrund bedenklich, dass rund ein Drittel davon nicht den gewünschten Erfolg oder sogar stärkere Beschwerden bringt. Und eine konservative Therapie im Vergleich zu einer Operation genauso erfolgreich ist – mit deutlich weniger Risiken für den Patienten. Das beweisen zahlreiche große internationale Studien.

Am Ende meiner Stuttgarter Zeit erwischte es mich dann selbst noch einmal – ich hatte meinen dritten Bandscheibenvorfall. Mit schlimmeren Schmerzen denn je. Eine Ärztin aus der Klinik riet mir, einen befreundeten Orthopäden in einer Reha-Klinik in der Schwäbischen Alb aufzusuchen. Der Mann könne zaubern … Ich fuhr hin, anfangs allerdings voller Skepsis. Dort wurde ich für drei Wochen behandelt, mit Schmerzmitteln, Physiotherapie, Entspannungsmethoden und sanftem Bewegungstraining. Das Unglaubliche trat wirklich ein: Ich überstand den Bandscheibenvorfall samt Schmerzen ganz ohne Operation.

Dieses Wunder am eigenen Leib änderte meine gesamte Einstellung zu der Therapie von Bandscheibenvorfällen und Rückenleiden radikal. Ich begann mich kundig zu machen, welche Therapien es zur Vorbeugung von Rückenbeschwerden, aber auch zur Schmerzlinderung und zur Vermeidung einer großen Operation gab, reiste viel umher, um diese Methoden entweder direkt bei den Entwicklern oder bei denen, die sie schon lange anwendeten, zu erlernen. Besonders beeindruckt hat mich mein Aufenthalt bei Professor Gabor Racz in Lubbock/Texas am Texas Tech University Medical College, bei dem ich in einer »residency« eine Art Spezialistentraining in Sachen hochwertiger und modernster Schmerztherapie machte.

Um Sie vor einem ähnlich langen und qualvollen Leidensweg wie meinem zu bewahren, habe ich dieses zweite Rückenbuch geschrieben. Es soll Sie in erster Linie davor schützen, überhaupt Rückenprobleme zu bekommen. Denn ein Großteil der Rückenschmerzen ist leider »hausgemacht«. Die Gründe für das Kreuz mit dem Kreuz liegen auf der Hand: Wir sitzen zu viel, bewegen uns zu wenig, essen nicht immer ausgewogen, sind beruflich und privat meist stark unter Druck. Und durch die höhere Lebenserwartung steigt auch die Zahl der abnutzungsbedingten Rückenveränderungen, die allerdings nur zum Teil durch Schmerzen überhaupt einen Krankheitswert haben. Deshalb ist es mir ein ganz besonderes Anliegen, Ihnen mit diesem Buch einen äußerst praktischen Ratgeber mit vielen Übungen, Entspannungs- und Ernährungstipps an die Hand zu geben, die Ihren Rücken effektiv davor schützen, überhaupt erst ernsthaft krank zu werden. Ich habe dafür ein 3-Säulen-Konzept entwickelt, mit dem Sie, egal ob trainiert oder Couch-Potatoe, beruflich stark eingespannt oder mit mehr Freizeit ausgestattet, eher ganzheitlich oder pragmatisch orientiert, Ihr ganz persönliches Präventionsprogramm zusammenstellen können.

Vielleicht gehören Sie aber auch zum Großteil der Bevölkerung, der bereits häufiger unter Rückenschmerzen leidet. Um Sie vor falscher Behandlung zu schützen, ist vor allem Aufklärung wichtig. Denn als gut informierter Patient kann man Sie nicht so schnell in ein vorgefertigtes Behandlungsschema pressen. Dafür möchte ich mit diesem Buch sorgen. Anhand von einfachen, aber äußerst durchdachten Schnellfindern (Kapitel 3), die Sie in wenigen Minuten bearbeiten können, möchte ich Sie schon vor Ihrem Arztbesuch zu einem mündigen, aufgeklärten Patienten machen, der sich kein X für ein U vormachen lässt.

Die Schnellfinder helfen auch all jenen, die von Zeit zu Zeit unter Rückenschmerzen leiden und einfach wissen möchten: Was habe ich eigentlich? Und reicht es, wenn ich das Problem mit einer Schmerztablette und Wärme selbst behandle, oder sollte ich besser zum Arzt gehen? Diese Fragebögen enthalten im Kern die wichtigsten Inhalte des Gesprächs, das ich mit meinen Patienten führe, bevor ich überhaupt mit Untersuchungen beginne. Denn ich weiß, dass der Beginn jeder guten Diagnose das ausführliche Gespräch mit dem Patienten ist. Wenn ein Patient 20 Minuten erzählt und gezielt befragt wird, ist das wesentlich aufschlussreicher als alle Röntgen- und Kernspinbilder zusammen und verhilft mir in etwa 90 Prozent aller Fälle zu einer ziemlich genauen Verdachtsdiagnose. Welche Fragen das sind, auf welches Krankheitsbild sie hinweisen, welche Diagnosemethoden nötig sind, wie das Problem nach dem neuesten Stand der Wissenschaft behandelt wird und was Sie selbst für einen gesunden Rücken tun können – all das erfahren Sie in diesem Buch.

Aber auch, wenn Sie unter chronischen Wirbelsäulenproblemen leiden oder schon den einen oder anderen Bandscheibenvorfall hinter sich haben, ist es nie zu spät, den Schalter zur Schmerzfreiheit noch einmal umzulegen. Der Rückenschmerz ist kein Schicksal, dem Sie ohnmächtig ausgeliefert sind. Ich bin dafür das beste Beispiel. Was auch gegen stärkere Rückenschmerzen hilft, erfahren Sie in diesem Buch. Aus 25 Jahren Erfahrung als Wirbelsäulenspezialist und bestätigt durch eine Vielzahl von internationalen Studien habe ich einen effektiven 5-Stufen-Plan entwickelt, den Sie im letzten Drittel des Buches finden. Nach dem Bausteinprinzip wird er individuell für jeden Patienten, das Ausmaß seiner Erkrankung und den Grad seines Schmerzes maßgeschneidert. Oberstes Ziel: Eine große Rückenoperation unter allen Umständen zu vermeiden. Dass das gelingt, zeigt die Tatsache, dass 80 Prozent meiner Patienten mit einer Therapie der Stufen 1 und 2 mit Schmerzmitteln, Physiotherapie, anderen präventiven und minimalinvasiven Maßnahmen auskommen und nach kurzer Zeit wieder schmerzfrei oder schmerzarm sind. Denn eigentlich muss niemand mit chronischen oder akuten Rückenschmerzen Angst davor haben, dass er im Rollstuhl endet. 90 Prozent aller Schmerzen durch Vorfälle und Ähnliches klingen durch eine konservative oder Schmerztherapie, also ohne Operation, innerhalb von sechs bis zwölf Wochen von ganz alleine ab. Denn die Zeit und die Natur sind unsere größten und äußerst verlässlichen Verbündeten.

Herzlich,

Ihr Dr. Martin Marianowicz

Wahrheiten und Lügen: Was Sie zum Thema Rücken unbedingt wissen sollten

Wahrheiten über den Rücken

Rückenleiden scheinen ansteckend zu sein

In den 1980er-Jahren nahm die Zahl der Rückenpatienten und der Operationen plötzlich rapide zu. Der Grund waren neue, genauere Diagnosemöglichkeiten wie Kernspin- oder Magnetresonanztomografie. Seitdem es diese eindrucksvollen Bilder gibt, wurden auch mehr Menschen als krank und therapiebedürftig eingestuft. Die sonderbare Vermehrung beruht allein auf der durch diese neuen Methoden zugänglichen Information. Dass scheinbar ein »Virus« grassiert, das mehr und mehr Menschen auf den Operationstisch treibt, bedeutet aber keinesfalls, dass auch mehr Menschen Schmerzen haben.

Rückenschmerzen sind nicht lebensbedrohlich

Akute Rückenschmerzen machen uns manchmal innerhalb von Sekunden demütig und klein. Aber sie sind so gut wie niemals wirklich gefährlich und nie lebensbedrohlich. Die Therapie ist deshalb in den allermeisten Fällen ein Kann und fast nie ein Muss.

Die meisten Rückenoperationen sind unnötig

Von den mehr als 400 000 Rückenoperationen pro Jahr bringen 30 bis 45 Prozent – je nach Erhebung – nicht den gewünschten Erfolg. Und oft haben die Patienten beispielsweise durch Narbenbildung genauso viele oder sogar mehr Schmerzen als vor dem Eingriff. Das ist, gemessen etwa an der Erfolgsrate von Knie- oder Hüftoperationen, eine unerhörte Relation.

Die Wirbelsäule ist anpassungsfähig

Bevor sich die Wirbelsäule mit Schmerzen zu Wort meldet, macht sie einiges mit und hat auch bei degenerativen Veränderungen eine erstaunliche Kompensationsfähigkeit. Doch manchmal kann eine falsche Bewegung oder eine extreme Belastung das Fass zum Überlaufen bringen. Dann ist es die Aufgabe von Arzt und Patient, dem Körper dabei zu helfen, seinen Schmerz wieder zu managen. So, wie er es jahrelang klaglos getan hat, bevor der schmerzhafte Ausnahmezustand begann.

Die Zeit und die Natur sind die wichtigsten Verbündeten

Der Körper ist ein kleines Wunderwerk und durchaus ein Naturheiler. 90 Prozent aller Schmerzen, die durch Bandscheibenvorfälle und ähnliches hervorgerufen werden, klingen mit einer konservativen Therapie – also ohne Operation – innerhalb von sechs bis zwölf Wochen von alleine ab.

Entscheidend für die Therapie ist der Grad des Schmerzes

Allein der Schmerz des Patienten entscheidet über die Wahl der Waffen, sprich die Stufe der Therapie. Hilfreich für Arzt und Patient ist dabei eine visuelle Schmerzskala, auf der der Rückenleidende sein Schmerzempfinden zwischen 0 und 10 einordnen kann. 0 bedeutet Schmerzfreiheit, 10 entspricht einem Schmerz, der nicht mehr auszuhalten ist. Danach richtet sich das Schmerzmanagement.

Man muss etwas gegen den Schmerz tun, nicht Bilder behandeln

Röntgen- oder Kernspinbilder sagen im Grunde gar nichts über den Grad des Rückenschmerzes aus. Denn kleine Befunde können höllisch wehtun, große Veränderungen hingegen schmerzen manchmal kaum oder gar nicht. Wichtig für die Therapie sind der Grad des Schmerzes, die Ausbreitung und der Ort, den der Patient angibt – und nicht die Veränderungen im Kernspinbild. Rückenschmerzen nehmen mit dem Alter ab, obwohl die Befunde zunehmen.

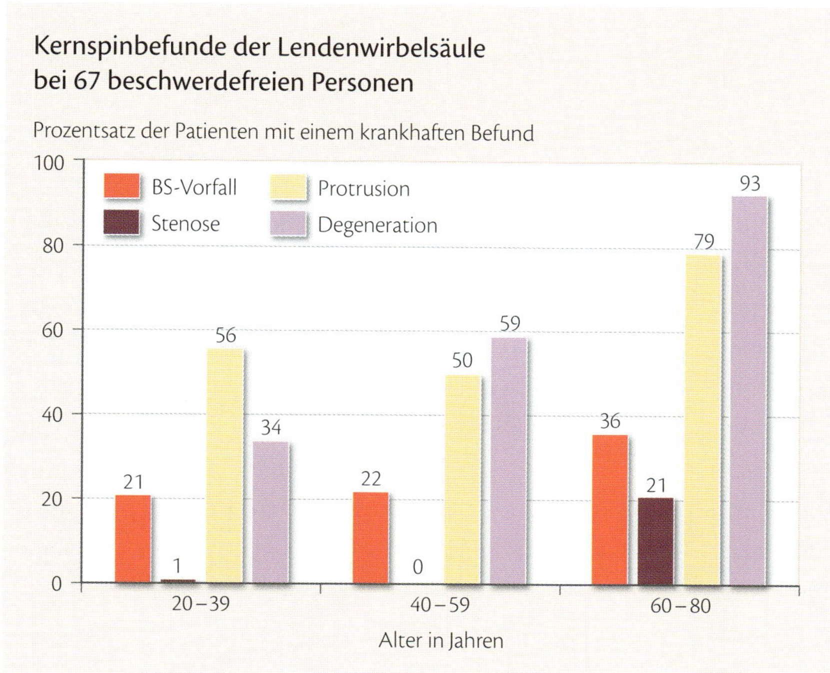

Nach: SD Boden, DO Davis, TS Dina, NJ Patronas und SW Wiesel, *J Bone Joint Surg Am.,* 1990; 72: 403–408

Für die Behandlung von Rückenschmerzen gilt: so wenig wie möglich, so viel wie nötig

Bloß nicht mit Kanonen auf Spatzen schießen: Das gilt besonders für die Behandlung von Rückenschmerzen. Der Weg der Behandlung sollte immer von sanft nach intensiv gehen. Und nur, wenn die unterste Behandlungsstufe den Patienten nicht innerhalb eines gewissen Zeitraums schmerzfreier macht, gehen wir auf der Therapietreppe eine Stufe höher (mehr dazu in Kapitel 6). Erst ganz am Ende steht dabei die große Operation, die wir aber unter allen Umständen zu vermeiden suchen.

Rückenschmerzen sind kein Schicksal

Weder »böse« Gene noch das Schicksal bescheren uns Rückenprobleme. In den allermeisten Fällen ist das Ganze hausgemacht: Wir bewegen uns zu wenig, essen nicht immer rückenfreundlich und stärken unser Muskel-»Korsett« nicht ausreichend. All diese Faktoren sind zwar noch keine Garantie für einen lebenslang gesunden Rücken, aber die beste Prävention überhaupt.

Heilung heißt Schmerzen lindern

Gerade degenerative Rückenerkrankungen lassen sich nicht wirklich heilen im Sinne von Rückgängigmachen. Weil man nun mal einen in die Jahre gekommenen Körper nicht wieder in den Urzustand versetzen kann. Heilung in der Orthopädie bedeutet vielmehr, den Körper dazu zu bringen, dass er sich mit den neuen Zuständen so arrangieren kann, dass es zu einer Schmerzarmut oder sogar zu völliger Schmerzfreiheit kommt. Das gelingt in 90 Prozent aller Fälle – und zwar ganz ohne Operation.

Vorsicht vor diesen Rückenlügen

Lüge: Das muss man operieren

Ein Bandscheibenvorfall ist kein medizinischer Notfall. Und erfordert deshalb auch keine sofortige Operation. Die ist laut Studien nur in 1 bis 4 Prozent aufgrund eines absterbenden Nervs oder eines in der Wirbelsäule sehr selten auftretenden Tumors wirklich notwendig.

Lüge: Sie könnten querschnittsgelähmt werden

Ein Hauptargument vieler Operateure, um den Patienten auf den Operationstisch zu bekommen. In meinen 30 Jahren Erfahrung als Orthopäde habe ich noch nie erlebt, dass ein Bandscheibenvorfall zu einer Querschnittslähmung oder einem Leben im Rollstuhl geführt hätte.

Lüge: Ohne Operation wird der Schmerz chronisch

Bei chronischen Rückenschmerzen besteht häufig keine enge Korrelation zwischen dem Grad der Erkrankung und dem subjektiv empfundenen Schmerz. Entscheidend an der Schmerzentstehung mitbeteiligt sind psychosoziale Faktoren wie eine belastende Arbeits- oder Familiensituation und eine daraus resultierende depressive Stimmungslage. Studien haben gezeigt, dass bei Menschen, die sich an ihrem Arbeitsplatz nicht wohl fühlen, der Schmerz dreimal so häufig chronisch wird. Hier hilft ein Therapeut oder Coach, aber ganz sicher nicht das Skalpell.

Lüge: Eine Operation hilft mehr als eine konservative Therapie

In zwei großen Langzeitstudien der Harvard Medical School in Boston und der renommierten Universität von Leiden in den Niederlanden waren die Ergebnisse sowohl bei Patienten mit Spinalstenosen als auch bei Bandscheibenvorfällen, egal ob operiert oder nicht operiert, absolut identisch.

Lüge: Röntgenbilder helfen bei der Diagnose

Es gibt keinerlei Zusammenhang zwischen Röntgenbild und Rückenschmerz. Deshalb sind solche Bilder zur Diagnostik sinnlos, bei Menschen unter 40 sogar Körperverletzung. Ihre einzige Daseinsberechtigung haben Röntgenaufnahmen bei Knochenbrüchen, Fehlstellungen oder Arthrose in den Gelenken.

Lüge: Der Bandscheibenvorfall kann ohne Operation nicht verschwinden

Er kann sehr wohl. Bei 75 Prozent aller konservativ behandelten Patienten ist der Bandscheibenvorfall nach zwei Jahren auf dem Kernspinbild schlicht nicht mehr nachweisbar. Bei den restlichen 25 Prozent sieht man im bildgebenden Verfahren noch etwas, die allermeisten Patienten sind aber dennoch schmerzfrei, weil sich der Körper mit dem Zustand arrangiert. Der Körper hat den Schmerz also aufgelöst.

Lüge: Der aufrechte Gang brachte uns den Rückenschmerz

Dieser Unsinn ist nicht auszurotten. Die Wirbelsäule ist sogar in geradezu idealer Weise für den aufrechten Gang geschaffen. Und nicht das Gehen auf zwei Beinen bereitet Rückenschmerzen, sondern das Nicht-Gehen.

Nur in Bewegung ist die Wirbelsäule glücklich und die Bandscheiben werden ausreichend mit Flüssigkeit und Nährstoffen versorgt.

Lüge: Große Befunde stehen für große Schmerzen

Dramatische Kernspinaufnahmen des Rückens sagen, wie bereits erwähnt, überhaupt nichts über den Grad des vom Patienten empfundenen Schmerzes aus. Manchmal hat sich der Körper gerade bei degenerativen Erkrankungen wie einer Spinalstenose, aber auch bei Bandscheibenvorwölbungen so gut mit den beengten Umständen arrangiert, dass der Patient absolut schmerzfrei ist.

Lüge: Schmerzen muss man da behandeln, wo der Patient sie spürt

Das wäre fatal, denn zwischen dem Ort des Schmerzes und seinem Auslöser besteht oft eine deutliche räumliche Distanz. So schmerzt das Schultereckgelenk oft am Nacken, bei Problemen der Halswirbelsäule kribbelt es in den Fingern. Es gibt viele hüftoperierte Menschen, deren eigentliches Problem im Bereich der Lendenwirbelsäule lag.

Lüge: Eine Operation befreit Sie garantiert vom Rückenschmerz

Schön wär's. Tatsache ist aber, dass 10 bis 15 Prozent aller Rückenoperierten innerhalb von drei Wochen nach der Operation nach kurzzeitiger Schmerzfreiheit plötzlich wieder sehr hartnäckige Schmerzen bekommen. Der Grund ist eine Fibrose, das ist wucherndes Narbengewebe im operierten Bereich. Nachoperieren bringt nichts und würde nur zu weiterer Narbenbildung führen. Und sogar 40 Prozent aller Rückenoperierten kehren innerhalb eines Jahres nach der Operation wegen erneuter Schmerzen zum Arzt zurück.

1 »Virus« Rückenschmerz

In der Zeit nach dem Zweiten Weltkrieg klagten nur zwei bis drei Prozent der Menschen über Rückenschmerzen. Heute dagegen sind Menschen, die »Rücken haben«, die Regel und nicht mehr die seltene Ausnahme. In den 80er-Jahren des 20. Jahrhunderts nahm die Zahl der Rückenpatienten und der Operationen auf einmal sprunghaft zu. Dabei gibt es Bandscheibenvorfälle und andere Rückenleiden natürlich nicht erst seit 30 Jahren. Ganz im Gegenteil, die Zahl der degenerativen Rückenerkrankungen war vor rund 100 Jahren sicher deutlich höher als jetzt. Was ist da also passiert? Neben der veränderten Lebensweise sind neue Verfahren wie die Computer- und Magnetresonanztherapie, die seit dieser Zeit eingesetzt wurden, der Grund für mehr Rückenleidende. Denn wo es ein eindrucksvolles Bild gibt, da sind natürlich plötzlich auch mehr therapiebedürftige Rückenpatienten – die Folge eines wahren Diagnose-Wahns. Rückenschmerzen scheinen heute richtiggehend ansteckend zu sein. Und infizieren kann man sich durch das vermehrte Wissen darum.

Kernspintomographie sorgt für mehr Operationen

Bevor es moderne bildgebende Verfahren wie die Computer- und Kernspintomographie gab, sind viele Rückenpatienten einer Operation mit ungewissem Nutzen entkommen, weil sie sich zeitlich aufwändigeren Verfahren wie etwa einer Myelographie unterziehen mussten. Bei diesen Diagnoseverfahren war ein stationärer Krankenhausaufenthalt nötig, bis zum Befund dauert es einige Zeit. Und allein durch diesen Faktor Zeit trat die Spontanheilung ein, die Schmerzen wurden von ganz alleine besser und der Leidensdruck niedriger – damit sank die Bereitschaft zu einer Operation.

Heute, mit den modernen bildgebenden Verfahren, ist eine Diagnose in kürzester Zeit möglich. Und bei akuten Schmerzen geben sich immer noch viele Patienten der Illusion hin, dass einzig eine Operation sie ein für alle Mal von ihrem Leiden befreien würde. Leider ist heute die Kernspintomografie die häufigste Argumentationshilfe für unnötige Operationen. Da liegt beispielsweise meine Heimatstadt München wieder ganz weit vorne. Denn alleine in dieser Stadt stehen so viele Kernspingeräte wie in ganz Norditalien. Auf dem Land, weit entfernt von der nächsten Großstadt oder Klinik, ist die medizinische Versorgungslage zwangsläufig dünner. Bei einem Herzinfarkt oder Schlaganfall kann das kritisch sein, bei einem Bandscheibenvorfall ein echter Segen. Denn je näher Sie an einer neurochirurgischen Klinik wohnen, umso schneller landen Sie auf dem Operationstisch. Das ist insofern besonders tragisch, weil rund 80 Prozent aller Bandscheibenoperationen unnötig sind, häufig nicht den gewünschten Erfolg bringen oder sogar zu Dauerschmerzen führen und Bandscheibenvorfälle in 90 Prozent aller Fälle von selber abheilen.

40 Prozent aller Rückenoperationen gehen schief

Der Grund für die Zunahme von Rückenoperationen liegt nicht zuletzt auch an den Horrorszenarien, die Patienten von manchen Ärzten aufgezeigt bekommen. Da wird in äußerst detailreichen Bildern erklärt, was alles passieren könnte, wenn man nicht sofort operiert: Von Lähmungen, dauerhaften Schmerzen und eventuell sogar einem Leben im Rollstuhl ist da nicht selten die Rede. Untermauert werden diese Schauerthesen dann mit Kernspinbildern, auf denen es vielleicht wirklich chaotisch aussieht. Das ist vor allem bei älteren Menschen sehr häufig und insofern besonders eindrucksvoll, als hier nach einer Studie der Universität Harvard 92 Prozent der schmerzfreien (!) Männer und Frauen unter degenerativen Veränderungen der Wirbelsäule leiden und der Rücken im Bild eben fast immer wie ein Autofriedhof aussieht. Hat der Patient dennoch keine oder nur leichte bis mittlere Beschwerden, lehne ich diese präventive Chirurgie vehement ab. Und selbst wenn die Beschwerden stark sind, steht eine Operation für mich an allerletzter Stelle. Darüber sollte man erst nachdenken, wenn alle weniger belastenden und weniger riskanten Therapiemethoden keinen Erfolg gebracht haben.

Zudem gehen zahlreiche Rückenoperationen schief! Kurz nach einer Bandscheibenoperation sind viele Menschen durchaus schmerzfrei und atmen erst mal auf. Doch bereits in der Reha schleicht sich häufig zwei bis drei Wochen später der Schmerz wieder ein. Statistisch kommen rund 40 Prozent aller Operierten innerhalb eines Jahres wieder wegen Schmerzen zum Arzt zurück. Wucherndes Narbengewebe ist zu 10 bis 40 Prozent – je nach Studie – schuld daran. In meiner Praxis machen Menschen, bei denen während einer Rückenoperation etwas schiefgegangen ist, ein Drittel aller Patienten aus.

Dieses wuchernde Narbengewebe ist die große Gefahr bei allen Wirbelsäulenoperationen. Denn das bereitet nicht nur zeitweise Schmerzen, sondern leider lebenslänglich. Und bei einer Nachoperation der Narbe ist das Risiko hoch, den Nerv zu verletzen, außerdem entsteht beim chirurgischen Vorgehen an Narben meist eine neue Narbe. Oft wird als Lösung dann eine Versteifungsoperation angeboten, die allerdings eine geringe Erfolgsquote hat. Die einzige Möglichkeit ist dann noch eine gezielte Schmerztherapie. Bei welchen Patienten sich Narben bilden, ist übrigens nicht vorher bestimmbar.

Eine weitere Komplikation nach einer Bandscheibenoperation ist ein Bandscheibenrezidiv. Darunter versteht man ein nachträgliches Austreten von Gallertkernmasse aus dem zerrissenen Faserring. Patienten mit einer misslungenen Rückenoperation behandle ich mit meiner mehrstufigen Schmerztherapie. Die Aussichten sind aber im Vergleich zu einer »frischen« Erkrankung deutlich schlechter.

Auf der gegenüberliegenden Seite finden Sie zur Übersicht eine Auflistung der häufigsten orthopädischen Operationen. Dabei stehen Eingriffe an der unteren Lendenwirbelsäule an Platz zwei, direkt nach Meniskusoperationen und noch vor Hüftprotheseneingriffen.

Rückenschmerzen sind nicht lebensbedrohlich

Man kann es gar nicht oft genug betonen: An akuten Rückenschmerzen stirbt man nicht, sie haben sogar eine schützende Funktion. Dennoch können sie natürlich äußerst unangenehm und quälend sein. Wer einmal einen »Hexenschuss« hatte, weiß, wie man sich innerhalb von Minuten von einem aufrechten, selbstbewussten Menschen in ein hilfloses Bündel Schmerz verwandeln kann. Ich spreche da aus eigener Erfahrung.

Selbst eine Lähmung muss nicht notwendigerweise ein Grund für eine Operation sein, auch wenn das manchen Patienten gerne so dargestellt wird. Es gibt Lähmungen oder Gefühlsstörungen, die einfach durch einen schwellungsbedingten Leitungsblock der Nerven verursacht werden und sich wieder zurückbilden. Das ist dann weniger dramatisch. Nur wenn schon Nervengewebe dabei zugrunde geht, muss man eventuell handeln und operieren. Das kann der Neurologe aber durch Tests wie eine Elektromyografie (EMG, Kapitel 6) herausfinden. Und nur wenn er einen echten Nervenschaden feststellt, wird aus einem subjektiven Therapie-Kann ein objektives Therapie-Muss. Eventuell auch mit einer Operation in letzter Konsequenz.

Nerven können neu sprießen

Sensibilitätsstörungen wie Kribbeln, Taubheitsgefühle oder »Ameisenlaufen« bedeuten dagegen erst einmal überhaupt nichts. Sie sind genauso diffus wie Schmerz, bilden sich in den meisten Fällen innerhalb eines Jahres von selbst zurück und sind kein Grund für eine Operation.

Die zehn häufigsten orthopädischen Operationen in Deutschland			
Rang	*Art der Operation*	*Anzahl*	*Anteil an allen Operationen*
1	Arthroskopische Operation am Gelenkknorpel und an den Menisken	281 521	2 %
2	Operativer Zugang zur Lendenwirbelsäule, zum Kreuz- und Steißbein	253 609	1,8 %
3	Einsetzen eines künstlichen Hüftgelenks	213 174	1,5 %
4	Operation von Mehrfach-Knochenbrüchen	178 783	1,2 %
5	Entfernung von Implantaten nach ausgeheilten Operationen	171 271	1,2 %
6	Arthroskopische Operation an der Gelenkinnenhaut	165 859	1,2 %
7	Arthroskopische Gelenksreinigung	164 347	1,1 %
8	Entfernen von erkranktem Bandscheibengewebe	161 435	1,1 %
9	Einsetzen eines künstlichen Kniegelenks	159 137	1,1 %
10	Geschlossenes Einrichten eines Knochenbruchs oder der Wachstumsfuge	155 256	1,1 %

Das wird umso verständlicher, wenn man begreift, wie Sensibilitätsstörungen überhaupt entstehen. Der Nerv besteht aus Millionen kleinster sensibler Fasern, die einen bestimmten Bereich des Körpers versorgen. Das muss man sich wie bei einem Umspannwerk vorstellen, das dafür sorgt, dass ein bestimmter Stadtteil mit Strom versorgt wird und in der Nacht hell leuchtet. Gehen einige dieser sensiblen Fasern kaputt oder werden geschädigt, ist die Versorgung dieses Areals nur eingeschränkt möglich. Bleibt man beim Bild der hell erleuchteten Stadt in der Nacht, würden einige Teile schwächer strahlen oder gar dunkel bleiben. Und genau das ist eine Sensibilitätsstörung. Nimmt man nun dem Nerv die Entzündung, können sich die geschädigten Fasern wieder erholen. Sind sie dabei jedoch völlig zerstört worden, sprießen aus den gesunden, erhaltenen Nervenfasern neue kleine Fasern und übernehmen die Aufgabe der abgestorbenen Fasern mit. Das dauert jedoch eine gewisse Zeit. Bis die neuen Nerven etwa unten an den Zehen angekommen sind, braucht es ungefähr ein Jahr. Am Arm geht es etwas schneller, weil der Arm kürzer als das Bein ist. Viele Gefühlsstörungen verschwinden deshalb im Laufe der Zeit komplett.

Der Körper ist anpassungsfähig

Heilung in der Orthopädie bedeutet übrigens ein Arrangement mit den neuen Verhältnissen. Und nicht eine Rückkehr zum Urzustand, denn das ist in den meisten Fällen gar nicht möglich. Manchmal sehe ich im Kernspinbild einen eingeklemmten Nerv auf der rechten Seite, der eigentlich höllisch schmerzen müsste. Tut er aber nach Befragung und Untersuchung des Patienten nicht – Schmerzen hat er auf der linken Seite. Ich folgere daraus, dass sich der Nerv auf der rechten Seite irgendwie mit dem Bandscheibenvorfall arrangiert hat. Und genau diesen Zustand versuchen wir auch auf der linken Seite hinzubekommen, und wir helfen dem Körper bei dem Arrangement mit der Situation. Was er bei 90 Prozent der Patienten auch schafft. Mit unserer Therapie reproduzieren wir den körpereigenen Heilungsvorgang, der auf der schmerzlosen Seite bereits stattgefunden hat.

Das Therapieziel ist individuell

Eine erfolgreiche Therapie bedeutet für jeden Patienten etwas anderes und ist daher äußerst individuell. Schließlich ist auch das Wort Lebensqualität für jeden Menschen anders besetzt. So möchte vielleicht ein 30-jähriger, bisher relativ sportlicher Mann nach einem Bandscheibenvorfall so schnell wie möglich wieder seinen Sport treiben können, muss zudem fit sein für einen möglicherweise aufreibenden Job mit vielen Reisen. Im Gegensatz dazu ist die Vorstellung von Lebensqualität für eine 75-jährige Frau deutlich anders. Sie möchte vielleicht einen Zustand erreichen, in dem sie wieder selbstständig einkaufen gehen und ihre Hausarbeit verrichten kann, und das alles mit möglichst wenig Schmerzen.

Deshalb sage ich meinen Patienten immer, dass sie sich nach der Therapie fragen sollen: »Kann ich mit diesem Ergebnis gut leben, bin ich mit meinem Zustand zufrieden, und würde ich mit meinen derzeitigen Beschwerden überhaupt zum Arzt gehen?« Das muss nicht unbedingt ein Zustand von völliger Schmerzfreiheit sein, sondern ist eben von Mensch zu Mensch verschieden.

Bei Schmerzfreiheit keine »ansteckenden« Bilder mehr

Wenn sich meine Patienten besser fühlen und nahezu schmerzfrei sind, kontrolliere ich deshalb normalerweise keine Kernspinbilder mehr von ihrem Rücken. Das spart Kosten – und das einzig entscheidende Kriterium ist die persönliche Schmerzfreiheit des Patienten. Denn oft hat sich das Bild gegenüber demjenigen vor der Erkrankung kaum verändert, aber die Schmerzen sind weg. So wie man bei meinem persönlichen Kernspinbild auch vermuten könnte, dass ich unsäglich leiden müsste. Dabei geht es mir prima. Ausschlaggebend ist also einzig und alleine das, was der Patient berichtet – und nicht das, was ich auf einem Bild sehe. Zumal sich ein Bild negativ auf die Psyche des Patienten auswirken könnte, weil es grundlos neue Ängste und Schmerzerwartungen weckt. Und ansteckend sein könnte …

Wenn sich der Schmerz selbstständig macht

Nachdem wir die große Operation unter allen Umständen zu vermeiden suchen, ist es natürlich das Ziel all unserer Therapien, den Rückenschmerz zu lindern oder auch ganz zum Verschwinden zu bringen. Akute Schmerzen sind zwar lebensnotwendig, chronische dagegen können das Leben zur Hölle machen. Ein akuter Schmerz signalisiert uns, dass im Körper irgendetwas nicht stimmt, oder er löst Reflexe aus, sich aus einer Gefahrenzone, die den Schmerz bedingt, zu entfernen. Das passiert blitzartig, etwa wenn wir die Hand in zu heißes Wasser tauchen oder mit dem Fuß auf eine scharfkantige Muschelschale treten. Akute Schmerzen dauern normalerweise Sekunden, Minuten oder auch Stunden, selten Tage oder gar Wochen. Dann verschwinden sie wieder.

Nicht so der chronische Schmerz. Rund acht bis zehn Millionen Deutsche sind laut Auskunft der Deutschen Schmerzliga von Dauerschmerzen betroffen, meist als Folge von Wirbelsäulenerkrankungen oder Knochenbrüchen. In der Bevölkerungsgruppe 60 plus leiden sogar rund 25 Prozent an ständig vorhandenen oder immer wiederkehrenden Schmerzen. Viele sehen das Ganze als unabänderliches Schicksal an und glauben, der Schmerz gehöre nun mal zu ihrem Leben. Nicht selten unterstützt von einem Arzt, der aus diversen Gründen Angst vor einer vernünftigen Schmerztherapie hat. Das kann fatale Folgen haben. Der Körper kann bei chronischen Schmerzen eine Art Schmerzgedächtnis entwickeln und reagiert dann übersensibel auf andere, eigentlich völlig harmlose Reize wie Berührungen, Kälte oder Wärme. Und selbst negative Gefühle wie mentaler Stress, Ängste oder übertriebenes Mitleid führen dann zu Schmerzen. Im schlimmsten Fall spürt man dann sogar dort Schmerzen, wo gar keine Entzündung oder Fehlfunktion mehr vorhanden ist. Bei chronischen Schmerzen hat der Schmerz seine gesunde Warnfunktion verloren.

Der Vergnügungspark im Kopf

Was passiert eigentlich genau im Körper, wenn uns etwas wehtut? Angenommen, Sie heben beim Kochen den Topfdeckel an und kommen mit der Hand zu nah an den heißen Dampf. Das verletzt das Gewebe, spezielle Schmerzrezeptoren werden aktiviert. Über Nervenbahnen gelangt dieser Schmerzreiz zunächst ins Rückenmark. Dort wird der Reflex »Hand wegziehen!« ausgelöst. Das alles geht blitzschnell, der Reiz rast mit rund 15 Metern pro Sekunde durch die Nervenfasern. Erst danach geht ein Schmerzreiz in Richtung Gehirn. Und zwar in den Thalamus, der als eine Art Filter darüber entscheidet, was gerade für den Körper wichtig ist und was nicht. Erst wenn der Schmerzreiz hier ankommt, merken wir auch, dass uns etwas wehtut. Gleichzeitig gelangt der Schmerzimpuls aber auch in den ältesten Teil unseres Gehirns, das sogenannte limbische System. Der bekannte Münchner Hirnforscher Ernst Pöppel nannte diesen Bereich einmal den »Vergnügungspark im Kopf«. Doch in diesem Verwaltungsbereich für unsere Gefühlswelt geht es leider nicht immer nur lustig zu. Schmerzreize werden hier auch mit früheren negativen Erfahrungen und Gefühlen verknüpft.

Wenn das Schmerzsystem aus der Balance gerät

Glücklicherweise hat der Körper ein System, das normalerweise verhindert, dass aus akuten Schmerzen chronische werden. Bei Schmerzen werden sogenannte Endocannabinoide ausgesandt, das sind hanfähnliche Stoffe, die das Gehirn produziert. Sie lindern den akuten Schmerz, beruhigen aber auch in hektischen Situationen und können sogar das Hungergefühl dimmen. Sie sind eine Art Wohlfühl-Balance-System, wenn der Körper aus dem Gleichgewicht geraten ist. Dieser körpereigene Drogencocktail wird gleichzeitig mit dem Schmerzreiz ausgesandt, damit die Schmerzinformation in den Zellen so schnell wie möglich wieder gelöscht werden kann.

Das Tückische an dem »Dopingsystem«: Endocannabinoide können selber auch schmerzfördernd sein. Das hat jetzt ein Forscherteam aus Zürich festgestellt. In einer Studie von Hanns Ulrich Zeilhofer, Professor am Institut für Pharmazeutische Wissenschaften der Eidgenössischen Technischen Hochschule Zürich, konnte bewiesen werden, dass Endocannabinoide bei bestimmten Schmerzformen zu einer Schmerzsensibilisierung führen können.

Reize gegen Schmerzen

Wenn wir Schmerzen haben, reiben wir instinktiv die schmerzende Stelle. Und das macht durchaus Sinn. Denn dadurch werden Nervenfasern aktiviert, die wie ein Hemmer auf die anderen Nervenfasern wirken, welche den Schmerz weiterleiten. Der Schmerz wird dadurch zumindest temporär gelindert. Nach diesem Prinzip arbeiten übrigens auch sogenannte spezifische Reiztherapien bei Rückenschmerzen wie Akupunktur, Akupressur oder auch die Triggerpunkt- oder Neuraltherapie (siehe auch Kapitel 6).

Sogar Streicheln kann schmerzhaft sein

Normalerweise kann das Gehirn zwischen einer sanften Berührung und Schmerz unterscheiden. Denn beide Gefühle werden über zwei unterschiedliche Systeme durch das Rückenmark in Richtung Hirn geleitet. Diese beiden Systeme stehen allerdings im Zentralnervensystem durch Nervenfasern miteinander in Verbindung. Für die Kommunikation sorgen bestimmte Botenstoffe, sogenannte Neurotransmitter. Durch bestimmte Erkrankungen oder auch starke Schmerzreize können diese Neurotransmitter in ihrer Funktion gestört werden. Es kommt zu einer Art Kurzschluss im Rückenmark, Informationen werden falsch weitergegeben. Dabei scheinen die Endocannabinoide eine große Rolle zu spielen. Die

Folge: Schon eine leichte Berührung kann plötzlich das Gefühl von Schmerz auslösen. Zudem vergrößern sich die Areale, die als schmerzhaft empfunden werden. Das ist auch einer der Gründe, warum Rückenschmerzen bis ins Bein ausstrahlen können oder Nackenschmerzen bis in Schulter und Arm.

Der Schmerz brennt sich im Gehirn fest

Bestimmte erlernte Dinge im Leben wie Autofahren oder Tennisspielen können wir fast automatisch, ohne über die Bewegungsabläufe noch groß nachzudenken. Auf den Nervenbahnen ist quasi eine Spur gelegt, die immer wieder abgerufen werden kann. Leider können solchen Automatismen auch in Sachen Schmerz stattfinden. Wenn nämlich ein Schmerzreiz über längere Zeit bestehen bleibt, lernt das Gehirn damit zu leben, es bildet sich ein Schmerzgedächtnis oder ein Schmerzpfad. Wenn dieser Reiz in regelmäßigen Abständen auftritt, reagiert die Zelle jedes Mal heftiger. Und auch wenn der Reiz nicht stärker wird, sendet sie jedes Mal Signale ins Gehirn. Dauerschmerz bewirkt sogar eine Veränderung der Zellmembran, so dass die Nervenzellen noch schneller reagieren und man noch stärkere Schmerzen bekommt.

Schöne Bilder lindern Leiden

Genauso, wie ein Gehirn Schmerzen lernen kann, kann man dieses Schmerzgedächtnis auch wieder löschen. Dabei helfen Imaginationsübungen. Weil Schmerz im Gehirn entsteht, können sie das quälende Gefühl auch direkt dort eindämmen. Imaginationsübungen kommen eigentlich aus der Traumatherapie. Trauma kommt aus dem Griechischen und bedeutet »Wunde«. Ein Psychotrauma ist also eine seelische Wunde, die ein Mensch beispielsweise durch einen Unfall, eine schwere Krankheit, Missbrauch oder auch seelische Vernachlässigung erfahren hat. Die Imaginationen in der Traumatherapie sollen bei der Bewältigung dieser exremen Erfahrungen helfen. Auch starke und vor allem dauerhafte Schmerzen können ein Trauma darstellen und lassen sich alleine durch die Kraft der Vorstellung oft deutlich lindern. In einem Experiment der Ruhr-Universität Bochum erlernten 150 gesunde Studenten drei verschiedene Imaginationstechniken zur Schmerzbewältigung. Bei der sogenannten Parästhesie versuchte ein Therapeut ähnlich der Methode des autogenen Trainings den Probanden zu suggerieren, dass sich der schmerzende Körperteil angenehm leicht anfühle. Bei der Analgesie-Technik sollte die Vorstellung eines übergestülpten Handschuhs die Hand vor dem Schmerz schützen. Und bei der Methode der Dissoziation sollten die Studenten versuchen, die Hand gedanklich vom übrigen Körper abzuspalten. Danach wurden die Probanden einem Druckschmerz der rechten Hand ausgesetzt, der so lange gesteigert wurde, bis die Studenten das Experiment abbrachen. Das Ergebnis war verblüffend: Die Studenten, die eine Imaginationstechnik erlernt hatten, hielten den Schmerz durchschnittlich 318 Sekunden aus, die Probanden, die ein Schmerzmittel-Placebo bekommen hatten oder zu einer Kontrollgruppe ohne erlernte Imagination gehörten, gaben im Durchschnitt schon nach 130 Sekunden auf.

Vier Imaginationsübungen zum Ausprobieren

Diese Meditationen helfen Ihnen, der »Alltagshektik« zu entkommen. Wenn Sie sie regelmäßig anwenden, werden Sie merken, dass Sie sich zentrierter, kraftvoller fühlen – und weniger Schmerzen haben.

Blauer Schutzschirm

Mit dieser Übung können Sie Ihren ganz persönlichen Rettungsschirm aufspannen, der Sie wie ein Kokon für einige Zeit von der Umwelt und von Ihrem Rückenschmerz abschottet. So geht's: Setzen oder legen Sie sich ganz bequem hin und schließen Sie die Augen. Atmen Sie ruhig und locker bis tief in den Bauch hinein. Stellen Sie sich vor, wie Sie bei jedem Atemzug tiefer und tiefer sinken und mit der Fläche, auf der Sie sitzen oder liegen, nahezu verschmelzen. Stellen Sie sich vor, dass sich beim Blick nach oben über Ihnen ein wunderschönes nachtblaues Dach wie ein Himmel wölbt. Dieses Himmelszelt dehnt sich weiter nach unten aus und umschließt Sie völlig. Sie sind eingehüllt von einem luftigen, beruhigenden blauen Kokon. Dann gehen nach und nach die Sterne in Ihrer Schutzhülle auf, funkeln und strahlen. Genießen Sie das Gefühl der Geborgenheit und das sanfte beruhigende Licht der Sterne. Versuchen Sie Ihre Muskulatur dabei so weit wie möglich zu entspannen. Zum Schluss spannen Sie Ihren gesamten Körper einmal richtig an, lassen wieder los und atmen dabei kräftig durch den geöffneten Mund wieder aus.

Es werde Licht!

Nehmen Sie eine bequeme Körperhaltung ein. Es ist egal, ob Sie bei dieser Übung sitzen oder liegen. Versuchen Sie, sich auf Ihren Atem zu konzentrieren, achten Sie darauf, wie er ruhig und gleichmäßig ein- und ausströmt. Versuchen Sie dann, in Ihrem Körper exakt die Stellen zu orten, an denen Sie Schmerzen, Verspannungen oder andere unangenehme Gefühle verspüren. Stellen Sie sich nun vor, dass diese Missempfindungen eine konkrete Form annähmen. Versuchen Sie sich das Ganze sehr genau vorzustellen. Wie groß ist das Gebilde, aus welchem Material besteht es, ist die Oberfläche glatt oder rau, welche Farbe und Temperatur hat es, macht es einen Ton? Wenn Sie dem Gebilde eine genaue Gestalt gegeben haben, versuchen Sie, sich eine Lichtquelle oberhalb Ihres Kopfes in der Farbe Ihrer Wahl vorzustellen. Die Farbe sollten Sie mit Wohlbefinden, Entspannung und Ruhe verbinden. Dieses Licht umhüllt zunächst Ihren Körper und strömt dann über den Kopf ins Innere bis zu dem imaginären Gebilde aus Schmerz und Missempfindungen in Ihrem Körper. Das farbige Licht umflutet das Gebilde und füllt auch dessen Inneres aus. Dadurch wird das Gebilde kleiner, löst sich allmählich sogar vollständig auf, so dass es nicht mehr zu spüren ist. Nehmen Sie dann wahr, dass das Licht nach und nach Ihren ganzen Körper sanft flutet, sich in Arme, Beine, Hals und Kopf ausbreitet. Versuchen Sie dann, langsam wieder zurück ins Hier und Jetzt zu kommen. Nutzen Sie die wohltuende Lichtübung so oft, wie Sie sie brauchen.

Farbrausch

Setzen Sie sich entspannt hin, schließen Sie die Augen und versuchen Sie, in Ihren Rückenschmerz hineinzuhorchen. Konzentrieren Sie sich voll auf das unangenehme Gefühl. Stellen Sie sich dann vor, dass dieser Schmerz eine Farbe hat. Vielleicht ist das gerade ein äußerst aggressives Rot oder auch ein dumpfes Grauschwarz. Denken Sie dann an eine Farbe, die für einen gesunden, starken und beweglichen Rücken stehen könnte. Versuchen Sie nun, die Farbe für den Schmerz ganz allmählich in die Farbe für den gesunden Rücken überzuleiten. Vielleicht kommt anfangs immer wieder die Rückenschmerzfarbe durch, wahrscheinlich wird sie aber irgendwann von der Farbe eines positiven Rückengefühls überlagert. Konzentrieren Sie sich auf diese Farbe, versuchen Sie zu spüren, welche Auswirkungen das auf Ihr Rückengefühl hat.

Das innere Team

Diese Übung eignet sich besonders gut, wenn Stress oder außergewöhnliche Belastungen im Job oder im Privatleben Auslöser für Ihre Rückenschmerzen sind. Stellen Sie sich eine Art Konferenzraum mit einem runden Tisch vor. An diesem Tisch sitzen Sie und laden die Personen, die Sie einmal waren und die Sie in Zukunft sein werden, zu einem Meeting ein: Etwa die Person, die Sie vor zehn Jahren waren. Den Teenager, der Sie einmal waren. Das Kind, das Sie mit zwei oder drei waren. Zum Schluss den Menschen, der Sie in zehn oder zwanzig Jahren sein werden. Mit diesem inneren Team können Sie nun Probleme und Fragestellungen erörtern, an denen Ihre Seele und Ihr Rücken gerade schwer tragen. Bitten Sie die einzelnen Teilnehmer um ihre Meinung. Wichtig: Jeder am Tisch darf sich frei und unzensiert äußern, auch wenn andere Teilnehmer am Konferenztisch anderer Meinung sind. Zum Ende der Konferenz sollten Sie sich bei Ihrem inneren Team bedanken – und es gerne zum nächsten Meeting einladen.

2 Rücken für Anfänger

Das Wunder Wirbelsäule

Eine Vielzahl von Knochen und Gelenken ermöglicht es dem Mensch, sich zu bewegen: zu springen, zu tanzen, zu schwimmen, zu klettern, zu gehen und zu laufen. Die Wirbelsäule ist das zentrale Element des Skeletts. Sie hält alle Knochen beieinander, trägt den Kopf und sorgt für die Flexibilität des Körpers in alle Richtungen. An ihr sind Muskeln und Bänder befestigt, die den Körper stützen und ihm Kraft geben.

Unter normalen Umständen verzeiht sie uns auch unendlich viel. Das Heben eines schweren Wasserkastens beispielsweise oder eine ruckartige Bewegung beim Tennisspielen. Vor Verschleiß schützt sie sich aus sich selbst heraus. Die Wirbelsäule ist nämlich ein äußerst clever konstruiertes System aus Wirbelkörpern, Wirbelgelenken, Bändern, Bandscheiben und kleinen Muskeln. Sie gibt dem Körper gleichzeitig Stabilität und verleiht uns größtmögliche Mobilität. Was sie allerdings überhaupt nicht mag, ist Passivität. Sitzen, oft noch in vorgebeugter Haltung oder allzu nachlässig hingelümmelt, lange Autofahrten ohne Pause – all das führt zu schwachen Muskeln. Und die sind die Hauptvoraussetzung für degenerative Erkrankungen wie Bandscheibenvorwölbungen, einen verengten Wirbelkanal, Verspannungen oder Blockaden. Das wiederum führt zu Schmerzen, manchmal so stark, dass wir bei akuten Zuständen am liebsten die Wände hochgehen würden oder bei chronischen Schmerzen sogar depressiv werden.

Um das Wunderwerk Wirbelsäule besser zu verstehen, möchte ich Sie einladen, sich ein paar Details vor Augen zu halten:

Die Wirbelsäule, perfekt geschwungen

Ein doppeltes S: Das ist, von der Seite betrachtet, unsere Wirbelsäule. Die s-förmige Krümmung hat durchaus einen Sinn, denn wäre die Wirbelsäule gerade, wäre die Erschütterung des Gehirns bei jedem Schritt enorm. Die Krümmung hat dagegen eine abfedernde Wirkung. Im Bereich von Hals- und Lendenwirbelsäule ist die Krümmung konkav (Lordose), im Bereich von Brustwirbelsäule und Kreuzbein konvex (Kyphose). Ist die Lordose im Lendenwirbelbereich extrem stark ausgeprägt, ergibt sich das typische Hohlkreuz. Ist die Kyphose der Brustwirbelsäule stark ausgeprägt, so ergibt sich ein Rundrücken. Von hinten gesehen sieht die Wirbelsäule im besten Fall gerade aus.

33 Wirbel bilden die Bausteine der Wirbelsäule

Die Wirbelsäule besteht aus fünf Bereichen – drei beweglichen und zwei relativ starren. Der bewegliche Teil unseres Rückens wird unterteilt nach Hals-, Brust- und Lendenwirbelsäule. Daran schließen sich dann das Steiß- und das Kreuzbein an. Beide sind übrigens Relikte aus Urzeiten, als der Mensch noch einen Schwanz hatte. Steiß- und Kreuzbein sind stark verknöchert und fast unbeweglich. Die gesamte Wirbelsäule mit ihren fünf Abschnitten umfasst 33 Wirbel, die von oben nach unten gezählt werden. Die sieben Halswirbel werden mit C1 bis C7 (C = Cervix, lateinisch: Nacken, Hals) bezeichnet, die 12 Brustwirbel mit Th1 bis Th12 (Th = Thorax, lateinisch: Brustkorb), die 5 Lendenwirbel mit L1 bis L5. Die fünf im Laufe der Evolution miteinander verschmolzenen Wirbel des Kreuzbeins heißen S1 bis S5 (S = Sacrum, der lateinische Begriff für Kreuzbein), die ebenfalls verschmolzenen Wirbel des Steißbeins werden mit Co1 bis Co4 bzw. Co5 (Os coccygis, das lateinische Wort für Steißbein) bezeichnet. Jetzt wissen Sie zumindest, was es bedeutet, wenn Ihr Arzt beispielsweise von einer Bandscheibenvorwölbung im Bereich L5/S1 spricht …

Die einzelnen Bereiche der Wirbelsäule sind übrigens unterschiedlich anfällig, was Bandscheibenerkrankungen angeht. So treten 20 Prozent

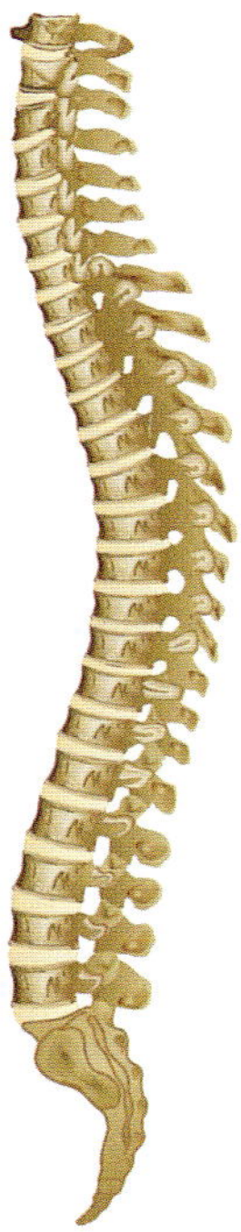

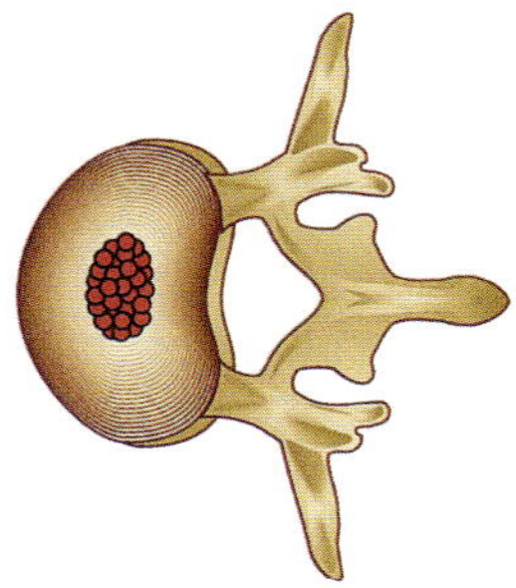

◀ Die Wirbelsäule besteht aus 33 einzelnen Wirbeln. Und so sieht ein Wirbel von oben ▲ und von der Seite ▼ aus.

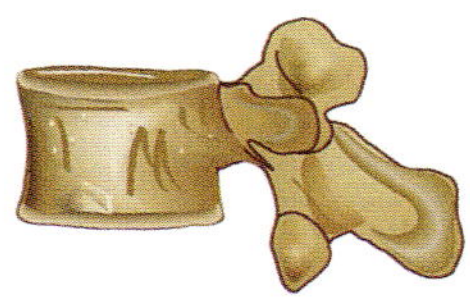

aller Bandscheibenvorfälle im Halswirbelsäulenbereich auf, davon die meisten zwischen 5. und 6., bzw. zwischen 6. und 7. Halswirbel. In der Lendenwirbelsäule liegen die meisten Vorfälle im Bereich zwischen 4. und 5. Lendenwirbel sowie zwischen 5. Lendenwirbel und Kreuzbein, seltener zwischen 3. und 4. Lendenwirbel. An der Brustwirbelsäule kommen Bandscheibenvorfälle so gut wie nie vor, da sie durch den Brustkorb ganz anderen Dreh- und Scherbewegungen ausgesetzt ist.

Unsere 33 Wirbel unterscheiden sich zwar in der Größe, sind aber ähnlich im Aufbau. Von oben betrachtet bestehen sie aus einem halbrunden Wirbelkörper, der in Richtung Bauch zeigt, zwei Querfortsätzen und einem mittig angeordneten Dornfortsatz. Zwischen Wirbelkörper und den Fortsätzen ist ein Loch. Dieses Loch ist der Wirbelkanal, in dem das Rückenmark mit seinen Nervenbahnen gut geschützt verläuft. Die Äste, die sogenannten Nervenwurzeln, dringen durch je zwei Zwischenwirbellöcher, um vom großen Zeh bis zum Nacken sämtliche Regionen des Körpers zu versorgen. Die einzelnen Wirbel sind über kleine Facetten-Gelenke flexibel miteinander verbunden. Das macht die Wirbelsäule äußerst beweglich und ermöglicht es uns beispielsweise, beim Yoga die Kobrastellung einzunehmen oder beim Golf einen Abschlag mit einer extremen Drehung ohne Schaden zu überstehen.

Die Bandscheiben sind unsere Stoßdämpfer

Auch jede einzelne Bandscheibe ist ein kleines Wunder der Natur. Diese runden Gebilde aus Bindegewebe fungieren als eine Art Puffer zwischen den einzelnen Wirbeln. Diese Aufgabe übernehmen sie allerdings nicht alleine, die doppelte S-Form der Wirbelsäule hat wie gesagt ebenfalls eine Stoßdämpfer-Funktion. Die einzelnen Bandscheiben bestehen aus einem ziemlich festen, aber elastischen äußeren Faserring und einem weichen, dickflüssigen Gallertkern, der nicht durchblutet ist. Dieser Gallertkern besteht je nach Alter und Zustand der Bandscheibe zu bis zu 90 Prozent aus Wasser. Seine Fasern können Feuchtigkeit bis zum 1000-Fachen ihrer Masse wie ein Schwamm speichern. Der Druck dieses Kerns hält die einzelnen Wirbel ein wenig auf Abstand. Wenn wir uns bewegen, verlagert sich der Gallertkern etwas. Beugen wir uns vor, geht er nach hinten, beugen wir uns nach hinten, geht er ein Stückchen nach vorne.

Normalerweise ist so eine Bandscheibe schön prall und elastisch. Sie ist selbst nicht von Blutgefäßen durchzogen und wird durch die Bewegung ernährt. Denn in Bewegung wird Nährflüssigkeit aus den Wirbelkörpern in die Bandscheiben gedrückt. Durch die Belastung im Lauf des Tages wird ein Teil dieser Flüssigkeit wieder aus den Bandscheiben herausgepresst, der Kern schrumpft ein wenig zusammen, die Wirbel nähern sich einander stärker an. Das ist übrigens auch der Grund, warum man am Abend bis zu zwei Zentimeter kleiner sein kann als morgens. In der Nacht regenerieren sich die »ausgepressten« Bandscheiben dann wieder, indem sie sich mit Flüssigkeit aus dem umliegenden Gewebe vollsaugen. So können sie am nächsten Tag wieder ihre Aufgabe als sanfte Stoßdämpfer für die Wirbelsäule erfüllen. Die Krux bei der Sache: Leider nehmen Regene-

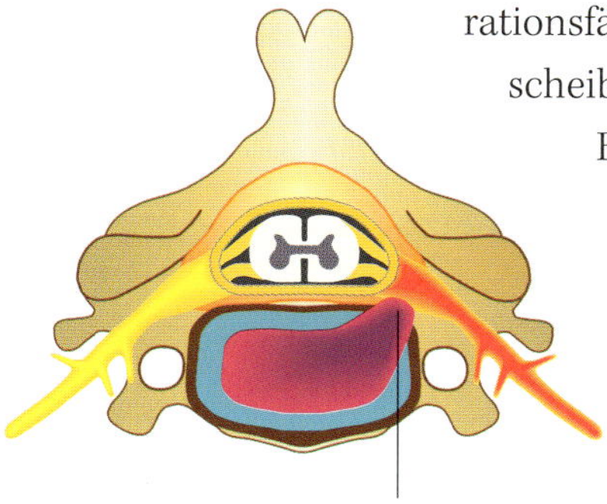

Bandscheibenvorfall, der auf den Spinalnerv drückt

rationsfähigkeit und der Wassergehalt der Bandscheiben im Alter mehr und mehr ab. Die Bandscheibe wird dann spröder und rissiger, kann sich vorwölben, oder der Faserring reißt ein. Das führt dann zu einem Bandscheibenvorfall. Später verknöchern die Bandscheiben manchmal völlig. Darum nimmt die Zahl der Rückenschmerz-Geplagten im Alter ab 60 deutlich ab.

Die Bänder sorgen für Beweglichkeit

Damit die Wirbel und die Bandscheiben stabil und beweglich bleiben, bekommen sie tatkräftige Unterstützung durch gleich sechs raffinierte Bandsysteme, die sich über die gesamte Länge der Wirbelsäule ziehen. Diese Bänder sorgen dafür, dass wir in alle Richtungen beweglich sind, uns mühelos drehen, biegen und beugen können. Gleichzeitig grenzt es die Bewegungen aber auch ein – damit wir uns eben nicht überdehnen. Wenn das in seltenen Fällen passiert, schmerzen die Bänder, denn sie werden von vielen Nerven versorgt. Unterstützt werden die Bänder in ihrer Arbeit durch die Rücken- und Bauchmuskulatur. Ist sie durch regelmäßige Bewegung und moderates Training stark, bekommen auch die Bänder nicht so schnell einen Durchhänger. Besonders wichtig dabei ist übrigens die kleine tiefe, sogenannte autochthone Rückenmuskulatur, die erst den aufrechten Gang ermöglicht und die Mittelpunkt eines sinnvollen Muskeltrainings sein sollte.

Und das sind die Expander des Körpers im Einzelnen: Das vordere Längsband zieht sich über die Vorderseite der Wirbelkörper. Es stabilisiert die Wirbelsäule in Richtung Bauchraum. Das hintere Längsband verläuft hinten über die Wirbelkörper und bildet die Grenze zum vorderen Bereich des Wirbelkanals. Die sogenannten gelben Bänder (Ligamenta flava) verbinden und stabilisieren die einzelnen Wirbelbögen miteinander. Auf der

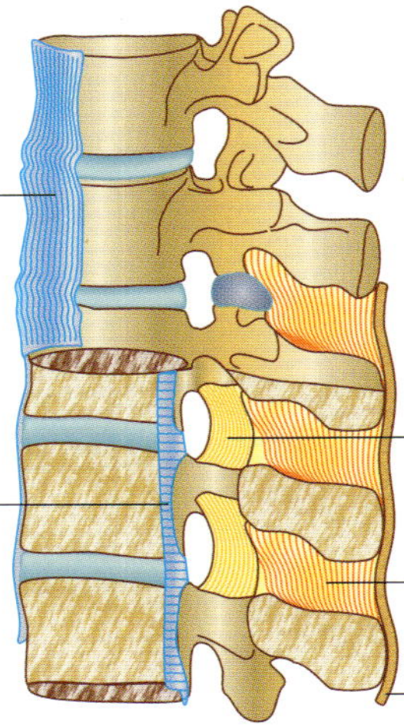

Diverse Bandsysteme ziehen sich über die gesamte Wirbelsäule und sorgen so für Halt, Stabilität und Beweglichkeit.

anderen Seite des Wirbels, an den Dornfortsätzen, die am Rücken nach außen zeigen, liegt das Überdornfortsatzband, unterstützt von den Zwischendornfortsatzbändern, die jeweils von Dornfortsatz zu Dornfortsatz führen. Schließlich gibt es noch die Bänder, die die Querfortsätze der Wirbel miteinander verbinden.

Der Wirbelkanal bietet sicheren Schutz

Die Gesamtheit der Löcher in der Mitte jedes einzelnen Wirbels bildet den Rückenmarkskanal. In ihm steckt ein besonders wichtiger und äußerst sensibler Teil des Körpers, das rund 45 cm lange Rückenmark, Sitz des Zentralen Nervensystems (ZNS). Von hier aus werden Impulse vom Kopf in den gesamten Körper ausgesendet. Das Rückenmark beginnt am verlängerten Mark des Gehirns und läuft weiter hinunter bis auf Höhe des zweiten Lendenwirbels. Es ist von einer äußeren Hülle umgeben, die jedoch nicht mit dem knöchernen Wirbelkanal verwachsen ist. Die äußerste Schicht nennt sich Dura mater, ist sehr zäh und derb und kann so das

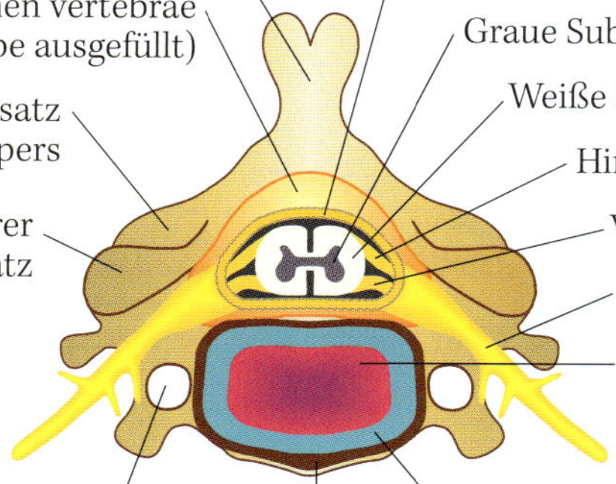

Ein Querschnitt durch die Wirbelsäule

empfindliche Rückenmark gut gegen äußere Einflüsse schützen. Zwischen Knochen und Hülle liegt ein mit Binde- und Fettgewebe gefüllter Raum, der sogenannte Epiduralraum. In diesen Raum lassen sich verschiedene Medikamente injizieren, ohne das Rückenmark zu verletzen. Sie schalten dann die austretenden Nervenäste des Spinalnervs aus und nehmen damit nicht nur den Rücken-, sondern auch den Ischiasschmerz.

Vielleicht kennen Sie den Begriff Epiduralraum auch von der sogenannten PDA (Peridural-Anästhesie), einer Betäubung zur Schmerzerleichterung bei der Geburt. Damit können heute sogar Kaiserschnitte bei vollem Bewusstsein völlig schmerzfrei für die Gebärende vorgenommen werden.

Die hochempfindlichen Nerven

31 Spinalnervenwurzeln verlassen das Rückenmark in regelmäßigen Abständen jeweils rechts und links, um alle Bereiche des Körpers zu erreichen. Im Hals- und Lendenwirbelbereich ist das Rückenmark stark ver-

dickt, weil hier besonders viele Nervenfasern für die Versorgung der Arme und Beine austreten. Würde man das Rückenmark im Querschnitt betrachten, hätte man eine Art dunklen Schmetterling mit weißem Rand vor sich. Die dunklere, graue Substanz besteht aus Nervenzellkörpern, die weiße umliegende Masse sind Nervenfasern. Von diesem Schmetterling gehen auf beiden Seiten jeweils zwei Nervenwurzeln ab, die hintere und die vordere. Die hintere Nervenwurzel enthält das sensible Neuron, das Gefühlsimpulse aus dem Körper zur grauen Substanz des Rückenmarks lotst. Die vordere Nervenwurzel enthält das motorische Neuron, es leitet Bewegungsimpulse aus dem Rückenmark an die Muskeln des Körpers weiter. Beide Nervenwurzeln vereinigen sich wenige Millimeter, nachdem sie das Rückenmark verlassen haben, zum Spinalnerv, der dann in jeweils rund 800 000 feinsten Verästelungen zu den verschiedenen Organen führt.

Sie merken: Das Ganze ist ein äußerst filigranes Werk, das bedingt durch seine Feinheit und Sensibiltät leider auch immense Probleme bereiten kann. Dann nämlich, wenn eine vorgewölbte Bandscheibe auf den Nerv drückt oder ihn auch nur berührt. Oder wenn der Nerv durch Einengungen im Spinalkanal am Austritt gequetscht wird oder entzündet ist. Dann nämlich meldet er sich auf seine Weise zu Wort – mit mehr oder weniger starken Schmerzen. Die uns nicht sofort schrecken sollten, auch wenn sie lästig sind. Denn sie zeigen schließlich auch: Der Nerv lebt. Kritischer sind dagegen Taubheitsgefühle, Lähmungen oder auch ein starke Muskelschwäche. Das kann bedeuten, dass die Leitfähigkeit des Nervs durch eine Entzündung gestört ist, aber auch – im schlimmsten Fall – dass der Nerv langsam stirbt.

Falsch ist es übrigens zu glauben, dass ein Bandscheibenvorfall immer die größten Schmerzen bereitet und eine Vorwölbung geringere. Entscheidend ist alleine die Stärke der Entzündung durch Berührung und Irritation des Nervs. Dabei ist nicht nur die Größe der reizenden Struktur erheblich, sondern die Weite des Wirbelsäulenkanals oder die Größe der Nervenaustrittspunkte. Und die variiert von Mensch zu Mensch. Wie manche eine große Nase haben und andere eine kleine Stupsnase, werden einige Menschen mit einem kleinen und engen Wirbelsäulenkanal geboren und andere mit einem, der viel Raum hat. Bei wenig Platzangebot fühlen sich Nerven schneller bedrängt, bei einem großen Wirbelsäulenkanal haben die Nerven eher die Möglichkeit, störenden Strukturen wie etwa einer vorgewölbten Bandscheibe auszuweichen. Und das hat dann natürlich Einfluss auf den Schmerz. Deshalb sage ich immer: »Der Nerv hat keine Augen.« Es ist ihm egal, ob es sich um eine knöcherne Einengung, eine Vorwölbung oder einen großen Bandscheibenvorfall handelt.

Wie man sich bettet …

Fünf Fragen zum Thema rückenfreundlicher Schlaf

Was muss ich bei der Wahl der Matratze berücksichtigen?

Eine Matratze sollte das Körpergewicht gut verteilen und punktelastisch im Schulter- und Beckenbereich nachgeben. Nur so ist gewährleistet, dass sich die Wirbelsäule ausruhen kann und dass Muskelverspannungen und Nackenprobleme vermieden werden können. Bei Ehepaaren mit unterschiedlichem Gewicht und unterschiedlicher Größe wäre es gut, wenn man für die jeweilige Schlafseite unterschiedliche Härtegrade auswählen könnte. Männer brauchen in der Regel eine mittelfeste bis harte und Frauen eine mittelfeste bis weiche Matratze.

Gibt es eine ideale Schlafposition?

Aus orthopädischer Sicht ist die Seitenlage mit leicht angezogenen Beinen die gesündeste Schlafposition zur Entlastung des gesamten Bewegungsapparates. Am ungesündesten ist die Bauchlage, weil hier der Nacken verdreht wird. Statistiken zeigen übrigens, dass die meisten Menschen auf dem Rücken schlafen, am zweitbeliebtesten ist die Seitenlage rechts, gefolgt von der Seitenlage links. Und nur ganz wenige Menschen schlafen auf dem Bauch.

Wie kann ich Verspannungen im oberen Rückenbereich vermeiden?

Abgesehen von der Matratze ist auch die Kissenform dabei entscheidend. Das bei uns übliche Kissenmaß von 80 x 80 Zentimetern ist eigentlich zu groß für eine ideale Schlafposition. Bei einem Seitenschläfer sollte die Kissendicke seiner Schulterbreite entsprechen. Die Schultern sollten nicht auf dem Kissen aufliegen, nur Nacken und Kopf sollten auf dem Kissen ruhen. Ein schmales, längliches Kissen in einer Größe von 40 x 80 Zentimetern ist daher meist besser geeignet. Rückenschläfer sollllten ein etwas flacheres Kissen verwenden.

Was sollte ich beachten, wenn ich schon Bandscheibenschäden habe?

Wenn Sie bereits einen Bandscheibenschaden haben, ist die Wahl der passenden Matratze natürlich noch entscheidender. Sie sollte für ein physiologisch entspanntes Liegen sorgen. Lassen Sie sich dafür am besten in einem Bettenfachgeschäft beraten und kaufen Sie keine Matratze auf die Schnelle im Großmarkt. Noch viel wichtiger als das Liegen ist für Bandscheibenpatienten allerdings die Bewegung, die der Rücken zwingend zur Heilung braucht.

Ist ein zu hartes Bett schädlich für den Rücken?

Die meisten Menschen tendieren zu einer zu harten Matratze. Ich bin allerdings der Meinung, dass das zu harte Bett weniger schadet als das zu weiche.

Wenn es Probleme gibt

Der Bandscheibenvorfall kribbelt im Fuß

Vielleicht haben Sie sich schon einmal gefragt, warum bei Ischiasbeschwerden der Po schmerzt und bei einem Bandscheibenvorfall der Oberschenkel? Schließlich sitzt der Auslöser des Schmerzes doch im Rücken ...

Die Erklärung dafür liegt in Nervenreizen, die auf bestimmte Hautareale am Körper ausstrahlen, Dermatome genannt. Wie Sie oben gelesen haben, treten aus dem Rückenmark beidseitig je zwei Nervenwurzeln aus. Ihre Fortsetzungen versorgen jeweils das rechte oder das linke Bein oder auch den rechten oder linken Arm. Doch nicht jeder Nerv versorgt eine komplette Extremität. Einige sind nur für die Beinvorderseite, andere für den Fuß, manche für den Daumen oder den Oberarm und wieder andere etwa für den Unterschenkel verantwortlich. Drückt nun eine vorgewölbte Bandscheibe auf einen bestimmten Nerv, der beispielsweise für die Versorgung der Beinrückseite zuständig ist, spürt man Kribbeln, Missempfindungen oder Schmerzen eben genau an dieser Stelle.

Für den Arzt und seine Diagnose hat das große Vorteile. Er kann anhand der Ausstrahlung in bestimmte Körperareale schon ziemlich sicher sagen, an welcher Stelle der Wirbelsäule ein Schaden entstanden ist (die folgende Abbildung zeigt farbig markiert die Zuordnung der gereizten Nerven zu unterschiedlichen Hautarealen). So spürt der Patient bei Bandscheibenvorfällen in der oberen Halswirbelsäule (C8) eine Ausstrahlung in den kleinen Finger und an der Innenseite des Armes, bei Beschwerden weiter unten (C6) würde ihm der Daumen und der vordere Bereich des Armes wehtun.

Ähnlich kann man Schmerzen auf bestimmten Hautarealen Nervenreizungen im Bereich der Brust- oder Lendenwirbelsäule zuordnen. Ein Kribbeln im vorderen Oberschenkel weist auf einen Bandscheibenvorfall im Bereich des 3. und 4. Lendenwirbels hin, wenn sich die Fußsohle und der kleine Zeh bemerkbar machen, liegt das Problem wahrscheinlich im Bereich zwischen dem 5. Lendenwirbel und dem 1. Wirbel des Kreuzbeins.

Hinweise auf eine Schädigung einer bestimmten Nervenwurzel aus der Funktionsprüfung der Muskulatur	
Betroffene Nervenwurzel	*Typische Kraftminderung und Abschwächung der Reflexe*
HWS	
C5	• Seitliches Anheben des Armes
C6, C7, C8	• Seitliches Heranführen des Armes
C5, C6	• Beugung des Ellenbogens • Bizepsreflex (BSR)
C7, C8	• Streckung des Ellenbogens • Trizepsreflex (TSR)
C6	• Drehung des Unterarms nach oben bzw. nach unten
C6, C7	• Streckung und Beugung im Handgelenk
C7, C8	• Streckung und Beugung der Finger • Fingerbeugereflex (Trömner)
BWS	
Th1	• Spreizen bzw. seitliches Heranführen der Finger
LWS	
L1, L2, L3	• Beugung, seitliches Heranführen und Innenrotation im Hüftgelenk • Aduktorenreflex (ADR)
L4, L5	• Streckung im Kniegelenk • Patellarsehnenreflex (PSR)
L5	• Anheben des medialen Fußrandes und Fußbeugung in Richtung Fußrücken im Sprunggelenk • Streckung der Zehen • Tibialis-posterior-Reflex (TPR) • Abgeschwächter Fersenstand
S1	• Anheben des seitlichen Fußrandes im Sprunggelenk • Achillessehnenreflex (ASR) • Abgeschwächter Zehenspitzenstand
S1, S2	• Beugung der Fußsohle

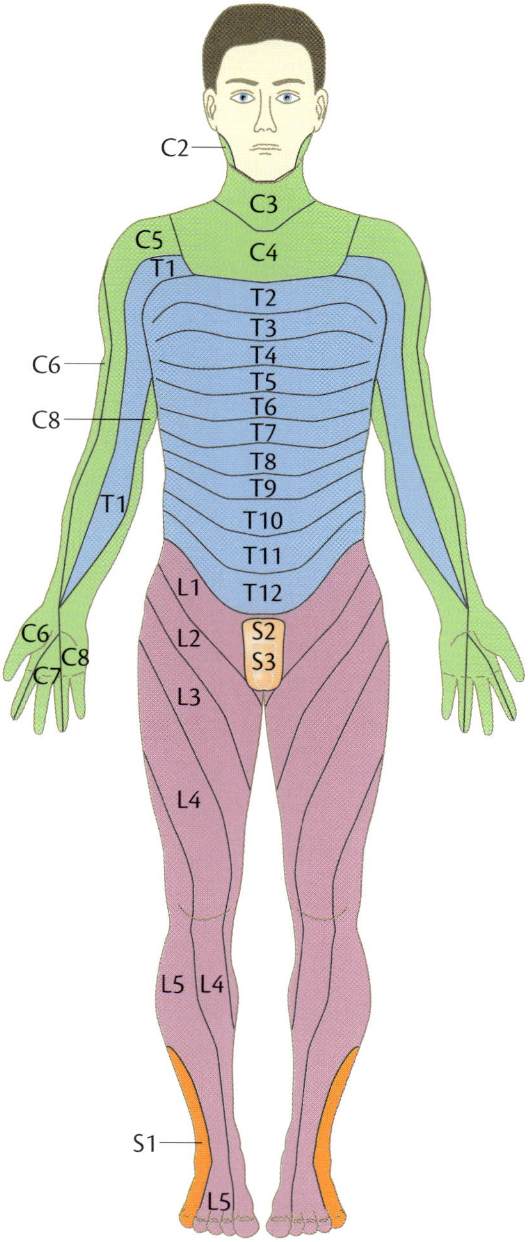

Dermatome und ihre segmentale Zuordnung

Das Gerüst gerät aus dem Gleichgewicht

Nicht nur die viel beschworenen Bandscheiben, auch die Wirbel an sich können ganz schön Ärger machen. Etwa wenn sie sich so langsam aus dem Staub machen. Dieses Schwinden von Wirbel-, sprich: Knochen-Masse nennt man Osteoporose (siehe Kapitel 4). Normalerweise ist so ein Wirbelkörper ständigen Auf- und Abbauprozessen unterworfen. Denn er lebt, ist reich an Zellen, sehr gut durchblutet und wird mit Nährstoffen versorgt, genau wie der restliche Körper. Wenn man sich zu wenig bewegt, zu viel Junk Food isst, ständig Diäten macht oder jenseits der Menopause ist, hat man ein deutlich erhöhtes Risiko, an Knochenschwund zu erkranken. Die knochenfressenden Osteoklasten knabbern dann leider auch an der Wirbelsäule, machen die Wirbelkörper dünner, bis sie schließlich brechen können.

Die Gelenke verschleißen

Ähnlich wie das Knie- oder Hüftgelenk können sich auch kleine Wirbelgelenke abnutzen. Dann schwindet Knorpelbelag, der normalerweise die Gleitfläche zwischen den Knochen bildet. Reibt dann jedoch Knochen auf Knochen, so handelt es sich um eine Wirbelgelenksarthrose, deren Symptomatik auch Facettensyndrom (Kapitel 4) genannt wird.

Kleine Auswüchse – große Wirkung

Problematisch kann es auch werden, wenn die Wirbel plötzlich ihre Form verändern. Das passiert meist, wenn die Bandscheiben schrumpfen oder austreten. Dann nämlich werden die Abstände zwischen den einzelnen Wirbeln geringer, die Bänder, die die Wirbel miteinander verbinden, sind dadurch nicht mehr schön straff, sondern hängen plötzlich durch. Um das zu kompensieren, schickt der Körper »Bauarbeitertrupps« aus, sogenannte Osteoblasten, die für den Aufbau von Knochensubstanz zuständig sind. Sie arbeiten nun daran, als Ausgleich für die dünner gewordenen

Bandscheiben und die schlaffen Bänder Knochensubstanz an den Kanten der Wirbel aufzubauen. Oder ganz einfach das ausgetretene Bandscheibengewebe abzustützen, damit es nicht abbrechen kann. Das muss man sich in etwa so vorstellen, als ob man versucht, einen morschen Balkon mit Holzpfeilern abzustützen, damit er nicht komplett einbricht. Diese knöchernen Auswüchse heißen im Bereich der Wirbelsäule Spondylophyten. Sie können schließlich eine neue Verbindung zwischen den einzelnen Wirbeln bilden, allerdings eine relativ steife und unelastische. Gleichzeitig übernehmen andere Teile der Wirbelsäule die elastische Arbeit. Mit der Folge, dass diese Segmente überlastet sein können und sich die Muskulatur verspannt. Dieses Phänomen nennt man Spondylose (Seite 97). Die knöchernden Auswüchse können aber auch in den Wirbelkanal oder in die kleinen Zwischenwirbellöcher drücken, in denen das Rückenmark und der Spinalnerv verlaufen. Man spricht dann von einer Spinal- oder Foramenstenose (Kapitel 4).

Wenn der Rücken schwer an seelischen Belastungen trägt

Körper und Seele sind eng miteinander verknüpft. Psychische Belastungen drücken sich daher häufig auch in körperlichen Symptomen aus. In Zeiten, in denen sich für viele Menschen die persönliche wirtschaftliche Situation verschlechtert, entwickeln viele Ängste, die sich im Körper als Blockaden manifestieren. Und während sich bei manchen Menschen Stress und Kummer in Form von Magenproblemen, Allergien oder Atembeschwerden zeigen, bekommen nicht wenige chronisch Überlastete Rückenschmerzen. Nach außen hin muss Haltung bewahrt werden, während die innere Haltung schon lange eingebrochen ist. Diesen Zusammenhang kennt schon der Volksmund, der so passende Redewendungen hervorgebracht hat wie »Er hat eine schwere Last zu tragen«, »Sie hat sich zu viel aufgehalst«, »Die Angst sitzt mir im Nacken« oder »Es lastet alles auf meinen Schultern«.

Negative Gedanken verstärken den Schmerz

Die Psyche hat einen großen Einfluss auf das Schmerzempfinden – dies gilt auch und besonders für Rückenschmerzen. Dabei ist das Schmerzempfinden von Mensch zu Mensch sehr unterschiedlich. Auch das familiäre Umfeld bestimmt, wie stark jemand auf Schmerzreize des Rückens reagiert.

Zudem haben Gedanken und Gefühle die Macht, uns von Schmerzen abzulenken und sie abzuschwächen. So beobachtete man im Zweiten Weltkrieg, dass Schwerverletzte, die in Kürze aus dem Kampfgebiet ausgeflogen werden sollten, mit deutlich weniger Opiaten auskamen als Leichtverletzte, die vor Ort bleiben mussten.

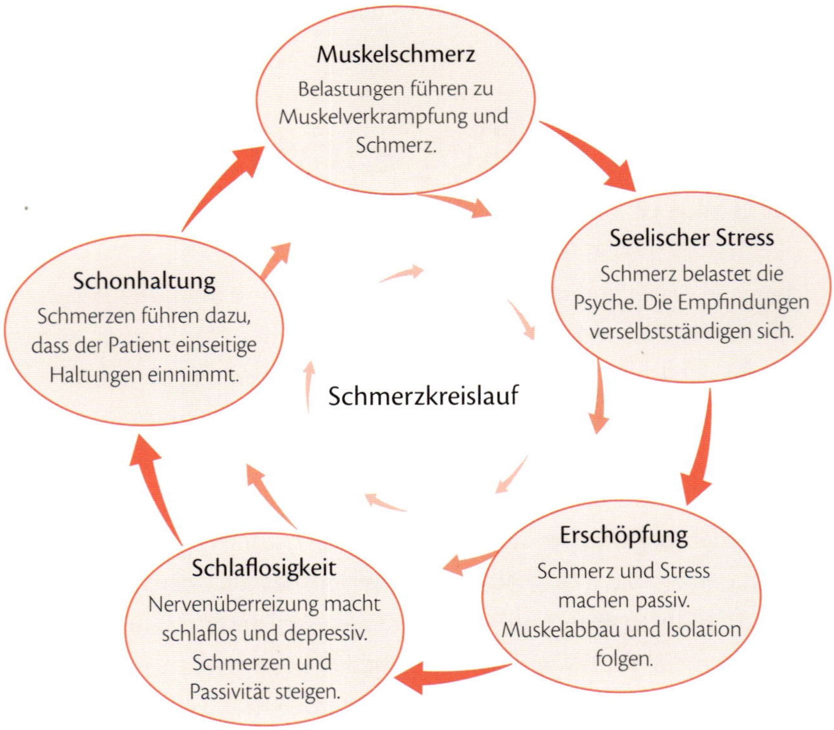
Muskelschmerz
Belastungen führen zu Muskelverkrampfung und Schmerz.
Seelischer Stress
Schmerz belastet die Psyche. Die Empfindungen verselbstständigen sich.
Erschöpfung
Schmerz und Stress machen passiv. Muskelabbau und Isolation folgen.
Schlaflosigkeit
Nervenüberreizung macht schlaflos und depressiv. Schmerzen und Passivität steigen.
Schonhaltung
Schmerzen führen dazu, dass der Patient einseitige Haltungen einnimmt.
Schmerzkreislauf

Der Teufelskreis der Schmerzen

Umgekehrt kann die Psyche aber auch Rückenschmerzen verstärken. Wer sich in seine Beschwerden regelrecht hineinsteigert und sich gleich das Schlimmste ausmalt, wird entsprechend mehr leiden. Interessant: Zum Schwarzsehen und »Katastrophieren« neigen auch Rückenpatienten, die frühzeitig ein Röntgenbild ihrer Wirbelsäule in die Hand bekommen. Selbst wenn darauf keine oder nur harmlose Veränderungen zu sehen sind, halten viele Betroffene ihre Lage für sehr ernst.

Stress ist nicht immer offensichtlich

Nicht jeder, der unter Dampf steht, merkt das auch sofort. Gerade in verantwortungsvolleren Positionen scheint mit einem hohen Gehalt oft die Verpflichtung erkauft, rund um die Uhr für das Unternehmen da sein zu müssen. Das kann lange gut gehen, wenn der Stress als positiv empfunden wird. Kommen jedoch Überlastung, Existenzängste, Mobbing oder private Sorgen dazu, kann sich eine latente Traurigkeit oder Niedergeschlagenheit in kurzer Zeit zu einer handfesten Depression entwickeln. Überlastung aktiviert zudem die schmerzaktiven Zentren im Gehirn – auch das kann zu Rückenschmerzen führen.

Relikt aus dem Neandertal

Stress ist eigentlich ein Erbe aus Urzeiten, das den Menschen damals beim Überleben half. Kam ein Steinzeitmensch in eine brenzlige Situation, stand etwa plötzlich ein Raubtier vor ihm, so stellte der Körper sofort Energie für blitzschnelle Reaktionen bereit. Die »Wachmacher«-Hormone Noradrenalin, Adrenalin und Kortisol werden in solchen Situationen ausgeschüttet. Sie lassen das Herz schneller schlagen, erweitern die Bronchien zur besseren Sauerstoffversorgung, pushen das Immunsystem, setzen verstärkt Blutgerinnungsstoffe frei und versorgen die Muskeln mit mehr Nährstoffen. So voller Power konnte der Steinzeitmensch leichter die Flucht ergreifen oder auch den Kampf aufnehmen.

Genau diese Muster laufen im menschlichen Körper auch heute noch in stressigen Situationen ab. Nur sind sie eher kontraproduktiv, denn auf der Autobahn oder im Büro wird man weder davonlaufen noch jemanden handfest attackieren. Folge: Die Stresshormone kreisen noch lange nach einem Ärger im Blut, der Körper befindet sich in einem ungesunden Ungleichgewicht.

Der Zusammenhang zwischen Rücken- oder Muskelschmerzen und Stress		
Angaben zu Stress	*Rückenschmerzen*	*Muskelschmerzen*
Kein Stress	11,2 %	9,1 %
Stress	71,1 %	68,4 %

Quelle: Vierte European Work Conditions Survey (2005)

Guter Stress – schlechter Stress

»Das Ärgerliche am Ärger ist, dass man sich schadet, ohne anderen zu nützen«, stellte Kurt Tucholsky treffend fest. Experten bezeichnen diesen ungesunden Stress auch als Disstress. Doch es gibt auch einen guten Stress, den Eustress. Dieser positive Stress hilft, in besonderen Situationen, wie etwa bei einer Prüfung oder einer Rede vor großem Publikum, hellwach zu sein und Höchstleistungen zu vollbringen. Der erhöhte Blutdruck und der schnellere Herzschlag helfen dann gegen Müdigkeit, die Gehirntätigkeit wird durch die Wachmacher-Hormone angeregt, in diesem Moment unnötige Funktionen wie Verdauung oder der Sexualtrieb werden auf ein niedriges Level zurückgefahren.

Wenn die Seele Hilfe braucht

Wir wissen heute, dass 90 Prozent aller Rückenschmerzpatienten im Laufe der Zeit zumindest eine leichte Depression entwickeln. Neben der medizinischen Therapie braucht dann auch die Seele Streicheleinheiten. In unserer Münchner Tagesklinik und in meiner Rückenklinik am Jägerwinkel am Tegernsee arbeiten wir deshalb bei Rückenpatienten oft mit psychosomatischen Fachärzten und Therapeuten zusammen. Natürlich nur, sofern der Patient das möchte. Und es ist erstaunlich, dass gerade auch Männer, die normalerweise um Psychotherapie einen großen Bogen machen, dieses Angebot dankbar annehmen und Ballast abzuwerfen lernen. Manche zum ersten Mal in ihrem Leben. Seit vier Jahren gibt es bei uns ein ganz neues Haus für Psychosomatik, Psychotherapie, Traditionelle Chinesische Medizin samt einem Burnout-Center. Der Idealfall für Patienten mit chronischen Rückenschmerzen wäre ein Aufenthalt von mehreren Wochen, um nicht nur der körperlichen Ursache der Rückenproblematik auf die Spur zu kommen. Wahlweise natürlich auch die Psychotherapie, die auch als Intervention durchgeführt werden kann. Es gibt auch schnelle Entspannungsübungen, die kurzfristig helfen können, Rückenprobleme zu lindern. Einige davon finden Sie im 5. Kapitel.

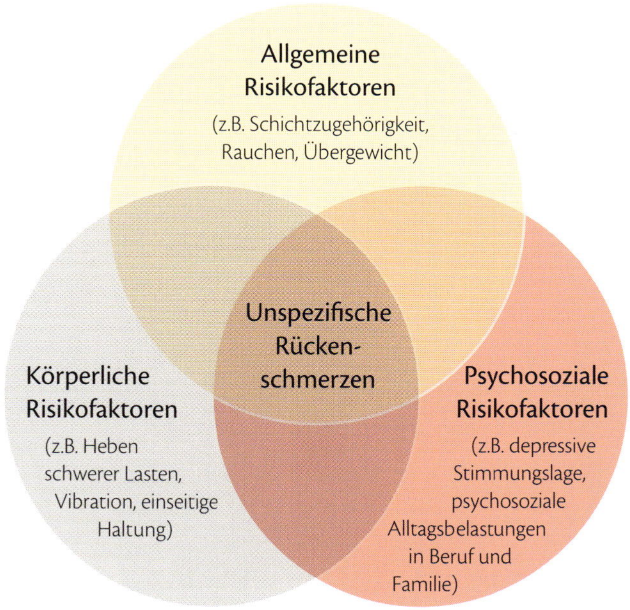

Risikofaktoren für die Entstehung und das Chronisch-Werden von Rückenschmerzen

Test: Sind Sie ein Rücken-Risiko-Kandiat?

	Ja	Nein
Ich hatte schon einmal stärkere Rückenschmerzen	☐	☐
Ich hatte schon einen Bandscheibenvorfall	☐	☐
Ich leide an einer Erkrankung oder Veränderung der Wirbelsäule	☐	☐
In meiner Familie treten Rückenschmerzen oder Wirbelsäulenerkrankungen häufiger auf	☐	☐
Ich leide unter anderen chronischen Schmerzen, wie beispielsweise Migräne	☐	☐
Ich treibe keinen regelmäßigen Sport	☐	☐
Ich bin auch sonst wenig aktiv, bewege mich meistens mit dem Auto, gehe wenig spazieren	☐	☐
Meine Rücken- und Bauchmuskulatur ist eher schwach	☐	☐
Ich habe deutliches Übergewicht, mein BMI (Seite 175ff.) liegt weit über 25	☐	☐
Ich rauche regelmäßig	☐	☐
Ich ernähre mich wenig ausgewogen, das heißt Obst und Gemüse stehen nicht so oft auf meinem Speiseplan	☐	☐
Ich habe Arthrose in den Hüft- oder Kniegelenken	☐	☐
In meinem Beruf sitze ich sehr viel	☐	☐

	Ja	Nein
In meinem Beruf muss ich häufig schwer heben oder in unangenehmer Haltung arbeiten	☐	☐
Die Arbeit »frisst« mich oft auf, ich habe zu wenig Freizeit	☐	☐
Mein Job bestimmt über mich und nicht umgekehrt	☐	☐
In meinem Job fühle ich mich eher unwohl	☐	☐
Ich fühle mich oft scheinbar grundlos traurig oder niedergeschlagen und habe wenig Antrieb	☐	☐
Ich habe im Privatleben wenig Unterstützung, muss Probleme meist mit mir alleine ausmachen	☐	☐
Ich habe in der letzten Zeit belastende Ereignisse (Scheidung, Verlust des Arbeitsplatzes, großer Umzug, Tod eines nahen Verwandten) durchleben müssen	☐	☐

Auswertung

1 bis 3 Antworten mit Ja: Glückwunsch, momentan spüren Sie vermutlich nur sehr selten, dass Sie überhaupt einen Rücken haben. Beobachten Sie aber mögliche Veränderungen oder plötzlich auftretende Missempfindungen genau. Und denken Sie trotz aller Beschwerdefreiheit daran, dass Sie sich ausreichend bewegen. Das muss kein exzessives Sportprogramm sein. Spaziergänge, kleine Radtouren oder eine Runde Schwimmen reichen schon aus, um die Wirbelsäule bei Laune zu halten. Und: Lassen Sie Rolltreppen und Lifte generell links liegen.

4 bis 10 Antworten mit Ja: Bei Ihnen kommen schon einige Faktoren zusammen, die zu chronischen Rückenbeschwerden führen könnten. Vorbeugung ist für Sie ganz wichtig. Achten Sie auf regelmäßige Bewegung und vor allem darauf, dass Sie Ihre Rücken- und Bauchmuskulatur kräftigen. Das gilt besonders, wenn Sie bisher nach der Devise »Sport ist Mord« leben. Spezielle Übungen dafür finden Sie ab Seite 125, in seriösen Fitnessstudios und bei Physiotherapeuten.

11 bis 15 Antworten mit Ja: Stress, Ärger, Übergewicht oder wenig Bewegung – bei Ihnen liegt schon eine Menge Last auf dem Rücken. Neben einer Linderung der bereits vorhandenen Beschwerden braucht bei Ihnen eventuell auch die Psyche Entlastung. Sie sollten dringend ein Programm in Angriff nehmen, das Ihren Rücken stärker macht. Lesen Sie dieses Buch in Ruhe durch, probieren Sie die eine oder andere Entspannungsübung aus und besuchen Sie einen Rückenschulkurs.

16 bis 20 Antworten mit Ja: Ihre Wirbelsäule schreit geradezu nach mehr Aufmerksamkeit. Bevor es zu einem schmerzhaften Bandscheibenvorfall oder Ähnlichem kommt, sollten Sie auf jeden Fall einen Orthopäden aufsuchen und mit ihm zusammen ein umfangreiches Stärkungsprogramm für Ihren Rücken ausarbeiten. Zusätzlich können Entspannungsmethoden hilfreich sein, eventuell auch psychotherapeutische Hilfe.

3 Was hab ich bloß?

Wo tut es weh?

Etwa zwei Drittel der vermeintlichen Halswirbelsäulenpatienten mit Nackenschmerzen haben eigentlich ein Problem im Schultereckgelenk. Verursacht durch Alltägliches wie das Tragen von schweren Taschen, langes Arbeiten am Computer oder auch alte Verletzungen. Rund 50 Prozent aller Bandscheibenpatienten haben keine Schmerzen im Rücken, sondern lediglich im Bein oder im Arm. Sie merken: Die Stelle, an der der Schmerz empfunden wird, muss nicht immer der Ort der Schmerzursache sein. Ich habe für Sie clevere Selbstfinder zusammengestellt, mit denen Sie herausfinden können, was die Ursache Ihrer Schmerzen sein könnte bzw. welche Erkrankung dahinterstecken könnte.

Auf den folgenden Seiten finden Sie drei Checklisten, und zwar für die Halswirbelsäule (HWS), die Brustwirbelsäule (BWS) sowie die Lendenwirbelsäule (LWS), um der Ursache Ihres Rücken-, Nacken- oder Schulterschmerzes auf die Spur zu kommen. Leitsymptome, die sehr eindeutig auf eine bestimmte Erkrankung hinweisen, haben wir dabei mit einem Punkt gekennzeichnet. Machen Sie jeweils einen Kringel um jeden Punkt, wenn die Beschwerden auf Sie zutreffen. Bei mindestens vier Punkten (beim Selbstfinder BWS drei) in einer Spalte ist es wahrscheinlich, dass Sie unter der Rückenerkrankung, die Sie unten in der Spalte finden, leiden. Bei fünf und mehr Punkten (beim Selbstfinder BWS vier) sogar sehr wahrscheinlich.

Eine ausführliche Erklärung der Erkrankungen, was Sie selbst dagegen tun können, wie die Behandlung beim Arzt aussieht, wie Sie vorbeugen können und bei welchen Warnsymptomen Sie unverzüglich zum Arzt gehen sollten, finden Sie im 4. Kapitel.

Selbstfinder Halswirbelsäule	Bandscheibenvorfall	Blockierung	Facettensyndrom	Impingement*	Foramenstenose
Nackenschmerz	●	●	●	●	
Schulterschmerz	●			●	●
Armschmerz/ Kribbeln	●				●
Nachtschmerz				●	
Vorbeugen schmerzt		●	●	●	
Rückbeugen schmerzt	●	●	●		●
Zur Schmerzseite hindrehen ist schmerzhaft	●				●
Von Schmerzseite wegdrehen ist schmerzhaft				●	
Armheben entlastet	●				●
Knack-/Reibegeräusche in der Schulter				●	
Sturz/Unfall in der Vergangenheit				●	
Sie sind unter 40		●		●	
Sie sind zwischen 40 und 60	●	●		●	
Sie sind über 60			●		●

* Nackenschmerzen, die vom Schultereckgelenk ausstrahlen

Selbstfinder Brustwirbelsäule				
Schmerz-Ausstrahlung im Brustkorb/untere Rippen	●	●		
Schmerzen beim Atmen und Husten	●	●		
Schmerz Rumpfbewegung	●	●	●	
Schmerz Schulterbewegung				●
Schmerzen im Liegen			●	●
Schmerz unter dem Schulterblatt				●
Sie sind unter 40		●	●	
Sie sind zwischen 40 und 60	●	●	●	●
Sie sind über 60	●			●
	Bandscheibenvorfall	Intercostal-Neuralgie	Blockierung	Impingement*

* Nackenschmerzen, die vom Schultereckgelenk ausstrahlen

Selbstfinder Lendenwirbelsäule

	Bandscheibenvorfall	Spinalstenose	Facettensyndrom	Foramenstenose	ISG-Syndrom
Starker Rückenschmerz	●		●		●
Beinschmerz	●			●	
Kribbeln/Ameisenlaufen	●	●		●	
Schmerz Husten/Niesen	●				
Muskelschwäche	●	●		●	
Schmerzfrei im Sitzen/Liegen		●		●	
Schmerzen imLiegen seitlich, mit angezogenen Beinen	●				
Vorbeugen schmerzt	●		●		●
Rückbeugen schmerzt		●	●	●	●
Schmerzen Anlaufen			●		
Schmerzen Sitzen	●				●
Schmerzen Gehen		●		●	
Schmerzen Stehen	●			●	
Abnehmende Gehstrecke		●		●	
Gehunsicherheit		●			
Sie sind unter 40					●
Sie sind zwischen 40 und 60	●				●
Sie sind über 60		●	●	●	

Den richtigen Arzt finden

Würden Sie als Frau zu einem Friseur gehen, der ausschließlich Kurzhaarschnitte macht und diese zudem als das einzig Wahre überhaupt anpreist? Oder möchten Sie als Mann in einem Geschäft einkaufen, das nur graue Anzüge führt? Weil die eben »zeitlos« sind ... Vermutlich nicht, denn schließlich möchten Sie sowohl bei Haarschnitt als auch bei Kleidung etwas, das vor allem zu Ihrem Typ passt, und keinen Einheitslook von der Stange.

Dieser Variantenreichtum sollte auch für die Behandlung von Rückenerkrankungen gelten. Denn *die* eine Therapie, die für *alle* Wirbelsäulenprobleme richtig ist, gibt es einfach nicht. Dazu sind diese Erkrankungen viel zu komplex, das Schmerzempfinden ist viel zu individuell, und auch die Lebensumstände der Betroffenen sind viel zu unterschiedlich.

Werden Sie deshalb misstrauisch bei einem Arzt, der sich auf eine bestimmte Therapie spezialisiert hat und diese auch fast ausschließlich anwendet. Das erinnert dann schnell an den beliebten Verkäufersatz: »Das wird immer sehr gerne genommen ...« Wichtig ist eine maßgeschneiderte Behandlung, die der Arzt mit Sorgfalt aus einem Therapiespektrum mit einer großen, aber sinnvollen Bandbreite für Sie persönlich zusammenstellt.

Vorsichtig sein sollten Sie als Patient auch bei Rückenzentren, die sich sowohl auf Schmerztherapie als auch auf Operationen spezialisiert haben. Das ist ein wenig so, als ob ich ein vegetarisches Restaurant betreibe, auf die Frage eines Gastes nach einem Stück Fleisch aber sage: »Gehen Sie hier durch die Tür, gleich nebenan haben wir auch noch ein ebenfalls exzellentes Steakrestaurant.« Bei solchen Kombi-Zentren erscheint mir die Schmerztherapie dann eher als Feigenblatt, um den Patienten schlussendlich doch auf den Operationstisch zu bekommen.

Momentan schießen Schmerzzentren für Wirbelsäulen wie Pilze aus dem Boden. Manchmal leider betrieben von Ärzten, die bisher auf Hüftleiden abonniert waren ... Als wir vor 20 Jahren mit der interventionellen

Schmerztherapie begannen, gab es in Deutschland gerade mal vier Zentren, die sich dieser Thematik verschrieben haben. Inzwischen gibt es erfreulicherweise fast überall Schmerzzentren. Und auch die großen Kliniken, die uns anfangs belächelt haben, wurden durch die Nachfrage von Patienten dazu gezwungen, ebenfalls solche Zentren aufzubauen. Die Qualität dieser Zentren hängt allerdings entscheidend von der Qualifikation, der Erfahrung der Ärzte, die dort arbeiten, und der notwendigen Ausstattung ab.

Falls Sie das schlecht einschätzen können: Bitten Sie um Kontakt zu Patienten mit dem gleichen Krankheitsbild. Ein seriöser Arzt wird Ihnen das nicht verweigern – ganz im Gegenteil. Auch über die großen Schmerzgesellschaften bekommen Sie Adressen von guten Schmerztherapeuten, die auf Rückenleiden spezialisiert sind. Häufig ist es sinnvoll, einen Physiotherapeuten nach einem Experten zu fragen. Denn diese sehen einen repräsentativen Querschnitt von Patienten und haben zudem Zeit, sich mit dem Patienten länger zu unterhalten.

Und: Fragen Sie den Kollegen einfach mal, ob er seine Frau, seine Mutter oder seine Kinder genauso behandeln würde. Holen Sie sich im Zweifel eine zweite oder auch dritte Meinung durch einen konservativ oder minimalinvasiv behandelnden Kollegen ein. In Amerika ist so eine »second opinion« absolut üblich – und kein Kollege dort würde sich dadurch brüskiert fühlen.

Checkliste: Wie finde ich einen seriösen, guten Arzt?

- Einige Orthopäden haben sich auf bestimmte Gebiete spezialisiert. Was nützt Ihnen bei Rückenleiden ein Knie- oder Hüftgelenkspezialist? Bei Ärztevereinigungen können Sie sich danach erkundigen.
- Falls ein Eingriff unumgänglich ist: Fragen Sie den Arzt, wie oft er ihn schon durchgeführt hat.
- Ein guter Arzt wird Ihnen das Gefühl geben, Sie ernst zu nehmen und sich in Ihr Problem hineindenken zu können.
- Ein seriöser Arzt wird kein Problem damit haben, Ihnen Kontakte zu Patienten zu vermitteln, die die Behandlungsmethode oder den Eingriff schon hinter sich haben und darüber berichten können.
- Lassen Sie sich das Therapieverfahren genau erklären, fragen Sie nach Risiken und nach der Haltbarkeit des Ergebnisses. Scheuen Sie sich nicht, noch mal rückzufragen, wenn Sie etwas nicht verstanden haben. Lassen Sie sich nicht mit lateinischen Fachausdrücken bombardieren, fragen Sie einfach nach der Übersetzung.
- Werden Sie misstrauisch, wenn ein Arzt Ihnen perfekte Ergebnisse verspricht oder Sie gleich zu einer ganz großen Operation überreden will.
- Lassen Sie sich von einem Arzt nicht zu einem Eingriff drängen, indem er bei Ihnen Ängste schürt. Ein guter Arzt wird Ihnen gerade an der Wirbelsäule immer Bedenkzeit geben und eher zu Besonnenheit als zu überschnellen Entscheidungen raten.
- Vorsicht bei Ärzten, die sich bei der Behandlung auf eine einzige Methode spezialisiert haben wie Hitzesonde oder Kryotherapie und diese als Allheilmittel anpreisen. Denn: So vielfältig wie Rückenleiden sind, so individuell und maßgeschneidert sollte auch das Therapieangebot sein.
- Lassen Sie sich nicht unabhängig von der Diagnose eine ganze Therapiekaskade aufschwatzen, weil man das in der Praxis »immer so macht«.

- Wenn Sie sich bei einem Arzt nicht wohl fühlen, sollten Sie unbedingt einen zweiten oder dritten aufsuchen, schließlich geht es um Ihren Körper und Ihre Lebensqualität.

Checkliste: Fragen für Ihren Arztbesuch

Diese Fragen sollten Sie sich für Ihren Arztbesuch bereitlegen:

- Ist meine Idealvorstellung realistisch?
- Welche Möglichkeiten gibt es, mein Rückenproblem zu lösen?
- Wie wird das Ergebnis im besten Fall ausfallen, wie im schlechtesten?
- Wird es bei einem Eingriff bleiben oder sind mehrere zu erwarten?
- Welches sind die Risiken des Eingriffs oder der Operation, wie häufig treten sie auf?
- Gibt es im Notfall eine sofortige notärztliche Versorgung?
- Ist eine Narkose oder ein Dämmerschlaf für den Eingriff erforderlich? In welchen Räumlichkeiten wird er durchgeführt?
- Wie lange dauert der Eingriff durchschnittlich? Kann er ambulant durchgeführt werden oder ist ein Klinikaufenthalt nötig?
- Wie stark werden die Schmerzen sein, wie lange halten sie in der Regel an?
- Wie verläuft die Phase danach, wie lang dauert sie, wann kann ich wieder arbeiten, wann wieder Sport treiben?
- Was muss ich vor dem Eingriff, was in der Phase danach beachten (Sport, Medikamente etc.)?
- Was kostet der Eingriff, handelt es sich um einen Komplettpreis inklusive Honorar für den Anästhesisten, den Krankenhausaufenthalt, die Nachuntersuchungen etc.? Was zahlt die Kasse?

4 Die wichtigsten Rücken-erkrankungen

Es gibt Rückenerkrankungen, die treten häufig auf wie Bandscheibenvorfälle, Ischiasbeschwerden oder Spinalstenosen. Und es gibt Krankheiten, die kommen eher selten vor wie ein Morbus Bechterew, Tumoren der Wirbelsäule oder eine Spondylitis (Entzündung der Wirbelsäule). Auf die häufigen Erkrankungen, ihre Behandlung sowie Selbsthilfemöglichkeiten gehe ich auf den folgenden Seiten ausführlich ein, die Außenseitererkrankungen erkläre ich am Ende dieses Kapitel kurz und knapp.

Häufige Rückenerkrankungen

Bandscheibenvorfall und Bandscheiben-vorwölbung

Was ist das eigentlich? Bandscheibenvorfall (Prolaps) – das klingt immer nach großem Drama, mitleidigen Blicken der Mitmenschen, und mancher Patient sieht sich nach so einer Diagnose schon für den Rest seines Lebens als körperliches Wrack. Zunächst einmal: Ein Bandscheibenvorfall ist nicht lebensbedrohlich. Und so groß der Schmerz anfangs auch sein mag, der Körper kann sich wieder vollständig davon erholen und sich mit den neuen Gegebenheiten arrangieren. Ich weiß nur zu gut, wovon ich spreche …

Ein »idealer« Kandidat für einen Bandscheibenvorfall (oder auch eine

Bandscheibenvorwölbung) sind Sie in der Lebensmitte, so zwischen 45 und 55 Jahren. Da erscheinen nämlich nicht nur die ersten grauen Haare, und man braucht plötzlich eine Lesebrille. Nein, auch die Bandscheiben werden leider so langsam ein wenig marode. Genauer gesagt wird der Faserring, der den Gallertkern, also die weiche Masse im Inneren der Bandscheibe, umschließt, in dieser Altersspanne brüchiger und instabiler. Bei einem Bandscheibenvorfall verschiebt sich dieser Gallertkern in Richtung des ihn umgebenden Rings aus Fasergewebe. In jüngeren Jahren schafft es der Faserring, den Gallertkern wieder in die Mitte zurückzudrücken. Wenn das Gewebe des Rings allerdings in die Jahre gekommen ist, gelingt das leider oft nicht mehr. Folge: Der Gallertkern kann immer weiter in den Faserring eindringen und ihn vorwölben. Wird der Faserring sogar durchbrochen, bei erhaltenem hinteren Längsband, spricht man von einem gedeckten Bandscheibenvorfall. Zerreißt das Längsband, so kann das Gallertgewebe in den Wirbelkanal fallen. Das nennt man dann einen Sequester.

Bei der Lage unterscheidet man medial (mittig), mediolateral (halbmittig), lateral (seitlich) und intraforaminal (im Nervenaustrittspunkt gelegen) sowie extraforaminal (hinter dem Nervenaustrittspunkt gelegen). Je weiter mittig, desto mehr steht der Rückenschmerz im Vordergrund und weniger der Bein- oder Armschmerz. Je weiter seitlich der Bandscheibenvorfall auftritt, umso weniger bis kein Rückenschmerz und umso mehr Symptome im Bein oder Arm spürt der Patient. Eventuell mit Kribbeln, Ameisenlaufen und Muskelschwäche. Der Gallertkern drückt dann auf den im Wirbelkanal liegenden Spinalnerv.

Nicht dieser Druck alleine macht übrigens den Schmerz aus, sondern bestimmte Botenstoffe, die durch eine einsetzende Entzündungsreaktion an den Nerven gebildet werden. Normalerweise ereignet sich ein Bandscheibenvorfall nur auf einer Seite, dann ist entweder nur der rechte oder nur der linke Spinalnerv betroffen. Je nachdem, welche Bandscheibe lädiert ist, spürt man den Schmerz im Bereich des Halses, des oberen oder des unteren Rückens. Bei fast 50 Prozent aller Bandscheibenvorfälle strahlen die Schmerzen in Arme, Beine oder Finger aus.

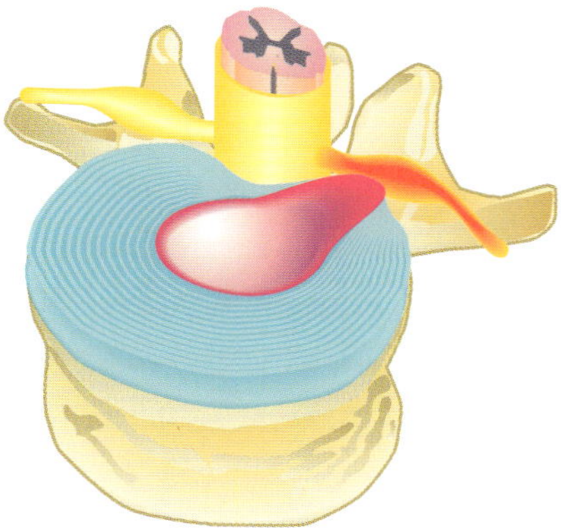

Bandscheibenvorfall

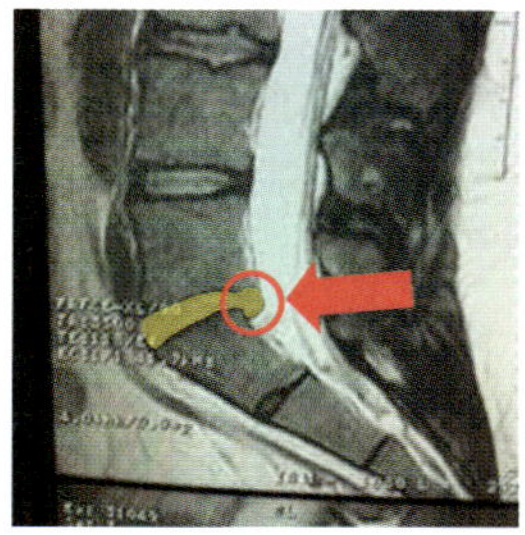

Bandscheibenvorwölbung

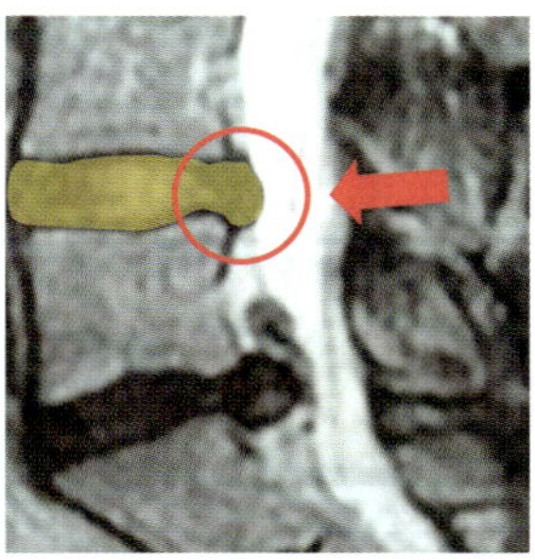

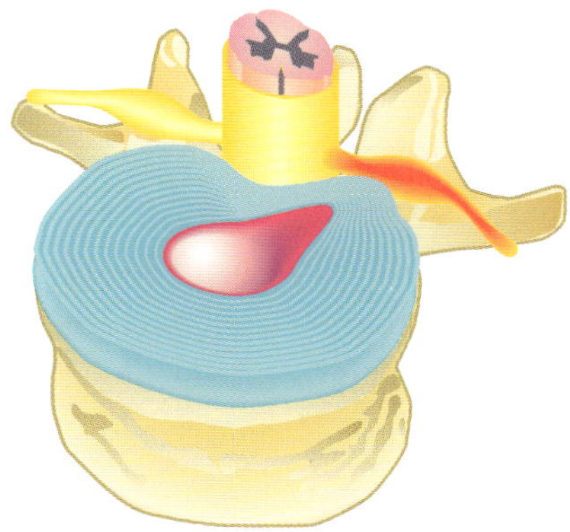

Bei einer Bandscheibenvorwölbung, der Arzt spricht auch von Diskusprotrusion, wölbt sich der Faserring entweder mittig (medial) oder zur Seite (lateral) vor. Bei einer mittigen Vorwölbung dehnt sich das hintere Längsband. Dadurch kommt es zu einer Reizung der besonders zahlreichen Schmerzrezeptoren – das spürt man dann in Form eines typischen tief sitzenden Rückenschmerzes. Kommt diese Reizung schlagartig, ist das der berühmte Hexenschuss. Wenn sich die Bandscheibe allerdings seitlich vorwölbt, kann sie auf die Nervenwurzel drücken. Und das kann auch im Bein oder im Arm richtig wehtun. Dann kann der Schmerz vom Rücken über Po, Oberschenkel und Wade bis zum Fuß ausstrahlen oder vom Nacken über den Arm bis in die Finger.

Ungefähr die Hälfte aller Patienten ziehen sich einen Bandscheibenschaden durch eine abrupte Bewegung, etwa das Tragen eines schweren Koffers oder eines Getränkekastens, zu. Bei den anderen 50 Prozent gibt es keine unmittelbare Ursache. Der Schmerz beginnt schleichend.

So wichtig die Bandscheiben auch für die Beweglichkeit und Stabilität der Wirbelsäule sind, so sehr wird ihre Rolle bei Rückenschmerzen überschätzt. Laut Literatur lässt sich nur ein geringer Teil aller Rückenschmerzen wirklich auf Bandscheibenveränderungen zurückführen, der Löwenanteil aller Schmerzen gilt als unspezifisch. In meiner täglichen Praxis erlebe ich oft, dass Patienten sagen, der Arzt wisse nicht, woher das kommt. In vielen Fällen steckt dann doch eine organische Ursache dahinter.

Spricht der Arzt von einem Bandscheibenvorfall, geraten viele schnell in Panik. Und umgekehrt höre ich meine Patienten bei dem Wort Bandscheibenvorwölbung oft erleichtert aufatmen. Ein Vorfall ist also böse, eine Vorwölbung gut. Doch ganz so schwarz-weiß gesehen ist diese Einteilung schlicht falsch. Ich sage meinen Patienten dann immer: »Der Nerv hat keine Augen.« Und ihm ist es egal, ob es ein Vorfall oder eine Vorwölbung ist, wenn er sich bedrängt fühlt. Zudem haben Vorfälle gegenüber Vorwölbungen oft sogar die besseren Prognosen. Und manchmal bereiten große Befunde erstaunlich wenig Schmerzen, während kleine zu starken Beschwerden führen. Entscheidend sind die Lage des Vorfalls oder der Vorwölbung und die entsprechende Konsequenz für die Nerven, Bänder oder das Gewebe. Letztlich bestimmt der Grad der Entzündung den Schmerz. Zudem spielt die Größe des Wirbelsäulenkanals eine wichtige Rolle. Ist der Raum dort groß, kann ein Vorfall durchaus geringe Probleme bereiten, während bei einem Patienten mit einem engen Spinalkanal bereits eine Vorwölbung zu starken Schmerzen und Entzündungen führt.

Was kann ich selbst tun? Das Wichtigste: Ruhe bewahren, Ihr Schmerz ist nicht lebensbedrohlich. In der ersten akuten Phase helfen entzündungshemmende Schmerzmittel wie Ibuprofen, Diclofenac oder auch einfache Schmerzmittel wie Paracetamol. Und bitte legen Sie sich nicht zur Schonung ins Bett, wie man es früher gemacht hat, das beeinflusst den

Heilungsverlauf eher negativ. Bewegen Sie sich, so gut es geht. Auch häufige Positionswechsel sind hilfreich. Versuchen Sie unbedingt einige der Selbstmobilisationsübungen aus Kapitel 5. Auch die Selbstakupressur kann Ihnen jetzt helfen. Wie das geht und welche Übungen hilfreich sind, steht ebenfalls im 5. Kapitel.

Wie behandelt der Arzt? Der Arzt wird mit verschiedenen Fragen und Körpertests versuchen herauszufinden, ob es sich um einen Bandscheibenvorfall oder um eine Vorwölbung handelt. Röntgenbilder machen bei einem Bandscheibenvorfall keinen Sinn, weil die Bandscheibenstrukturen darauf nicht sichtbar sind, daher ist die Strahlenbelastung zu vermeiden. Auf einem MRT-Bild kann man dagegen gut erkennen, ob Gallertmasse auf die Nerven drückt oder wandernde Bandscheibenteilchen im Wirbelkanal liegen.

Wie kann ich vorbeugen? Eine Stärkung des Muskelkorsetts ist das A und O. Das gelingt am besten durch moderates Krafttraining und spezielle Übungen für die Rücken- und Bauchmuskulatur. Davon finden Sie einige im Kapitel 5.

Wann muss ich zum Arzt? Bei dauerhaften Schmerzen im Bein, die über vier Wochen hinaus anhalten. Bei Lähmungen sowie Muskelschwächen und besonders bei einer zusätzlich auftretenden Blasen- oder Darminkontinenz sollten Sie unverzüglich einen Arzt aufsuchen.

Blockierung

Was ist das eigentlich? Eine Blockierung ist eine Wirbelfehlstellung. Dabei kommen sich die kleinen Gelenkflächen der Wirbelgelenke zu nah. Das kann die Folge sein, wenn ein Muskel über längere Zeit auf ungesunde Weise angespannt ist, was beispielsweise dann passiert, wenn man längere Zeit stressbedingt in einer ungünstigen Position verharrt.

Eine Blockierung kann auch immer dann ausgelöst werden, wenn eine zu große Belastung auf eine zu schwache Muskulatur trifft, etwa beim abrupten Heben eines schweren Koffers. Oder bei ungünstigen Drehbewegungen, wie es auch schon mal Profi-Tennisspielern beim Aufschlag passiert. Die Folgen sind deutlich spürbar: Man fühlt sich irgendwie steif, Muskeln und Nerven schmerzen, und man kann bestimmte Bewegungen in gewisse Richtungen nicht mehr oder nur unter größeren Schmerzen ausführen. Manchmal kommen auch Schmerzen in den Armen und Beinen dazu. Oft kann man auch »Knubbel« in der Muskulatur tasten, die wehtun, wenn man daraufdrückt. Hält eine Blockade über längere Zeit an, können sich auch die Bandscheiben verschieben und sehr schmerzhaft auf die Nerven drücken.

Was kann ich selbst tun? Wärme führt bei einer Blockierung meist zu einer raschen Linderung der allerschlimmsten Beschwerden, denn sie hat eine deutlich muskelentspannende Wirkung. Dabei ist es relativ egal, ob Sie zu Wärmflasche, Heizkissen, Thermosalbe oder selbst erwärmenden Bandagen aus der Apotheke greifen. Unterstützend wirken muskelentspannende Übungen wie etwa die progressive Muskelrelaxation, Qigong oder autogenes Training (Kapitel 5). Bestens geeignet ist auch ein moderates Bewegungstraining wie Spazierengehen, Walken und eine halbe Stunde auf dem Ergometer oder auf dem Crosstrainer. Wunderbar leicht und deutlich schmerzfreier werden Sie sich auch im Wasser fühlen. Rückenfreundliche Übungen für das Schwimmbad finden Sie ebenfalls im 5. Kapitel.

Wie behandelt der Arzt? Verschreibungspflichtige muskelentspannende Medikamente (Muskelrelaxantien) können in den ersten Tagen helfen, die schlimmsten Schmerzen besser zu überstehen. Sie sollten aber nur kurzzeitig eingenommen werden, da sie Nebenwirkungen wie Müdigkeit, Benommenheit und Schwindelgefühle auslösen können. Und manche dieser muskelentspannenden Wirkstoffe führen leider auch schon nach wenigen Wochen der Einnahme zu einer Abhängigkeit. Setzt man das Mittel dann abrupt ab, kann das zu Entzugserscheinungen mit Schlafstörungen, Angstattacken und Konzentrationsstörungen führen. Deshalb sollte die Einnahme sorgfältig bedacht werden.

Ansonsten sprechen Blockaden gut auf manuelle Behandlungsmethoden an. Früher wurden sie leider häufig recht martialisch eingerenkt. Und das sogar oft, ohne vorher überhaupt ein Röntgenbild gesehen zu haben. Das hat manchmal zu schwerwiegenden Folgen wie Verletzungen der Halsgefäße geführt. Heute kümmern sich Manual- oder Chirotherapeuten mit einer besonderen Ausbildung darum, Blockaden mit deutlich sanfteren Methoden zu lösen. Sie spüren mit ihren trainierten und sensiblen Händen die Blockaden in den Wirbeln auf und versuchen sie wieder in die richtige, also die ursprüngliche Position zu versetzen. Das passiert durch sanfte Druck- und Drehbewegungen. Sie sorgen für einen Impuls, der die Wirbelgelenke wieder in die Ausgangsposition bringt. Der Fachmann nennt das Manipulieren. Wenn die Wirbelgelenke wieder in der richtigen Position sind, entspannt sich die Muskulatur – und der Schmerz nimmt deutlich ab. Wichtig vor der Behandlung: Die Muskulatur muss gelockert sein, sonst kann der Wirbel schnell wieder in seine falsche Stellung zurückrutschen. Das Lockern passiert durch Wärmeanwendungen, Massagen oder Dehnungsübungen und kann mit muskelentspannenden und entzündungshemmenden Medikamenten unterstützt werden.

Wenn sich nach mehrmaligem Mobilisieren durch einen Manualtherapeuten der Schmerz und das verspannte Gefühl nicht deutlich bessern, sollte man die Ursache woanders suchen. Und: Wenn die Beschwerden mit oder ohne Behandlung nicht innerhalb von einer Woche deutlich besser werden, der Schmerz womöglich in Arme und Beine ausstrahlt und sich Finger oder Beine taub anfühlen, sollten Sie unbedingt Ihren Arzt aufsuchen.

Wie kann ich vorbeugen? Auch wenn es noch so banal klingen mag in unseren hektischen Zeiten: Entspannung ist die wichtigste Vorbeugung von Blockaden. Denn sie schützt die Muskulatur vor Verspannungen, die ja die Ursache für die Fehlstellung der Wirbelgelenke sind.

Relax-Methoden und -Techniken gibt es viele – und sie sind so individuell wie wir Menschen. Während es für den einen nichts Entspannenderes als ein heißes Bad mit duftenden ätherischen Ölen gibt, brauchen andere Ihre Yoga-Session, das autogene Training oder bestimmte Atem- oder Selbsthypnosetechniken. Oder Sie powern sich im positiven Sinne so richtig beim Spinning oder auf dem Golfplatz aus. Sie merken: Richtige oder falsche Entspannung gibt es nicht. Gut ist alles, was Ihnen ein positives Kontrastprogramm zum Alltagsstress bietet. Denn auf dieser sehr persönlichen Insel entspannt sich unsere Muskulatur von ganz alleine.

Wann muss ich zum Arzt? Wenn die Schmerzen auch nach einer Chirotherapie mehr als drei Wochen lang anhalten.

Foramenstenose

Was ist das eigentlich? Menschen mit einer Foramenstenose vermuten hinter ihren Beschwerden nicht selten einen Bandscheibenvorfall. Denn die Beschwerden sind durchaus ähnlich. Durch eine Reizung der betroffenen Nervenwurzel kommt es zu teilweise starken Schmerzen, die in den Rücken und ins Bein oder in den Arm ausstrahlen samt Taubheitsgefühlen, Kribbeln, Ameisenlaufen und dem Verlust von Reflexen und Kraft. Dahinter steckt eine Einengung des Nervenaustrittspunkts. Sie kann durch eine Facettenarthrose ausgelöst werden. Dabei kommt es durch den Gelenkverschleiß zu einer vermehrten Bildung von wilder Knochenmasse, die den Nervenaustrittspunkt von hinten einengen kann. Aber auch die Folgen eines alten Bandscheibenvorfalls oder einer degenerativen Veränderung der Bandscheiben (→ Osteochondrose) können die Nervenaustrittspunkte partiell von vorne verstopfen. Nach einem alten Bandscheibenvorfall wird diese Verstopfung durch hineinragendes Bandscheibengewebe ausgelöst, bei einer Osteochondrose verengen knöcherne Veränderungen als Abstützungsreaktionen der Wirbelkörper die Nervenaustrittspunkte.

Diagnostisch lassen sich übrigens die symptomähnlichen Beschwerdebilder des Bandscheibenvorfalls und der Foramenstenose gut unterscheiden. Menschen mit einem Bandscheibenproblem lieben Bewegung, Patienten mit einer Foramenstenose müssen bereits nach kurzer Laufstrecke stehen bleiben, weil ihnen das Bein oder der Rücken wehtun. Und noch eines unterscheidet die beiden Rückenkandidaten deutlich voneinander: Bandscheibenpatienten können sich schlecht nach vorne beugen, Menschen mit einer Foramenstenose können dagegen schlecht ins Hohlkreuz gehen.

Was kann ich selbst tun? Siehe Spinalstenose.

Wie behandelt der Arzt? Siehe Spinalstenose.

Wie kann ich vorbeugen? Siehe Spinalstenose.

Wann muss ich zum Arzt? Wenn nach vier bis sechs Wochen keine Besserung eintritt. Eine sofortige Behandlung wird nötig, wenn zudem noch Taubheitsgefühle und Muskelschwäche, etwa im Bein, hinzukommen.

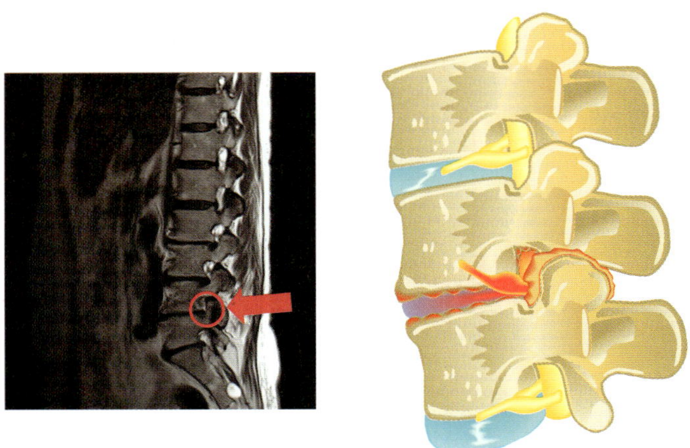

Foramenstenose

Hexenschuss (Lumbago)

Was ist das eigentlich? Wer schon einmal einen Hexenschuss hatte, weiß, woher er seinen Namen hat: Eine ungewöhnliche Drehung, eine zu ruckartige Bewegung, das Heben eines schweren Gegenstandes – und der Schmerz schießt von einer Sekunde auf die andere in den Rücken. Man fühlt sich wie vom Blitz getroffen, gelähmt und unfähig zu einer Bewegung. Hinlegen geht nicht. Aufrichten erst recht nicht. Der Schmerz sitzt beim Hexenschuss im Lendenwirbelbereich, strahlt manchmal aber auch in Richtung Gesäß, Oberschenkel oder den Unterbauch aus. Wenn man hustet, niest oder presst, dann schmerzt die verspannte Muskulatur besonders. Also schleppt man sich wie der Glöckner von Notre Dame entweder zum Hausarzt – oder ruft in Panik gleich den Notarzt an.

Ganz wichtig, falls die »Hexe« Sie einmal in die gebückte Haltung zwingt: Auch wenn der Schmerz große Angst macht und unerträglich sein kann – gefährlich ist ein Hexenschuss in der Regel nicht. Hexenschuss ist übrigens genau wie der sogenannte Ischias eigentlich keine Diagnose, sondern er umschreibt ein Konglomerat durch verschiedene Ursachen ausgelöster Rückenschmerzen, die sich innerhalb einer Woche zurückbilden sollten.

Was kann ich selbst tun? Alles, was die Durchblutung fördert wie Massagen und Wärme. Eine Schmerztablette kann helfen, die eingeschränkte Beweglichkeit wieder ein wenig in Gang zu bringen. Hervorragend helfen Ihnen auch Akupressur-Griffe (5. Kapitel), die Sie für sich anwenden können oder die Ihr Partner bei Ihen anwenden kann. Keine Zeit dafür? Dann schauen Sie sich die Bewegungsübungen für zwischendurch im Büro an. Sie lassen sich wirklich spielerisch und ohne großen Zeitaufwand in den Arbeitsalltag integrieren.

Wie behandelt der Arzt? Die Behandlung besteht in erster Linie in der Vorbeugung. Akute Schmerzen behandelt man unter anderem mit Schmerzmitteln und Elektrotherapie.

Wie kann ich vorbeugen? Auch wenn es immer leichter gesagt als getan ist: Reduzieren Sie Ihren Stress. Das gelingt selten, indem man sich einfach nur vornimmt, weniger zu arbeiten, sich weniger zu ärgern oder mehr Freizeit einzuplanen. Besser sind aktive Entspannungsmethoden und Training, das Sie mental in Balance bringt und so Muskelverspannungen vorbeugt. Zahlreiche Übungen dazu finden Sie im 5. Kapitel.

Wann muss ich zum Arzt? Wenn die Beschwerden in gleichbleibender Stärke länger als drei Wochen anhalten.

Intercostalneuralgie

Was ist das eigentlich? Wie ein Messerstich im Rippenbereich – so beschreiben viele Menschen eine Intercostalneuralgie. Jeder Atemzug tut weh, Husten und Niesen sind besonders gemein. Und nicht wenige Patienten bekommen aufgrund der starken Schmerzen im Brustbereich und der Atemnot regelrechte Todesangst. Doch keine Bange, so unangenehm der Schmerz auch ist, er ist nicht lebensbedrohlich. Im Bereich der Wirbelsäule stecken meist abnutzungsbedingte Veränderungen mit einer Einengung der Nervenwurzeln dahinter oder eine Blockierung des Gelenks zwischen Brustwirbelkörper und Rippe, als ob der Ischias ins Bein zieht. Durch diesen Reiz kommt es zu einer Entzündung – und die äußert sich gürtelförmig im Brust- und Rückenbereich.

Was kann ich selbst tun? Schmerzmittel oder Entzündungshemmer können helfen, die schlimmsten Schmerzen zu lindern. Rippenbruch-Bandagen stabilisieren, geben guten Halt und nehmen die größten Schmerzen. Kälteanwendungen (Ice-Pack) werden Ihnen vermutlich besser bekommen als Wärme. Wenn die schlimmsten Schmerzen vorbei sind, sollten Sie es mit unseren leichten Yogaübungen für Anfänger auf Seite 142f. versuchen. Und: Lockerungsmassagen am Rücken durch den Partner lassen den Schmerz meist auch ein wenig abklingen.

Wie behandelt der Arzt? Neben stärkeren, zentral wirkenden Schmerzmitteln (Opioide) kann der Arzt muskelentspannende Mittel verschreiben. Zusätzlich helfen auch manuelle Therapien wie Osteopathie oder Chirotherapie.

Schmerzmittelinjektionen im Brustwirbelsäulenbereich sind nicht ungefährlich. Sie können zu einem sogenannten Pneumothorax führen. Dabei sammelt sich Luft zwischen den beiden Schichten des Lungenfells, wodurch ein Lungenflügel (oder auch beide) komplett oder teilweise zusammenfällt.

Wie kann ich vorbeugen? Da es sich um ein abnutzungsbedingtes Leiden handelt, ist Vorbeugen schwierig. Generell gilt: Bewegung hilft immer, die Wirbelsäule so lange wie möglich jung und geschmeidig zu halten.

Wann muss ich zum Arzt? Wenn der Schmerz so stark ist, dass man glaubt, nicht mehr atmen zu können, und zudem das Gefühl von starker Angst hinzukommt. Oder wenn der Schmerz innerhalb von 14 Tagen nicht deutlich besser wird, um eventuelle andere Ursachen auszuschließen.

Ischias

Was ist das eigentlich? »Ich habe Ischias« – wer das von sich sagt, meint meist einen dumpfen, bohrenden Schmerz, der scheinbar gar nicht im Rücken, sondern im Gesäß zu sitzen scheint. Oft fühlt er sich auch wie ein Brennen oder Stechen an und kann über die Rückseite des Beins bis zum Fuß ausstrahlen. Manchmal treten die Schmerzen auch blitzartig auf. So, als ob man beim Berühren der Steckdose einen elektrischen Schlag bekommen hätte. Besonders schlimm wird der Schmerz, wenn man husten oder niesen muss. Das versuchen die meisten Ischias-Geplagten daher tunlichst zu vermeiden …

Verantwortlich für den Schmerz ist, dass eine der Wurzeln des Ischiasnervs in Bedrängnis geraten ist. Diese Nerven, die aus dem Wirbelkanal austreten und die Beine versorgen, sind dann entweder gereizt oder sogar eingeklemmt und senden deutliche Schmerzsignale aus. Der Ischiasnerv ist übrigens der längste und dickste Nerv des menschlichen Körpers, er schlängelt sich von der unteren Wirbelsäule über Verzweigungen bis hinunter in die Füße.

So ungenehm der Ischiasschmerz auch sein mag, er ist an sich keine eigene Erkrankung, sondern erst mal lediglich ein Zeichen dafür, dass der Ischiasnerv gereizt ist. Das kann ein Zeichen für verschiedene Erkrankungen sein: Bandscheibenvorwölbung, Bandscheibenvorfall, Foramenstenose oder auch ein Verschleiß des Wirbelgelenks (Osteochondrose).

Ischiasbeschwerden gehören zur Gruppe der Lumbalgien, also den Problemen der Lendenwirbelsäule, genau wie ein Hexenschuss oder Muskelverspannungen.

Was kann ich selbst tun? Auch wenn es Ihnen im größten Schmerz vielleicht paradox erscheint: Legen Sie sich möglichst nicht ins Bett, sondern bewegen Sie sich. Vorsichtig natürlich, immer sanft in den Schmerz hinein. Am besten gehen Sie spazieren, auch ins Schwimmbad dürfen Sie sich ruhig wagen. Die Bewegung im Wasser ist äußerst gelenkschonend, warmes Wasser hat zudem eine lindernde Wirkung auf den Schmerz. Einige Aquaübungen finden Sie in Kapitel 5.

Auch frei verkäufliche Schmerzmittel wie Paracetamol oder cortisonfreie entzündungshemmende Medikamente wie Diclofenac oder Ibuprofen in höheren Dosierungen (vom Arzt verschrieben) helfen über die erste akute Phase hinweg und machen es Ihnen leichter, aktiv zu bleiben. Linderung können Sie sich auch mit Wärme verschaffen, in Form von Rotlicht, einem Heizkissen, einer durchblutungsfördenden Salbe, Wärmepflastern oder einer Wärmflasche. Das löst die Verspannungen und lindert so auch einen Teil der Schmerzen. Hilfreich könnten auch verschiedene pflanzliche Medikamente sein, eine Auswahl finden Sie im 6. Kapitel.

Wie behandelt der Arzt? Mit verschiedenen Tests und Fragen kann Ihr Arzt relativ sicher feststellen, ob Ihre Probleme wirklich vom Ischiasnerv ausgehen, und dann nach der Ursache fahnden. Wenn Schmerztabletten nicht die nötige Linderung bringen, kann er Ihnen auch Schmerzmittel direkt in den Wirbelkanal oder an die Nervenwurzel injizieren. Nach spätestens zwei bis drei Wochen sollten die Schmerzen deutlich nachgelassen haben. Falls nicht, sollte der Arzt einen genaueren Wirbelsäulencheck machen. Röntgenbilder machen da übrigens keinen Sinn, weil sich die mögliche Ursache, etwa eine verrutschte Bandscheibe, mit diesem Verfahren gar nicht darstellen lässt. Gehören Sie zur Altersgruppe 60 plus, empfehle ich Ihnen eine Computertomografie (CT), bei jüngeren Menschen macht eher eine Magnetsresonanztomografie (MRT) Sinn. Auch der Neurologe sollte mit zurate gezogen werden.

Wie kann ich vorbeugen? Man kann es bei Erkrankungen, die auf Muskelverspannungen beruhen, nicht oft genug sagen: Legen Sie die Notbremse ein und tun Sie etwas zur Entspannung. Das müssen nicht unbedingt Methoden sein, die Sie extra erlernen müssen. Schon leichte, regelmäßige Bewegung wie Spaziergänge in der Natur oder das Radfahren zur Arbeit (notfalls auch nur zur nächsten U-Bahn-Station) kann Wunder wirken. Dies sorgt dafür, dass Sie vom größten Alltagsstress ein wenig abschalten können, und trainiert gleichzeitig das Muskelkorsett, was Sie vor neuen Verspannungen schützt und Ihre Wirbelsäule stützt.

Manchmal reicht kurzes Abschalten aber einfach nicht. Dann nämlich, wenn Sie unter gravierenderen privaten oder beruflichen Problemen leiden. Auslöser können eine Kündigung, Mobbing, eine Scheidung, Trennung, aber auch ein größerer Umzug oder der Tod eines nahen Angehörigen sein. Dann sollten Sie sich nicht scheuen, professionelle Hilfe, etwa bei einen Psychologen, in Anspruch zu nehmen. Eine Krisenintervention mit wenigen Behandlungen oder eine Kurzzeittherapie kann oft schon sehr hilfreich sein.

Wann muss ich zum Arzt? Bei dauerhaften Schmerzen im Bein, die über vier Wochen hinaus anhalten. Keine Zeit sollten Sie verlieren, wenn Lähmungen, Muskelschwächen und vor allem eine Blasen- oder Darminkontinenz hinzukommen. All das können nämlich Symptome für einen größeren Bandscheibenvorfall sein.

ISG-Syndrom

Was ist das eigentlich? Das Iliosakralgelenk (ISG) verbindet Becken und Wirbelsäule miteinander und gehört zu den Plattengelenken. Durch eine relativ hohe statische Belastung kann es wie bei der Wirbelsäule auch zu Blockaden, also funktionellen Störungen, des ISG kommen. Die Ursache ist meist eine falsche Bewegung, etwa beim Heben eines schweren Gegenstandes oder beim Übersehen einer Treppenstufe. Die Schmerzen sitzen dann tief im unteren Rücken, sind meist einseitig und können auch ins Bein ausstrahlen. Bei rheumatischen Erkrankungen kann sich das ISG auch entzünden. Relativ selten sind degenerative Erkrankungen, also Verschleißerscheinungen des Iliosakralgelenks.

Was kann ich selbst tun? Laue Wärmeanwendungen lindern den ersten Schmerz zusammen mit nicht steroidalen Schmerzmitteln wie Ibuprofen oder Diclofenac.

Wie behandelt der Arzt? Das ISG-Syndrom lässt sich gut mit der Chirotherapie behandeln. Zusätzlich ist Physiotherapie zur Kräftigung der Becken- und Rumpfmuskulatur ideal.

Wie kann ich vorbeugen? Durch viel Bewegung und Kräftigung der Rücken- und Bauchmuskulatur mit gezielten Übungen.

Wann muss ich zum Arzt? Wenn die Schmerzen sich innerhalb von zwei bis drei Wochen nicht deutlich bessern.

Morbus Scheuermann

Was ist das eigentlich? Der Morbus Scheuermann trifft mehr Jungen als Mädchen, die Rate liegt etwa bei 2 : 1. Sie tritt meist vor der Pubertät, im Alter zwischen 10 und 15 Jahren auf, und zwar in Form eines ausgeprägten Rundrückens verbunden mit Rückenschmerzen. Eltern interpretieren das oft als Folge einer schlaksigen oder nachlässigen Haltung. Diese auch als Scheuermann'sche Krankheit bezeichnete Rückenerkrankung ist eine Sonderform der Osteochondrose. Dahinter verbirgt sich eine Wachstumsstörung der Wirbel im Brust und/oder Lendenwirbelbereich. Aus bislang unbekannter Ursache stirbt bei der Krankheit ein Teil des Knochens ab. Die Wirbelkörper bekommen dadurch eine Keilform, die Bandscheiben sinken in die Wirbel ein, man nennt das auch die Schmorl'schen Knötchen. Nach der Pubertät kommt die Scheuermann-Krankheit zum Stillstand. Die Schmerzen verschwinden dann, der Rundrücken kann jedoch bestehen bleiben. Leider wird der mit der Pubertät beendete Scheuermann immer wieder unschuldig für Rückenschmerzen anderer Ursache verantwortlich gemacht.

Was kann ich selbst tun? Bei akuten Schmerzen hilft Wärme, egal in welcher Form. Sind die Schmerzen sehr gravierend, können auch Schmerzmittel, Entzündungshemmer oder muskelentspannende Medikamente (vom Arzt verschrieben) nötig sein. Und auch wenn manche Eltern ihre schmerzgeplagten Sprösslinge am liebsten in Watte packen würden: Wichtiger als Schonung ist ein aktives Muskeltraining der jungen Patienten, sei es durch Schulsport, Laufen, Schwimmen, Fahrradfahren, Reiten oder Rudern.

Wie behandelt der Arzt? Wärmeanwendungen, Massagen und Elektrotherapie sind begleitende Maßnahmen. Während der rund zwei Jahre andauernden Krankheit ist zudem ein wenig (!) Schonung angesagt. Schweres und vor allem falsches Tragen wie ein Schulrucksack, der nur über einer Schulter hängt, sind eher kontraproduktiv. Auch langes Sitzen in einer gebückten Haltung kann zu verstärkten Schmerzen führen. Ein durch einen Physiotherapeuten angeleitetes Training nach Bobath oder Vojta kann helfen, gut sind auch osteopathische Behandlungen. Manchmal brauchen junge Scheuermann-Patienten eine Zeit lang ein Stützkorsett. Und nur in ganz schweren Ausnahmefällen ist eine Operation nötig.

Wie kann ich vorbeugen? Da es sich beim Morbus Scheuermann um eine genetisch bedingte Wachstumsstörung handelt, ist Vorbeugen schwierig. Helfen kann jedoch ein gezieltes Muskeltraining schon in ganz jungen Jahren. Als Eltern sollten Sie daran denken, dass Ihre Kinder – medizinisch betrachtet – auf dem Fußballplatz, beim Ballett oder im Schwimmbad besser aufgehoben sind als im Internet-Chat vor dem Computerbildschirm.

Wann muss ich zum Arzt? Wenn ein Jugendlicher unter dauerhaften Rückenschmerzen leidet.

Myogelose und Triggerpunkt

Was ist das eigentlich? Viele Menschen können regelrecht fühlen, wenn sie verspannt sind. Nicht nur durch mögliche Schmerzen, sondern vor allem durch richtige kleine Knubbel unter der Haut. Diese Gewebsverhärtungen sind Ansammlungen von Milchsäure (Laktat). Dieses Abfallprodukt entsteht immer dann, wenn der Muskel bei extremen Anstrengungen seine Energie anaerob, also ohne Sauerstoff, gewinnen muss. Er wird dann buchstäblich sauer, ist übermüdet und beginnt mit einer verstärkten Produktion von Milchsäure. Medizinisch werden diese Knubbel als Myogelose, umgangssprachlich auch als Hartspann bezeichnet. Das Wort kommt aus dem Griechischen, bedeutet Muskelfrost und ist eigentlich eine recht bildliche Erklärung für das Problem. Denn die Muskulatur fühlt sich dabei nicht mehr schön weich und elastisch, sondern bretthart, eben ein bisschen wie schockgefrostet an.

Ähnlich einer Myegelose ist der Triggerpunkt. Er bildet sich jedoch selten von alleine zurück. Der Unterschied zur Myegelose: Ein Triggerpunkt lässt sich unter dem Mikroskop als sichtbare Veränderung der Muskelfaser erkennen, eine Myegelose ist eine harmlosere, nicht sichtbare Verspannung. Bei Triggerpunkten kann bereits eine leise Berührung schmerzen, außerdem kann von ihnen ein Fernschmerz ausgehen, der sich in weit entfernten Muskeln, Sehnen oder Gelenken ausdrückt. Triggerpunkte können außerdem zu einer Art Dauerschmerzfeuer führen, deshalb sollten sie unbedingt behandelt werden.

Was kann ich selbst tun? Leichte Muskelverspannungen können sich schon beim vorsichtigen Dehnen der Muskulatur bessern. Dehnen vor und nach dem Work-out ist deshalb extrem wichtig, denn auf einen Kaltstart kann der Muskel mit sofortiger Verspannung reagieren. Wärme ist ebenfalls ein bewährtes Mittel. Wenn die Muskulatur durch Zugluft oder eine zu heftig blasende Klimaanlage verspannt ist, helfen auch ein Schal, ein wärmender Pullover oder ein Heizkissen. Praktisch für unterwegs sind sich selbst erwärmende Bandagen, die man mit Klettverschlüssen bzw. Klebepunkten direkt auf den schmerzenden Stellen anbringt. Sie geben bis zu zwölf Stunden eine kontinuierliche, sehr angenehme Wärme von 40 Grad ab, ganz ohne möglicherweise hautirritierende Arzneistoffe. Auch eine Selbstmassage kann leichte Verspannungen lösen. Legen Sie dafür einen Finger mit sanftem Druck auf die schmerzende Stelle und massieren Sie das Areal in kreisförmigen Bewegungen. Nicht zu viel Druck ausüben, sonst reagiert der Muskel mit einer Gegenspannung, die eher kontraproduktiv ist.

Wenn gar nichts mehr geht und der Schmerz sehr groß ist, helfen entzündungshemmende Medikamente und eine kurze Schonfrist. Hervorragend sind auch Selbstakupressurübungen, die Sie sehr leicht erlernen können. Wie das geht, erfahren Sie in Kapitel 5.

Wie behandelt der Arzt? Akute Schmerzen werden am besten durch Schmerzmittel, muskelentspannende und entzündungshemmende

Medikamente gelindert. Wenn nötig, kann der Arzt auch eine schmerzstillende Spritze direkt in den verspannten Muskel geben. Versuchen Sie unbedingt, gemeinsam mit dem Arzt die Ursache Ihrer Verspannungen aufzuspüren. Denn Fehlhaltungen, muskuläre Dysbalancen oder psychische Probleme brauchen ihre ganz eigene, maßgeschneiderte Behandlung. Triggerpunkte werden übrigens durch eine spezielle physiotherapeutische Behandlung gelindert. Auch Akupunktur oder eine Stoßwellentherapie kann sie rasch zum Verschwinden bringen.

Wie kann ich vorbeugen? Ist Stress oder eine Fehlbelastung die Ursache für die Myogelose oder die Triggerpunkte (und das ist in der Mehrzahl der Fälle so), helfen Antistresstherapien wie Yoga, Atemübungen oder auch autogenes Training. Auch Naturheilmittel wie Hopfen, Kamille, Johanniskraut oder Lavendel sind geeignet, dem Körper beim Relaxen zu helfen (Kapitel 6). Bitte greifen Sie keinesfalls zu chemischen Beruhigungsmitteln (Tranquilizern), allen voran die Wirkstoffgruppe der Benzodiazepine, die immer noch relativ häufig verschrieben werden. Sie machen leider innerhalb kürzester Zeit abhängig und können zu Nebenwirkungen wie extremer Tagesmüdigkeit, Seh- und Sprachstörungen sowie Gangunsicherheit führen. Das gilt besonders für ältere Patienten. Es gibt auch Benzodiazepine wie Tetrazepam, die speziell als muskelentspannendes Medikament verschrieben werden und einerseits recht wirksam sind, aber leider das gleiche Abhängigkeitspotenzial wie andere Benzodiazepine haben. Sie sind allenfalls zur Kurzzeittherapie von einigen Tagen gedacht.

Wann muss ich zum Arzt? Wenn Massagen und Entspannungsmethoden nach zwei bis drei Wochen keinerlei Besserung bringen.

Narbenverwachsungen (epidurale Fibrose) nach Rückenoperationen

Was ist das eigentlich? Narbenverwachsungen sind ein recht häufiger und leider sehr gravierender Kollateralschaden von Bandscheibenoperationen. Ein Drittel meiner täglichen Patienten in der Praxis sind Fibrose-Patienten, im Englischen auch als Failed-back-surgery-Opfer bezeichnet. Bei den Bandscheibenoperationen im Lendenwirbelsäulenbereich ist es unumgänglich, den Epiduralraum zu öffnen und darin zu hantieren. Dadurch kommt es auch bei bester Technik, sehr subtiler Blutstillung und feiner Arbeitsweise kurze Zeit nach der Operation zu wucherndem Narbengewebe, Fibrose genannt. Typisch für das Auftreten einer Fibrose ist eine kurzzeitige Schmerzfreiheit von zwei bis drei Wochen, gefolgt von einem erneuten Auftreten sehr hartnäckiger und oft starker Schmerzen. Im Kernspinbild lässt sich unter Gabe eines Kontrastmittels übrigens sehr genau unterscheiden, ob es sich um eine Narbe oder um nachgerutschtes Bandscheibengewebe handelt. Die Statistiken zu diesem Nachoperationsschaden variieren sehr stark, sie schwanken je nach Literatur zwischen 7 und 43 Prozent. Gemeinhin spricht man von einer Fibrose-Rate von 10 bis 15 Prozent, wobei das Auftreten bei einem einzelnen Patient nicht vorhergesagt werden kann.

Was kann ich selbst tun? Da frei verkäufliche Schmerzmittel bei sehr starken Schmerzen oft nicht den gewünschten Erfolg bringen, sollte man sich an einen Arzt wenden.

Wie behandelt der Arzt? Ist die Narbe erst einmal da, kann man zumindest operativ wenig dagegen machen. Ein erneuter Eingriff in die Narbe führt nämlich meistens zu einer noch stärkeren Narbenbildung. Als Ultima Ratio werden dann oft Versteifungseingriffe durchgeführt, die meist wenig Erfolg haben. Lediglich die interventionelle Schmerztherapie bringt ansehnliche Erfolge. Der Schmerzkatheter mit nachfolgender Physiotherapie hilft immerhin rund 50 bis 60 Prozent aller Patienten, ihre

Schmerzen deutlich zu lindern. Allerdings sind die Ergebnisse dabei nicht so gut wie bei frischen Rückenproblemen.

Wie kann ich vorbeugen? Da es sich um die Folge einer Bandscheibenoperation handelt, gibt es keine echte Prävention.

Wann muss ich zum Arzt? Wenn zwei bis drei Wochen nach einer Bandscheibenoperation nach einer vorübergehenden Besserung eine erneute Zunahme der Schmerzen auftritt.

Osteochondrose

Was ist das eigentlich? Bei einer Osteochondrose handelt es sich um einen Verschleiß eines großen Wirbelgelenks, das aus den beiden Wirbelkörpern und der dazwischenliegenden Bandscheibe besteht. Der Grund ist fast immer eine chronische Fehlbelastung oder auch eine Bewegungsarmut durch dauerndes Sitzen am Schreibtisch oder im Auto. Dadurch verschleißen die Bandscheiben und haben nicht mehr ihre volle Pufferfunktion zwischen den einzelnen Wirbeln. Auch Skoliose-Patienten entwickeln häufig eine Osteochondrose, da durch die seitliche Verkrümmung der Wirbelsäule die Bandscheiben im Laufe der Zeit einseitig zu stark belastet werden. Aber auch nach früheren Bandscheibenvorfällen oder nach Bandscheibenoperationen sind diese Abnutzungserscheinungen oft eine typische Folge. Der Knochen der Wirbelkörper wehrt sich gegen die ständige Belastung auf die Wirbel und verdickt sich. Durch die erhöhte Stoffwechselaktivität nimmt auch der Wassergehalt des angrenzenden Gewebes zu. Auf einer Kernspinaufnahme sieht man das meist recht gut in Form von Ödemen, also Wasseransammlungen. Auf die verstärkte Belastung des Wirbelkörpers reagiert dieser mit dem seitlichen Aufbau von Knochensubstanz. Es entstehen dann sogenannte Spondylophyten, Randwülste oder zackenartige Gebilde, die dem Wirbelkörper ein anderes, deformiertes Aussehen verleihen. Man nennt dieses Phänomen deshalb auch Spondylosis deformans. Durch diese vergrößerte Fläche versucht der Wirbelkörper den vermehrten Druck auszugleichen. Dadurch verändert sich die gesamte Statik der Wirbelsäule. Sie wird steifer und kann sich nach vorne biegen (Kyphose) oder auch nach hinten (Lordose).

Eine Osteochondrose kann sowohl im Bereich der Hals- als auch der Lendenwirbelsäule auftreten. Im Bereich des Halses sind die Bewegungen dann stark eingeschränkt. Sind zusätzlich Nerven irritiert, kann das zu einem Schiefhals führen und Nacken- und Kopfschmerzen auslösen, die sogar in den Schulter- und Armbereich ausstrahlen können. Im Bereich der Lendenwirbelsäule kann die Osteochondrose zu starken Schmerzen führen, die bis ins Bein gehen. Da die Schmerzen bei einer falschen Bewegung auch sehr heftig und plötzlich auftreten können, denken viele zunächst an einen Bandscheibenvorfall. Das lässt sich jedoch relativ einfach mit einer Kernspinaufnahme abklären.

Was kann ich selbst tun? Versuchen Sie, sich trotz der akuten Schmerzen zu bewegen. Zusätzlich helfen Schmerzmittel, entzündungshemmende oder auch muskelentspannende (vom Arzt verschriebene) Medikamente. Gegen die Verspannungen hilft auch Wärme in Form von Thermopackungen, einer Wärmflasche oder Anwendungen mit Rotlicht.

Wie behandelt der Arzt? Für den Anfang sind physikalische Therapien wie Massagen oder Elektroanwendungen ratsam, sie bringen meist schnell Erleichterung. Mittelfristig ist es jedoch wichtig, die Mechanik der betroffenen Wirbelsäulengelenke zu verbessern. Die Belastung der Wirbelsäule muss so weit wie möglich reduziert werden, um weitere Deformationen und Ödeme zu vermeiden. Das funktioniert am besten, indem man die Muskulatur über der betroffenen und der benachbarten Region trainiert. Auch lokale Schmerzinjektionen direkt in den Wirbelsäulenbereich können für deutliche Linderung sorgen.

Wie kann ich vorbeugen? Wie bei so vielen Rückenproblemen gilt auch für die Osteochondrose, dass Bewegung und eine kraftvolle Muskulatur die beste Vorbeugung gegen solche Abnutzungserscheinungen der Wirbelsäule sind. Ein gezieltes Training der Rücken- und Bauchmuskulatur hält die Wirbelsäule aufrecht und schützt vor Fehlhaltungen. Lernen kann man das in speziellen Rückenschulkursen, ideal ist aber auch sanfter Ausdauersport wie beispielsweise Schwimmen.

Wann muss ich zum Arzt? Bei Verschleißerkrankungen gibt es eigentlich nie ein Muss, zum Arzt zu gehen, sondern immer nur ein Kann. Beispielsweise, wenn die Schmerzen nach sechs Wochen Eigentherapie mit Schmerzmitteln, Wärme und Bewegung nicht ein erträgliches Maß erreichen.

Osteoporose

Was ist das eigentlich? Noch vor rund 100 Jahren nahm man es als relativ selbstverständlich hin, dass nicht wenige Frauen nach der Menopause einen sogenannten »Witwenbuckel« bekamen. Und auch heute noch merken es viele Frauen erst, wenn Röcke und Hosen plötzlich zu lang werden – sie sind geschrumpft. Dahinter verbirgt sich häufig eine tückische, weil schleichende Erkrankung: die Osteoporose. Die Zahlen dazu sind alarmierend: Alle sieben Minuten bricht sich in Deutschland eine Frau einen Wirbelknochen, zwei Drittel der Betroffenen sind Frauen nach der Menopause. Auch 10 Prozent aller Männer über 60 leiden an einer sekundären Osteoporose, verursacht durch eine ungesunde Lebensweise, unausgewogene Ernährung, verstärkten Alkoholkonsum oder Medikamenteneinnahme.

Wörtlich übersetzt heißt Osteoporose »poröser Knochen«. Dahinter verbirgt sich ein gesteigerter Verlust von Knochenmasse durch den Abbau von Kalzium in den Knochen. Die Osteoporose ist inzwischen zur wahren Volkskrankheit geworden. Etwa sechs Millionen Osteoporose-Kranke gibt es in Deutschland, jede dritte Frau ist heute von dem schleichenden Leiden betroffen. Rund vier Milliarden Euro kostet die Behandlung jährlich –

Kosten, die durch Vorbeugung und Früherkennung entscheidend gesenkt werden könnten.

Frauen in den Wechseljahren sind besonders gefährdet, weil Sexualhormone am Erhalt der Knochenmasse beteiligt sind. Auch junge Frauen können übrigens eine Osteoporose entwickeln, wenn ihr Körper weniger Östrogene bildet. Das ist beispielsweise der Fall, wenn die Eierstöcke wegen einer Erkrankung entfernt werden mussten, kommt aber auch bei magersüchtigen Frauen sowie Spitzensportlerinnen vor, deren Eierstöcke durch den Extremsport weniger aktiv sind.

Das Problem bei der Osteoporose: Die Knochen werden durch den Abbau von Knochenmasse so geschwächt, dass selbst geringe Belastungen wie ein leichter Sturz zu Knochenbrüchen führen können. Fast unbemerkt treten Brüche an den Wirbelkörpern auf, die dann zu einer verkrümmten Wirbelsäule und quälenden Kreuzschmerzen führen können. Auch der Oberschenkelknochen oder die Speiche am Unterarm sind Stellen, an denen bei Osteoporose häufig Brüche entstehen.

Das Tückische an der Osteoporose: Sie ist eher eine stille, schleichend verlaufende Krankheit. Erst anlässlich eines Knochenbruchs wird sie häufig überhaupt als solche erkannt. Meist ist dann allerdings schon viel Knochenmasse verloren gegangen, die sich leider auch nicht wieder aufbauen lässt. Einzige Gegenmaßnahme ist es dann, einem weiteren Abbau vorzubeugen. Neben den teilweise heftigen Schmerzen leiden Frauen besonders unter der Deformierung ihres Körpers, dem Verlust der Körpergröße und der zunehmenden Bewegungseinschränkung. Und viele Frauen trauen sich aus Angst vor weiteren Knochenbrüchen gar keine Bewegung mehr zu. Das wiederum führt zu einem weiteren Abbau von Knochenmasse – ein wahrer Teufelskreis.

Bei einer fortgeschrittenen Osteoporose können kompliziertere Oberschenkelhalsbrüche auch einen längeren Krankenhausaufenthalt nötig machen oder dazu führen, dass beispielsweise ein künstliches Hüftgelenk eingesetzt werden muss. Später kann die Osteoporose Patientinnen durch Wirbelsäulenbrüche sogar zum Pflegefall machen. Und laut einer amerikanischen Studie ist das Risiko, an den Folgen eines Bruchs zu sterben, bei osteoporosegeplagten Frauen fünfmal so hoch wie bei altersgleichen Frauen. Ein viel zu hoher Preis im Vergleich zu den recht einfachen Vorbeugemaßnahmen.

Eine Reihe von Risikofaktoren erhöht die Wahrscheinlichkeit, an Osteoporose zu erkranken. Bei einigen kann man korrigierend eingreifen, andere sind leider genetisch bedingt. Hier eine Checkliste:

- Sie bewegen sich wenig, treiben keinen Sport.
- Sie haben einen sehr grazilen Körperbau.
- Sie haben osteoporosekranke weibliche Verwandte.
- Sie rauchen viel.
- Ihre erste Regel ist spät, erst mit über 15 eingetreten.
- Sie sind früh, mit unter 45 Jahren, in die Wechseljahre gekommen.
- Sie sind über 50 Jahre alt – in den ersten fünf bis sechs Jahren nach der Menopause verliert der Körper besonders viel Knochenmasse.
- Sie haben länger als sechs Monate regelmäßig Kortison genommen.
- Sie trinken viel und regelmäßig Alkohol – er schädigt die Knochenzellen, außerdem kann der Darm dadurch Kalzium schlecht aufnehmen.
- Sie sind zuckerkrank oder leiden an einer chronischen Lebererkrankung.
- Sie meiden grundsätzlich die Sonne oder halten sich selten im Freien auf.
- Sie haben seit Ihrer Kindheit eine Abneigung gegen Milch und Milchprodukte oder vertragen sie nicht.

Falls zwei oder mehr dieser Faktoren auf Sie zutreffen, besteht die Gefahr, dass Sie an Osteoporose erkranken. Genaue Aussagen liefert jedoch nur eine Knochendichtemessung oder das Feststellen von Bestandteilen des Knochenkollagens (Knochenmarker) im Urin durch den Arzt.

Was kann ich selbst tun? Eigentlich nur vorbeugen. Der sinnvolle Osteoporose-Schutz fängt im Kindes- und Jugendalter an. Also dann, wenn die meisten noch gar nicht an diese Krankheit denken. Hier sind daher die Eltern gefragt: Denn je mehr Kalzium die Knochen bis zum Alter von 30 bis 35 einlagern und je mehr sie durch Bewegung gestärkt werden, umso mehr Masse haben sie entgegenzusetzen, wenn der Abbauprozess beginnt. Achten Sie darauf, mindestens 1 Gramm Kalzium am Tag zu sich zu nehmen. Wenn Sie schwanger sind oder stillen, sogar 1,2 Gramm. Das ist gar nicht schwierig, denn diese Menge steckt schon in 150 Milliliter Milch, einer Scheibe Käse und einem Becher Joghurt. Besonders gute Kalziumlieferanten sind Milch und Milchprodukte wie Joghurt oder Quark. Wenn Sie keine Milch mögen, können Sie auch Käse essen. Gerade Hartkäse wie Parmesan, Emmentaler, Appenzeller oder Greyerzer haben viel Kalzium-Power. Kalzium steckt aber auch in Schalentieren, Nüssen, in grünen Gemüsen und Hülsenfrüchten. Falls Sie Milch- und Milchprodukte in keiner Form mögen, können Sie Kalzium auch in Form von Tabletten oder Brausetabletten einnehmen. Empfehlenswert, gerade in den Wechseljahren, ist die Kombination von Kalzium und Vitamin D_3. Vitamin D fördert nämlich die Aufnahme von Kalzium im Körper. Und denken Sie unbedingt an die versteckten Kalziumfresser in der Nahrung: eiweißreiche und fetthaltige Lebensmittel wie Wurst oder Fleisch, Süßigkeiten, Fertiggerichte, Softdrinks wie Cola oder Limonade, Kaffee und Tee.

Wie behandelt der Arzt? Falls Sie bereits an Osteoporose erkrankt sind oder gefährdet sind, kann Ihnen der Arzt folgende Medikamente verschreiben:

- *Calcitonin:* Calcitonin ist ein Eiweißhormon, das an der Regulation des Kalziumhaushalts beteiligt ist. Es hemmt die Aktivität der knochenabbauenden Zellen (Osteoklasten) und wirkt so einem Verlust der Knochenmasse entgegen. Calcitonin wird vor allem zur Behandlung einer bereits vorhandenen Osteoporose eingesetzt, auch bei frischen Brüchen wirkt es schmerzlindernd. Vorbeugend hat sich Calcitonin bisher nur für die Knochen der Wirbelsäule als hilfreich erwiesen.

Calcitonin wird gespritzt oder über ein Nasenspray eingenommen. In der Regel wird es mit Kalzium und Vitamin D-Gaben kombiniert. Die möglichen Nebenwirkungen von Calcitonin sind Hautrötungen, Übelkeit, Brechreiz oder Schwindelgefühle.

- *Vitamin D:* Vitamin D, auch Calciferol genannt, fördert die Aufnahme von Kalzium aus dem Darm ins Blut und den Einbau der wichtigen Substanz in die Knochen. Vitamin D wird häufig auch als »Sonnenschein-Vitamin« bezeichnet, da es nur mit Hilfe des Sonnenlichts unter der Haut gebildet wird. Über die Nahrung können wir es nur als Vorstufe (Pro-Vitamin) aufnehmen, die später im Körper in Kombination mit Sonnenlicht in Vitamin D umgewandelt wird. Besonders im Winter enthält die Sonne in unseren Breitengraden allerdings einen geringeren UVB-Strahlenanteil, der für die Vitamin-D-Bildung notwendig ist. Deshalb ist es wichtig, sich im Winter etwas länger draußen aufzuhalten. Dann kann die Einnahme von Vitamin-D-Präparaten sinnvoll sein, mindestens 400 I. E. (internationale Einheiten) pro Tag. Lassen Sie sich dabei jedoch unbedingt von Ihrem Arzt beraten, da Überdosierungen den Kalziumhaushalt erheblich stören können.
- *Fluoride:* Fluoride fördern die Tätigkeit der Osteoblasten, die beim Knochenaufbau mithelfen. Zusätzlich zu den Fluoriden muss der Körper jedoch ausreichend Kalzium zur Verfügung haben, denn nur so wird der neu gebildete Knochen auch stabil. Wichtig: Fluoride müssen in einer bestimmten Dosis gegeben werden, bei zu geringer Dosierung sind sie unwirksam. Es gibt heute auch kombinierte Fluorid-Kalzium-Präparate.
- *Biphosphonate:* Biphosphonate hemmen wie Calcitonin die Aktivität der knochenabbauende Osteoklasten und bremsen so den rasanten Knochenabbau.
- *Selektive Östrogen-Rezeptor-Modulatoren:* Die sogenannten SERMs (Selective Estrogen Receptor Modulators) wie Raloxifen wirken teilweise wie natürliches Östrogen, an anderen Stellen haben sie jedoch einen gegenteiligen, antiöstrogenen Effekt. So beeinflussen sie den

Knochenstoffwechsel günstig (östrogener Effekt), schützen allerdings die Gebärmutterschleimhaut vor übermäßigem Wachstum (antiöstrogener Effekt). Wichtig: SERMs werden nur zur Behandlung von Osteoporose eingesetzt, nicht zur Behandlung von Wechseljahrsbeschwerden, da sie selber beispielsweise Hitzewallungen erzeugen können.

Wie kann ich vorbeugen? Das wurde schon unter »Was kann ich selbst tun?« gesagt.

Wann muss ich zum Arzt? Bei einer akuten Verschlechterung des Zustandes. Unbedingt, wenn bei Ihnen bereits eine Osteoporose und nach einem Sturz oder einer abrupten Bewegung akute Schmerzen auftreten.

Skoliose

Was ist das eigentlich? Eine gesunde Wirbelsäule ist, von hinten betrachtet, schön gerade. Bei einer Skoliose ist die Wirbelsäule dagegen nach rechts oder links verbogen, gleichzeitig sind noch einzelne Wirbelkörper verdreht. Bei etwa 90 Prozent der Skoliosen kennt man den Auslöser der Erkrankung nicht; das bezeichnet man als idiopathisch. Der Schiefstand der Wirbelsäule wird meist bei Kindern vor der Pubertät entdeckt, im Alter zwischen zehn und zwölf Jahren. Mädchen sind viermal häufiger davon betroffen als Jungen. Skoliosen können aber auch schon bei Säuglingen auftreten. Dann ist eine falsche Lage im Mutterbauch die Ursache. Davon sind wiederum Jungen häufiger betroffen. Skoliosen bei Babys heilen aber oft von selbst durch einfache Lagerungsmaßnahmen und Bewegungsübungen wieder aus.

Die Verkrümmung der Wirbelsäule kann sich im Lendenwirbel-, aber auch im Brustwirbelbereich zeigen. Manchmal sind sogar beide Regionen betroffen, dann spricht man von einer Doppel-S-Skoliose. Skoliosebetroffene Kinder in einem fortgeschrittenen Stadium haben oft eine ganz charakteristische Fehlhaltung: Eine Hüftseite springt stärker hervor, eine

Schulter steht etwas hoch, und eine Rückenhälfte wölbt sich mehr nach hinten. Oft fällt diese Haltung erst beim Kleiderkauf oder Sportunterricht auf. Doch so weit muss es nicht kommen. Denn: Je früher eine Skoliose erkannt wird, desto besser sind die Chancen zur Rückbildung. Auch die Haltung scheint nach neuesten Erkenntnissen eine Rolle bei der Skoliose zu spielen, ebenso Gewebeverklebungen und Blockaden, die das symmetrische Rückenwachstum behindern.

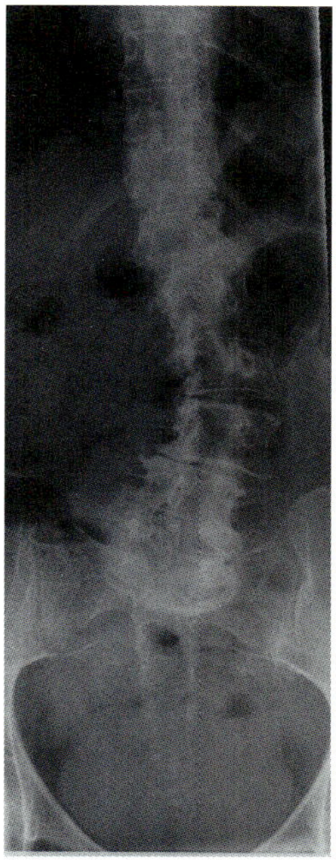

Skoliose der Lendenwirbelsäule

Was kann ich selbst tun? Wenn zu den Verspannungen Schmerzen hinzukommen, helfen kurze Schonzeiten, Schmerzmittel oder Entzündungshemmer über die akute Phase hinweg. Auch Wärme und Massagen lindern die Schmerzen. Sofort danach sind jedoch Kräftigungsübungen für die Muskulatur wichtig. Schauen Sie doch einmal im Kapitel 5 nach. Dort habe ich für Sie zusammen mit dem Leiter der Physiotherapie in meiner Klinik Jägerwinkel, Alexander Scheurer, einige einfache, aber sehr effektive Übungen mit Band und Ball zusammengestellt.

Wie behandelt der Arzt? Skoliosen im Babyalter können meist recht effektiv mit Auf-dem-Bauch-Liegen und leichter Krankengymnastik positiv beeinflusst werden. Bis zur Pubertät lässt sich durch aktive oder passive Korrektur die Skoliose beeinflussen und bessern. Danach kann man den Zustand nur halten und verhindern, dass er schlechter wird. Entdeckt man eine Skoliose dagegen erst im Erwachsenenalter, lässt sie sich nicht mehr ursächlich behandeln. Mit Bewegungstherapien, Massagen oder Akupunktur können jedoch Symptome wie Rückenschmerzen oder Steifheit gelindert werden. Die Domäne der Skoliose-Therapie sind deshalb Kinder und Jugendliche, die freilich nicht so leicht zu therapieren sind, da oft die Bereitschaft zur Mitarbeit nicht so hoch ist. Generell gilt: Skoliosen mit einer Krümmung bis zu 20 Grad werden durch Bewegungstherapien behandelt. Diese Übungen lenken die normalen Bewegungen so, dass Fehlhaltungen automatisch korrigiert werden. Zusätzlich lassen sich wichtige Muskelgruppen durch Elektrotherapie und manuelle Therapien kräftigen. Bei Krümmungen zwischen 20 und 50 Grad kann das zeitweise Tragen eines streckenden, stabilisierenden Korsetts oder Mieders sinnvoll sein. Das entlastet die Wirbelkörper an den Stellen, an denen sie durch die verstärkte Krümmung der Wirbelsäule stärker als normal belastet sind. Die Wirbel können an diesen Stellen besser wachsen, das kann ein Fortschreiten der Skoliose verhindern. Nur in extremen Fällen, etwa bei starken Krümmungen ab 70 Grad, bei denen durch die Skoliose bereits Herz- und Kreislauffunktionen eingeschränkt sind, ist eine Operation sinnvoll.

Wie kann ich vorbeugen? Skoliosen bei Säuglingen lassen sich durch eine Bauchlage vorbeugen. Ein Beckenschiefstand durch ungleich lange Beine sollte unbedingt durch eine Absatzerhöhung während des Wachstums ausgeglichen werden, um einer Schieflage der Wirbelsäule vorzubeugen. Bei einer bestehenden Skoliose lässt sich durch Muskelkräftigung nur ein Fortschreiten verhindern, eine echte Heilung ist nicht möglich. Ansonsten sollte man versuchen, mit einer Skoliose so normal wie möglich zu leben. Studien haben gezeigt, dass Menschen mit einer Skoliose über einen Zeitraum von 50 Jahren nicht mehr Rückenschmerzen entwickeln als andere. Allerdings erhöht sich durch die Skoliose die Gefahr einer Osteochondrose. Das ist der Verschleiß der großen Wirbelgelenke, die aus den beiden Wirbelkörpern mit der Bandscheibe dazwischen bestehen.

Wann muss ich zum Arzt? Als Erwachsener müssen Sie nur bei stärkeren Beschwerden zum Arzt. Im Wachstumsalter empfiehlt sich der Arztbesuch dann, wenn die Skoliose optisch auffällt und Beschwerden bereitet.

Spinalstenose

Was ist das eigentlich? Es gibt zwei Arten einer Spinalstenose, die primäre und die sekundäre. Von einer primären Spinalstenose spricht man, wenn jemand schon mit einem engen Spinalkanal geboren wird. Das ist einfach genetisch bedingt, genau wie kleine oder große Ohren, blonde oder braune Haare. Weitaus häufiger aber sind die sekundären Spinalstenosen, bedingt durch Abnutzungserscheinungen. 25 Prozent aller Menschen über 70 leiden darunter. Und haben häufig überhaupt keine Beschwerden deswegen.

Unter einer Spinalstenose – auch: Spinalkanalstenose – versteht man eine Verengung des Spinalkanals. Dieser verläuft in der Wirbelsäule und umhüllt das Rückenmark. In ihm befinden sich unsere Hauptnervenbahn, das Rückenmark und seine Äste. Im Laufe der Zeit kann dieser Kanal enger werden, er drückt dann auf das Rückenmark, die Nervenwurzeln werden dadurch bedrängt.

Die Verengung kann verschiedene Ursachen haben: Geschädigte Bandscheiben, die sich vorwölben, oder knöcherne Auswüchse der Zwischenwirbelgelenke (Spondylophyten) nehmen dann zu viel Raum ein. Manchmal verdickt sich auch das Ligamentum flavum, ein Band, das die beiden Wirbelkörper zusammenhält und die Wirbelsäule zusätzlich stabilisiert, und nimmt auf diese Weise Platz weg.

Je nach Bereich der Wirbelsäule kommen Spinalstenosen unterschiedlich häufig vor. Sehr oft ist der Bereich der Lendenwirbelsäule (vierter/fünfter Lendenwirbel häufiger als dritter/vierter) betroffen, manchmal aber auch der der Halswirbelsäule und so gut wie nie der Bereich der Brustwirbelsäule. Nicht selten treten Spinalstenosen auch als Spätfolgen einer Bandscheibenoperation auf, häufig erst nach zehn bis fünfzehn Jahren. Patienten spüren diese meist durch diffuse Schmerzen in den Beinen oder im Gesäß, fast ausschließlich beim Gehen oder manchmal im Stehen. Viele fühlen sich beim Gehen unsicher und beschreiben das wie das Laufen auf Schiffsplanken. Hinzu kommen Rückenschmerzen, schnelle Ermüdung beim Laufen und manchmal auch Taubheitsgefühle in den

Beinen oder im Gesäß. Das Ganze hat auch den sehr bildhaften Namen Schaufensterkrankheit oder Claudicatio spinalis. Er resultiert aus der Tatsache, dass die Betroffenen beim Laufen häufig stehen bleiben müssen und das aus Scham bevorzugt vor Schaufenstern machen, um nicht weiter aufzufallen. Die Symptomatik ist übrigens sehr ähnlich wie bei Gefäßerkrankungen mit Verschluss der Arterien. Deshalb ist eine genaue Abklärung nötig. Die Beschwerden verstärken sich meist bei aufrechter Haltung und bessern sich bei gebeugter Haltung.

Der Grund dafür liegt in dem vorhin erwähnten Ligamentum flavum bzw. den Ligamenta flava (= Plural), da die Wirbelsäule ja in jedem Wirbelkörper so ein Band besitzt. Die Form dieser Bänder ändert sich mit der Körperhaltung. Ist die Wirbelsäule leicht nach vorne gekrümmt, werden die Bänder gedehnt und verdünnen sich dabei. Stellen Sie sich dafür einfach einen dickeren Haushaltsgummi vor, den Sie ein wenig in die Länge ziehen. Durch das Dünnerwerden öffnet sich der Wirbelkanal, das Rückenmark und die Nervenwurzeln haben mehr Platz. Ist die Wirbelsäule dagegen beim Stehen oder Gehen gestreckt, verkürzen und verdicken sich die Bänder wieder. Das macht wiederum Druck auf Rückenmark und Nerven – und führt zu Schmerzen. Hierin liegt der Grund, warum sich der Schmerz beim Hinsetzen, Liegen, Bücken oder Vorbeugen fast augenblicklich bessert.

Was kann ich selbst tun? Gegen den akuten Schmerz helfen entzündungshemmende Medikamente und Schmerzmittel. Ganz wichtig ist aber vor allem eine regelmäßige moderate Bewegung. Gehen Sie täglich mindestens 20 Minuten spazieren, strampeln Sie ein- bis zweimal die Woche auf dem Fahrrad oder dem Ergometer im Fitnessstudio oder entdecken Sie die herrliche Leichtigkeit des Seins beim Schwimmen. Wirkungsvolle Übungen dazu finden Sie in Kapitel 5.

Wie behandelt der Arzt? Sehr hilfreich bei einer Spinalstenose sind epidurale Injektionen (Kapitel 6). Dabei wird ein Cocktail aus Schmerzmitteln, Entzündungshemmern, durchblutungsfördernden Mit-

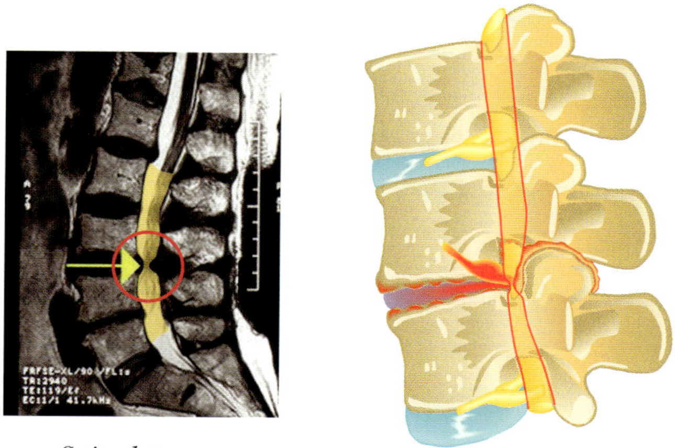

Spinalstenose

teln, einem lokalen Betäubungsmittel und eventuell Enzymen an den Ort des Geschehens gespritzt. Bei stärkeren Beschwerden kann man auch einen Schmerzkatheter setzen. Dabei wird ein dünner Kunststoffschlauch unter Röntgenkontrolle direkt an den eingeengten Nervenkanal geschoben. Über ihn werden entzündungshemmende, schmerzlindernde und abschwellende Substanzen kontinuierlich an den Körper abgegeben. Der Katheter kann mehrere Tage im Wirbelkanal verbleiben, so können zweimal täglich Medikamente nachgespritzt werden. Man muss dafür übrigens nicht unbedingt stationär behandelt werden, durch den flexiblen Schlauch kann man sich weitgehend normal bewegen. Diese interventionellen Schmerztherapien verbessern die Lebensqualität der Patienten erheblich und sind für den typischen, älteren Spinalstenose-Patienten ein Segen, da viele von ihnen aufgrund von Vorerkrankungen wie Herzinfarkten oder Lungenerkrankungen gar nicht operativ mit Narkosen behandelbar wären.

Ein relativ neuer und schonender Eingriff bei einer leichten Spinalstenose ist das Einsetzen eines Spreizers aus Titan. Er wird zwischen den Dornfortsätzen befestigt, drückt die Wirbel auseinander und sorgt so dafür, dass der Wirbelkanal ein wenig weiter wird. Der kleine Eingriff erfordert lediglich eine kurze Narkose und einen Klinikaufenthalt von 24 Stunden. Oft spüren die Patienten direkt nach der Operation eine deutliche Besserung.

Bei schweren Formen der Spinalstenose kann der Wirbelkanal durch eine sogenannte (Hemi-)Laminektomie (Kapitel 6) geöffnet werden. Dabei entfernt der Arzt den halben oder gesamten Wirbelbogen und löst so den Druck auf das eingeengte Rückenmark. Der Eingriff erfordert eine Vollnarkose und einen rund einwöchigen Klinikaufenthalt. Die Hemi- oder Laminektomie ist die einzige offene Wirbelsäulenoperation, die ich wirklich befürworten kann. Wenn sie nach einer genauen Diagnostik gezielt durchgeführt wird, kann sie bei sehr starken Spinalstenosen, bei denen die Leute kaum mehr laufen können, gut helfen und zeigt weit bessere Ergebnisse als die großen Versteifungsoperationen.

Wichtig sind zudem physiotherapeutische Behandlungen, die die Muskulatur kräftigen.

Wie kann ich vorbeugen? Wie bei allen abnutzungsbedingten Krankheiten ist Vorbeugung nur bis zu einem gewissen Grad möglich. Indirekt lässt sich das Entstehen einer Spinalstenose jedoch durch Vermeiden von Übergewicht und Verhaltensweisen wie Rauchen auch beeinflussen. Wichtig sind auch nacken- und rückengerechte Verhaltensmuster wegen ihrer positiven Wirkung auf das Funktionieren der Bandscheiben. Denn je gesünder die Bandscheiben bleiben, desto später, wenn überhaupt, treten die klinischen Erscheinungen einer Spinalstenose auf. Bei vielen älteren Menschen entdeckt man sie eher zufällig auf einer CT- oder MRT-Aufnahme. Und zwar ohne dass der Patient jemals Beschwerden oder gar Schmerzen hatte. Dennoch ist bei den über 60-Jährigen die Spinalstenose der häufigste Grund für eine – oft überflüssige – Wirbelsäulenoperation.

Wann muss ich zum Arzt? Wenn die Beschwerden länger als sechs Wochen andauern und außerdem die Gehstrecke mehr und mehr eingeschränkt ist. Akut wird ein Arztbesuch, wenn Lähmungen, eine Muskelschwäche und besonders eine Sturzneigung dazukommen.

Spondylarthrose (Facettensyndrom) und Synovialzysten

Was ist das eigentlich? Den Begriff Arthrose kennen die meisten sicherlich im Zusammenhang mit dem Knie- oder Hüftgelenk. Das Gleiche kann allerdings auch in bestimmten Abschnitten der Wirbelsäule passieren. Bei dieser sogenannten Spondylarthrose sind die kleinen Zwischenwirbelgelenke im Bereich der Lenden- und Halswirbelsäule von Abnutzungserscheinungen betroffen. Meist bei Menschen über 50. Diese Verbindungsgelenke werden auch Facettengelenke genannt, weil sie durch ihre glatte, beinahe elegante Form ein wenig an die Facetten eines geschliffenen Edelsteins erinnern. Primär führt der Verschleiß wie bei einem Kugellager zu verstärkter Reibung und Abnutzung und dadurch zu einer Gelenkentzündung, ähnlich wie an Knie und Hüfte. Dazu kommen ein ganz typischer Anlauf- und Bewegungsschmerz sowie im akuten Zustand auch zusätzliche Ruheschmerzen.

Diese Abnutzung des Knorpels des Facettengelenks versucht der Körper zu kompensieren. Er bildet mehr Knochenmasse, der unter dem Knorpel gelegene Knochen verbreitert sich. Da direkt am Wirbelgelenk entlang die aus dem Spinalkanal entspringende Nervenwurzel verläuft, kann es durch die verbreiterten Knochenwülste und -zacken zu Einengungen des Nervenaustrittspunkts kommen. Mit der Zeit können auch Synovialzysten entstehen. Dabei kommt es durch die vermehrte Gelenkflüssigkeit zu einer Aussackung der Gelenkkapsel – das ist dann die mit der Flüssigkeit gefüllte Synovialzyste. Auch das kann zu einem Druck auf die Nerven führen. Der Körper reagiert auf diese Schmerzen mit Fehlhaltungen und Muskelverspannungen. Die Schmerzen spüren die Betroffenen eher im Stehen als im Liegen. Bei einer Synovialzyste strahlen die Schmerzen oft ins Bein aus, es kann auch zu Lähmungserscheinungen und Taubheitsgefühlen kommen – ähnlich wie bei einem Bandscheibenvorfall.

Was kann ich selbst tun? Kälte in Form von Gel-Eispacks hilft meist, den ersten akuten Schmerz zu dämpfen. Gönnen Sie Ihrem Rücken

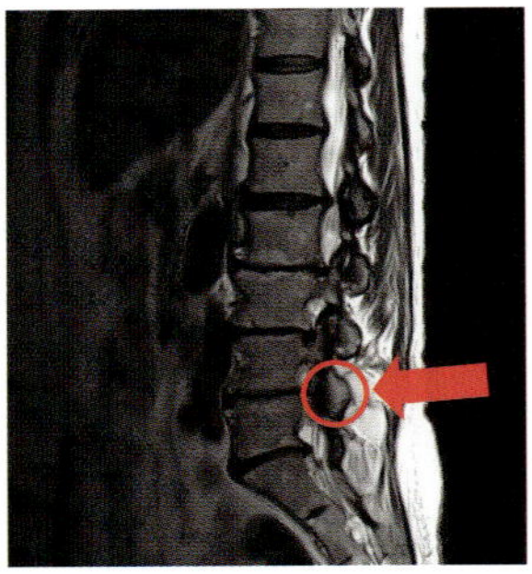

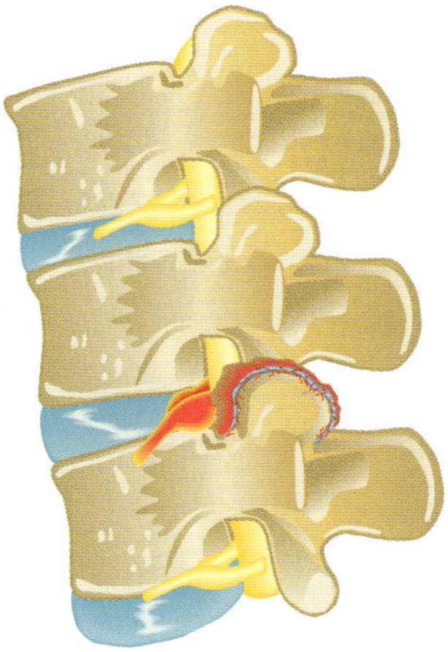

Spondylarthrose (Facettensndrom)

zudem eine kleine Auszeit, indem Sie Bewegungen unterlassen, die Ihnen zu große Schmerzen bereiten. Allerdings sollte diese Schonhaltung nicht zu lange andauern. Denn Bewegung ist letztlich das Entscheidende, um die sensiblen Gelenke vor weiterer Abnutzung zu schützen.

Wie behandelt der Arzt? Tritt das Facettensyndrom zum ersten Mal auf, kann man mit einer leichten Therapie beginnen. Etwa mit einer durchblutungsfördernden Salbe und/oder einem kortisonfreien entzündungshemmendes Medikament mit einem Inhaltsstoff wie Ibuprofen, Diclofenac, Paracetamol oder auch Acetylsalicylsäure.

Selbst ausprobieren können Sie auch Naturheilmittel wie Teufelskralle, Arnika, Enzyme oder Kieselsäure-Präparate (Kapitel 6). Wie bei allen Gelenkarthrosen kann der Arzt Ihnen auch Hyaluronsäure in das verschlissene Gelenk spritzen. Im Anfangsstadium kann auch Orthokin das Fortschreiten der Arthrose verlangsamen. Dazu empfehle ich unbedingt physiotherapeutische Behandlungen und Massagen, Reizstrom, Akupunktur oder auch Wärmepackungen.

Ist das Facettensyndrom bereits chronisch, kann der Arzt die Schmerzen mit entzündungshemmenden Schmerzmitteln lindern, die direkt in das betroffene Areal injiziert werden. Wenn diese Therapien nicht dauerhaft wirken, kann eine Thermokoagulation der Wirbelgelenke (Kapitel 6) hilfreich sein.

Eine Synovialzyste musste früher in einer Operation mit den üblichen Risiken entfernt werden. Heute kann sie unter CT-Kontrolle weitaus risikoloser und angenehmer für den Patienten ambulant punktiert werden.

Wie kann ich vorbeugen? So wie Haut und Haare altern, lassen sich auch Abnutzungserscheinungen der Gelenke mit den Jahren nicht vermeiden. Eine gut trainierte Muskulatur wirkt dabei jedoch wie ein natürliches stützendes Korsett. Viel Bewegung und eine gute Haltung schützen ebenfalls vor stärkerer Abnutzung. Regelmäßige spezielle Kurse für den Rücken im Fitnessstudio oder Bewegungstherapie beim Physiotherapeuten helfen dabei, dass die richtige Haltung etwas ganz Selbstverständliches wird.

Wann muss ich zum Arzt? Hier gibt es eigentlich kein Muss für eine Behandlung. Eventuell ist der Besuch beim Arzt sinnvoll, wenn die akuten Beschwerden sich nicht innerhalb von vier bis sechs Wochen bessern und weiter quälend sind.

Wirbelgleiten (Spondylolisthese) und Pseudo-Spondylolisthese

Was ist das eigentlich? Ein gleitender Wirbel macht häufig überhaupt keine Beschwerden und wird, gerade bei jüngeren Menschen, oft zufällig bei einer Röntgenaufnahme entdeckt. Bei dieser Erkrankung rutscht ein Wirbelkörper langsam über Jahre oder sogar Jahrzehnte aus seinem festen Verbund und gleitet in Richtung Bauchraum ab. Meist passiert das im Bereich des vierten oder fünften Lendenwirbels. Das Ganze kann angeboren sein oder durch Verschleiß bedingt sein. Der Körper kann die Funktion des herausgerutschten Wirbels oft gut kompensieren, indem die Muskulatur die Haltefunktion übernimmt. Deshalb merken Betroffene oft lange nichts von dem verschobenen Wirbel. Der Vorgang dieses Wegrutschens an sich macht übrigens keine Schmerzen, kann aber langfristig dazu führen, dass Nerven im Spinalkanal eingeengt werden. Bemerkbar wird das Ganze bei der degenerativen Form, also dem verschleißbedingten Wirbelgleiten, erst, wenn das Rückenmark oder Nervenwurzeln in den Nervenaustrittspunkten eingeengt werden. Dann bekommt man Schmerzen, selten kann es auch zu Gefühlsstörungen oder Lähmungen etwa im Bereich der Beine kommen. Im Grunde ist das Ganze dann eine Mischung aus einer Spinalstenose und einer Einengung des Nervenaustrittspunkts. Bildlich müssen Sie sich das Ganze so vorstellen, als ob man ein Hohlrohr durchsägen und dann die beiden Teile gegeneinander verschieben würde. Dann kommt es an dieser Stelle zu einer Einengung des Hohlraums. Bei leichteren Formen des Wirbelgleitens sind die Symptome ähnlich wie bei einer Foramenstenose, in schwereren Fällen ähnlich wie bei einer Spinalstenose.

Was kann ich selbst tun? Falls ein Nerv eingeklemmt ist und stärkere Schmerzen bereitet, helfen entzündungshemmende Schmerzmittel (Kapitel 6). Manchmal kann auch das vorübergehende Tragen einer sogenannten Rumpforthese (vom Arzt verschrieben) helfen. Das ist eine Art maßgeschneidertes Stützkorsett, das von einem Orthopädietechniker angepasst werden muss. Es übernimmt für einen gewissen Zeitraum die Funktion der zu schwachen Muskulatur und stützt die Wirbelsäule. Wichtig: So eine Orthese sollte nur kurzfristig getragen werden, da sie sonst die Muskulatur zusätzlich schwächt.

Wie behandelt der Arzt? Bei starken Schmerzen sind Schmerzmittelinjektionen wie die kaudale Überflutung oder die periradikuläre Therapie (PRT) hilfreich. Dabei wird ein entzündungshemmendes Medikament zusammen mit einem Lokalanästhetikum direkt an die Nervenwurzel gespritzt. Das schafft meist schnell Linderung. Physiotherapie und eine medizinische Kräftigungstherapie sind das A und O der Behandlung.

Nur selten und in wirklich schweren Fällen mit massiven Ausfällen ist

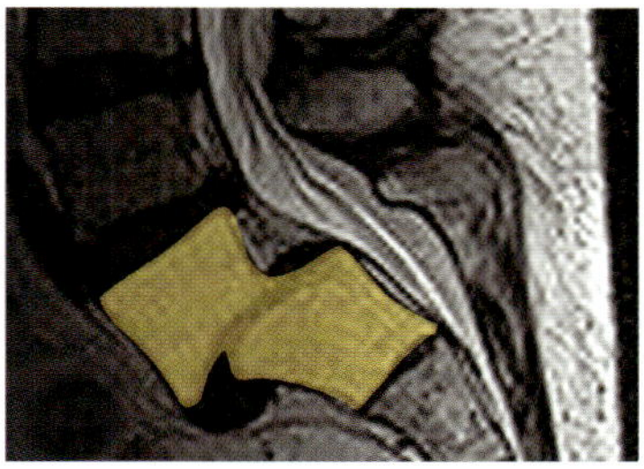

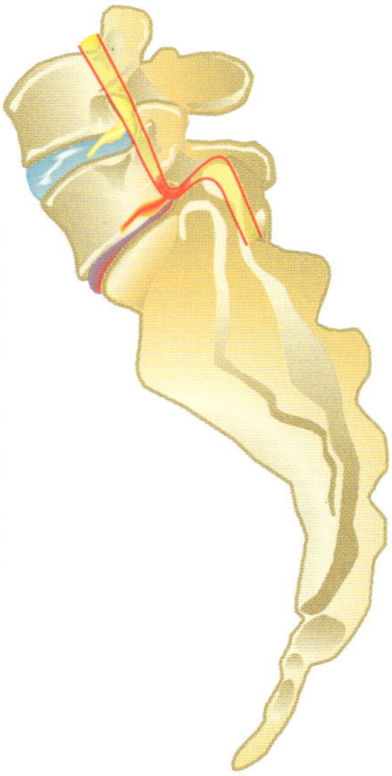

Wirbelgleiten (Spondylolisthese)

eine Operation nötig. Dabei versteift man die entsprechenden Wirbelgelenke mit Schrauben, Drähten oder Platten (Kapitel 6). Dies ist ein sehr aufwändiger Eingriff, der mit vielerlei Risiken verbunden ist und deshalb sehr sorgfältig abgewogen werden sollte.

Wie kann ich vorbeugen? Mit einer kräftige Rumpf-Muskulatur kann selbst ein ausgeprägtes Wirbelgleiten oft erstaunlich gut kompensiert werden. Denn eine starke Bauchmuskulatur wirkt zusammen mit einer fitten Rückenmuskulatur wie eine ganz natürliche Rumpfstütze. Wer sich sein ganzes Leben lang ein relativ stabiles Muskelkorsett erhält, bekommt einfach weniger Rückenprobleme. Ideal zum Aufbau eines starken Rückens eignen sich beispielsweise Pilates oder Yoga. Zwei einfache Einsteigerübungen dazu finden Sie im 5. Kapitel.

Wann muss ich zum Arzt? Ein sofortiger Besuch ist eigentlich nur bei Lähmungserscheinungen notwendig. Ansonsten sollten Sie Ihrem Körper zunächst vier bis sechs Wochen Zeit geben, sich mit den Beschwerden zu arrangieren.

Seltene Rückenerkrankungen

Morbus Bechterew

Der Morbus Bechterew ist männlich. Jungen und junge Männer sind viermal so häufig von dieser chronischen entzündlichen Erkrankung der Wirbelsäule betroffen wie Mädchen und Frauen. Warum das so ist, ist bisher nicht geklärt.

Die ersten Beschwerden treten zwischen dem 15. und 30. Lebensjahr auf. Bei dieser nicht heilbaren Erkrankung kommt es zu einer Versteifung der einzelnen Wirbel. Das passiert meist schubweise und kann sehr schmerzhaft sein. Die Anlage für die Erkrankung ist wahrscheinlich vererbt. Wie bei anderen Rheumaerkrankungen spielt das Immunsystem auch beim Morbus Bechterew eine große Rolle. Es »irrt« sich gewissermaßen und greift die eigenen gesunden Körperzellen an.

Die Rückenbeschwerden sind anfangs ziemlich unspezifisch und können in viele Richtungen gedeutet werden. Ein erfahrener Rheumatologe und moderne bildgebende Verfahren wie die Magnetresonanztomografie (MRT) ermöglichen relativ einfache Diagnosen.

Ein akuter Bechterew-Schub ist meistens auch mit starken Schmerzen verbunden. Dagegen helfen sogenannte nicht steroidale Entzündungshemmer (Rheumamittel), idealerweise Ibuprofen und Diclofenac. Eine relativ neue Therapieform sind die TNF-alpha-Blocker, sie werden auch als Biologika bezeichnet. Sie können die Entzündungsprozesse beim Morbus Bechterew entscheidend beeinflussen. TNF steht für Tumor-Nekrose-Faktor. Biologika sind maßgeschneiderte Nachbildungen körpereigener Substanzen, die gezielt in den Entzündungsprozess eingreifen und die Entzündung bereits in der Entstehung blockieren.

Eine echte Heilung gibt es bei Morbus Bechterew leider nicht. Der Verlauf der Erkrankung lässt sich allerdings durch die richtige Behandlung entscheidend beeinflussen. Ab dem 40. Lebensjahr kommt die Krankheit meist zu einer Art Stillstand, zumindest treten dann die entzündlichen Phasen seltener oder nicht mehr auf.

Spondylitis und Spondylodiszitis

Darunter versteht man eine eitrige oder tuberkulöse Entzündung an der Wirbelsäule, die sehr ernst genommen werden muss. Die häufigste Ursache für diese Infektion sind jedoch heute Operationen, bei denen während des Eingriffs Keime in den Körper gelangen. Eine Spondylitis kann auch durch Bakterien, häufig durch Streptokokken, hervorgerufen werden. Befindet sich irgendwo im Körper ein Infektionsherd, können die Bakterien über die Blutbahnen ins Knochengewebe gelangen. Dort nisten sie sich ein und vermehren sich. Auch Tuberkulose-Erreger können zu einer Spondylitis führen, das nennt man Spondylitis tuberculosa.

Meist beginnt eine Spondylitis mit heftigen Rückenschmerzen im Bereich der entzündeten Stelle, die eine Bewegung fast unmöglich machen. Breitet sich die Entzündung weiter aus, kann es zur Bildung von Abszessen und zur Schädigung von Nerven mit Muskelschwäche, Lähmungserscheinungen, Taubheitsgefühlen kommen. Wenn sich die Entzündung auf die Brust- oder Bauchhöhle ausdehnt, sind sogar lebensbedrohliche Komplikationen wie Nierenversagen oder ein Kreislaufschock möglich. Eine Spondylitis ist deshalb ein potenzieller Notfall. Und das bedeutet: Sofort ins Krankenhaus. Leichtere Fälle werden mit Antibiotika-Infusionen behandelt, später auch mit Antibiotika-Tabletten. Ist die Erkrankung, sprich die Entzündung, bereits weiter fortgeschritten, muss häufig operiert werden. Durch regelmäßige Blutuntersuchungen wird danach kontrolliert, ob die Entzündung abklingt. Sobald das der Fall ist, bekommen die Patienten noch in der Klinik physiotherapeutische Anwendungen und einen anschließenden Reha-Aufenthalt.

Tumoren der Wirbelsäule

Wie jedes andere Organ kann auch die Wirbelsäule von Tumoren befallen werden – glücklicherweise ist das selten der Fall. Manche dieser Tumoren entstehen direkt im Bereich der Wirbelsäule, das ist meist bei jüngeren Menschen der Fall. Diese sind oft gutartig. An der Wirbelsäule entstehen aber auch Metastasen, das sind Tochtergeschwülste eines bösartigen Tumors an anderer Stelle im Körper. Oft macht sich ein Tumor durch größere Schmerzen, die auf übliche Schmerzmedikamente nicht ansprechen und nachts stärker werden, bemerkbar. Hinzu kommen manchmal Lähmungen und Taubheitsgefühle, Störungen der Blasen- und Mastdarmfunktion bis hin zu einer teilweisen Querschnittslähmung.

Tumoren der Wirbelsäule erkennt der Arzt durch Röntgen- und Kernspinaufnahmen Behandelt wird je nach Art, Lage und Größe des Tumors mit mikrochirurgischen Operationen, Stabilisierungsmaßnahmen der Wirbelsäule, Strahlen- und/oder Chemotherapie.

5 Meine 3 Säulen für einen gesunden Rücken

Im Grunde genommen ist es nicht so schwer, gar nicht erst »Rücken« zu bekommen. Oder, wenn man schon einmal unter Rückenbeschwerden gelitten hat, diesen künftig clever vorzubeugen. Eigentlich sind es nur drei entscheidende Elemente, die Ihnen den Rücken dauerhaft stärken: moderate Bewegung, eine ausgewogene Ernährung sowie ein wenig Entspannung im hektischen Alltag. All das sorgt für eine Stärkung des körpereigenen Muskelkorsetts, versorgt die Bandscheiben mit Nährstoffen, damit sie schön prall und elastisch bleiben, und beugt zudem Verspannungen und Fehlhaltungen durch Stress vor. In diesem Kapitel finden Sie deshalb Tipps zu rückenfreundlichen Sportarten, leichte Übungen für zu Hause, das Büro und das Fitnessstudio sowie Übungen zur Selbstmobilisation bei bereits vorhandenen Beschwerden. Außerdem zahlreiche Entspannungsübungen sowie Blitz-Akupressur-Griffe für zwischendurch. Und nicht zuletzt: Tipps zu Ernährung und Gewichtsmanagement sowie wichtige Nährstoffe, die eine ideale Ergänzung zu Bewegung und Entspannungsübungen bilden.

1. Säule: Bewegung

Aktivität ist das A und O

Der Steinzeitmensch kannte vermutlich keine Rückenschmerzen. Weil er nicht am Schreibtisch saß, sondern ziemlich viel in Bewegung war. Und auch noch Ende des 18. Jahrhunderts hat sich der Mensch durchschnittlich 13 Kilometer pro Tag zu Fuß bewegt. Wissen Sie, welchen Weg wir heute noch täglich im Durchschnitt zurücklegen? 500 Meter! Das ist so ungefähr die Strecke von der Wohnung zum Auto und von der Tiefgarage ins Büro. Das ist übrigens nicht nur bei Erwachsenen so. Auch die Kinder verbringen heute die meiste Zeit am Computer im Chatroom oder vor dem Fernseher, statt draußen im Hof Fußball zu spielen oder ein Baumhaus zu bauen.

Wir haben vor einigen Jahren eine große Untersuchung an einem Gymnasium in München mit 900 Schülern gemacht. Mit einfachen Tests haben wir untersucht, wie viele von diesen jungen Menschen bereits Haltungsschäden haben. Über 52 Prozent waren davon betroffen. Was dabei auffiel, war, dass die jüngeren Kinder mit 67 Prozent weitaus häufiger betroffen waren als die 17- oder 18-Jährigen. Das hängt wahrscheinlich damit zusammen, dass sich die Freizeitwelt in diesen wenigen Jahren deutlich verändert hat und die Bewegung der Kinder einfach stark abgenommen hat.

Jede Bewegung ist besser als keine Bewegung

Dabei ist es Bewegung, nach der unser Rücken geradezu lechzt. Selbst wenn die Wirbelsäule schmerzt, ist moderate Bewegung besser als ein komplettes Ruhigstellen. Nur so wird die Durchblutung weiterhin gefördert, und das Immunsystem kann den Heilungsprozess in Gang halten. Auch Sport tut dem Rücken gut, allerdings nicht jeder. Ideal ist Schwimmen, weil der ganze Körper im Wasser durch den Auftrieb die herrliche Leichtigkeit des Seins erfährt und kaum Gewicht auf der Wirbelsäule lastet. Gut ist auch Fahrradfahren in einer möglichst aufrechten Position.

Lange Spaziergänge und Nordic Walking sind besser als Jogging. Wunderbar sind auch Tanzen und Aerobic.

Weniger gut dagegen sind Tennis, Golfspielen, Fußball sowie Snowboardfahren, weil hier durch schnelle Drehungen und abruptes Bremsen die Wirbelsäule stark belastet wird. Bevor sich aber jetzt alle Sport-ist-Mord-Verfechter genüsslich auf dem Sofa zurücklehnen: *Jede* Form von Bewegung und Sport ist besser als *keine* Bewegung. Bewegung hat so viele Vorzüge: Man ist an der frischen Luft, trainiert das Herz-Kreislauf-System, verbessert die Koordination, trainiert die grauen Zellen, entspannt vom Alltag. Entscheidend ist die Art der Vorbereitung. Wer aus dem Job auf den Golfplatz stürzt und, ohne sich aufzuwärmen, hundert Bälle schlägt, tut dem Rücken wenig Gutes. Moderates Training lautet deshalb das Zauberwort.

In den USA hat sich eine ganze Industrie unter dem Motto »Gesundheitsorientiertes Training« entwickelt. Hier werden den Patienten nach Krankheiten oder Eingriffen maßgeschneiderte Trainingskonzepte in ihrer Lieblingssportart aufgezeigt, die ihren Bedürfnissen und Leistungsmöglichkeiten entsprechen. Und wenn ein Rückenpatient heute zu mir kommt und sagt, dass er ohne Golf nicht leben kann, ist es mein Ziel, ihn so fit zu machen, dass er wieder Golf spielen kann.

Starke Muskeln schützen den Rücken

80 Prozent aller chronischen Rückenschmerzen sind auch auf eine zu schwache Muskulatur zurückzuführen. Wichtig ist es daher, nicht nur die Rückenmuskulatur, sondern auch die des Bauches zu stärken. Zusammen bilden diese Muskeln nämlich eine Art natürliches Korsett, das die Wirbelsäule stärkt. Dafür bedarf es Dehnbarkeit, Koordination und Kraft. Ideal dafür sind Physiotherapie, gezielte Work-outs, Training am Gerät, aber auch Entspannungsmethoden und Therapien wie Pilates, Yoga, Feldenkrais oder die Muskelentspannung nach Jacobson.

Entscheidend ist, dass alles durch einen Arzt oder Physiotherapeuten oder einen speziell ausgebildeten Fitnesstrainer oder Sportlehrer geleitet wird.

Beweglich auch im Büro

Halten Sie Ihre Wirbelsäule in Bewegung – das gilt besonders für Schreibtischtäter. Aktives Sitzen heißt das Zauberwort, ideal dafür sind nicht anatomisch geformte Stühle mit starrer Rückenlehne, sondern harte Hocker oder Stühle mit einer beweglichen Sitzfläche wie der Swopper oder auch ein Pezziball.

In den USA werden von vielen Firmen schon Programme im Computer installiert, die den Mitarbeitern einmal pro Stunde signalisieren: »Auf geht's!« Ideal wäre es, alle 60 Minuten für 10 Minuten einmal aufzustehen und wenigstens den Gang entlangzulaufen oder auch Dehnübungen vor dem PC zu machen.

Falls Sie zu Hause arbeiten und ein schnurloses Telefon haben: Gewöhnen Sie sich an, während des Telefonierens herumzulaufen. Das gefällt dem Rücken – und das Hirn arbeitet auch besser.

Ich habe zudem einige Übungen für das Büro (oder auch das Hotel oder den Flieger) für Sie zusammengestellt, die Sie ganz einfach zwischendurch machen können. Es sind auch einige sogenannte isometrische Übungen darunter. Bei diesen werden Muskeln auf gelenkschonende Weise angespannt und entspannt, allerdings ohne Geräte oder Gewichte.

▶ Wirbelsäule und Becken aufrichten: Setzen Sie sich aufrecht auf Ihren Bürostuhl oder einen Hocker. Richten Sie Ihre Wirbelsäule auf, indem Sie das Becken leicht nach vorne kippen. Stellen Sie sich dann eine Schnur vor, die an Ihrem Scheitelpunkt befestigt ist und Sie lang nach oben zieht.

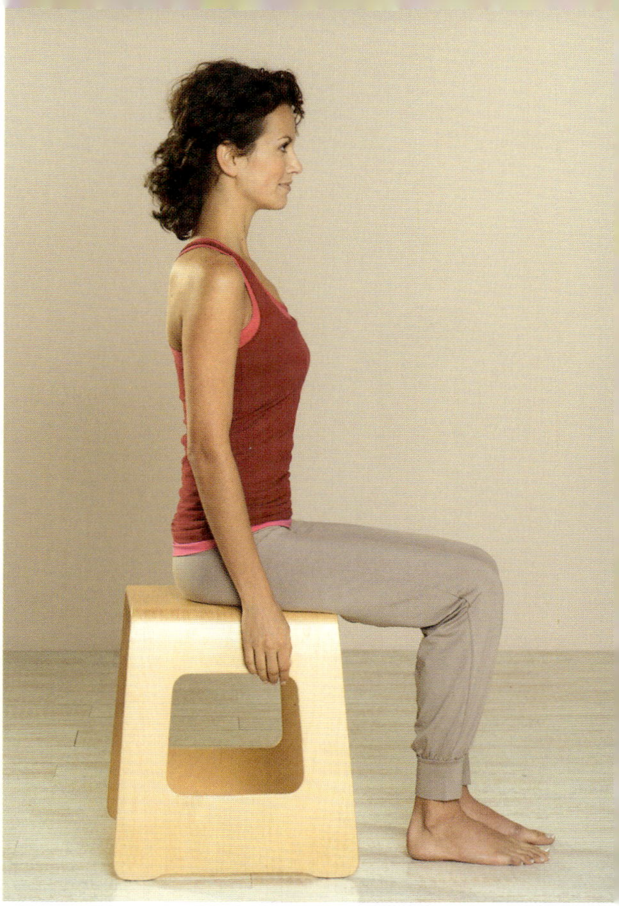

▼ Den Rumpf neigen: Bleiben Sie in der gerade Anfangsposition sitzen, neigen Sie dann Oberkörper, Hals und Kopf zur rechten Seite. Wichtig: Unterkörper und Becken bleiben dabei gerade, die Wirbelsäule lang. Neigen Sie jetzt Oberkörper, Hals und Kopf genauso zur linken Seite.

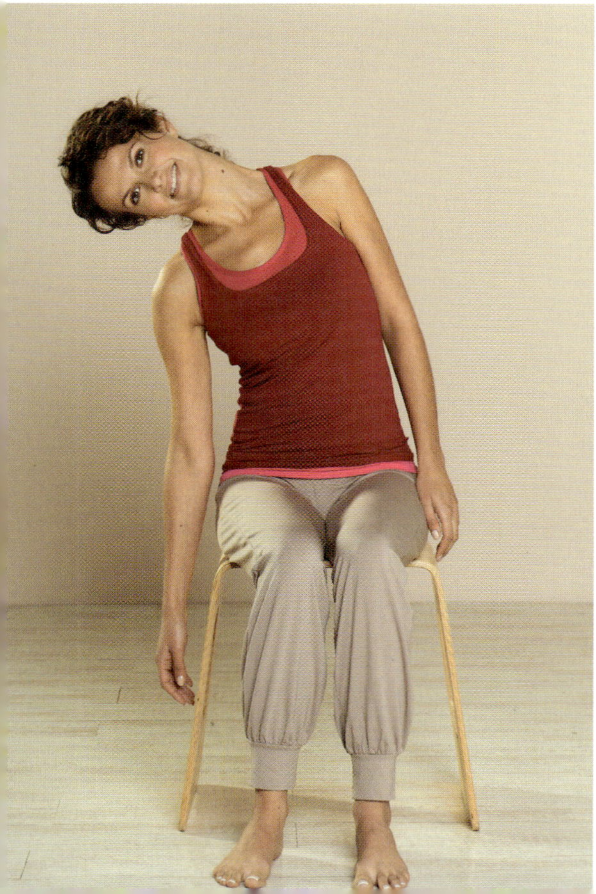

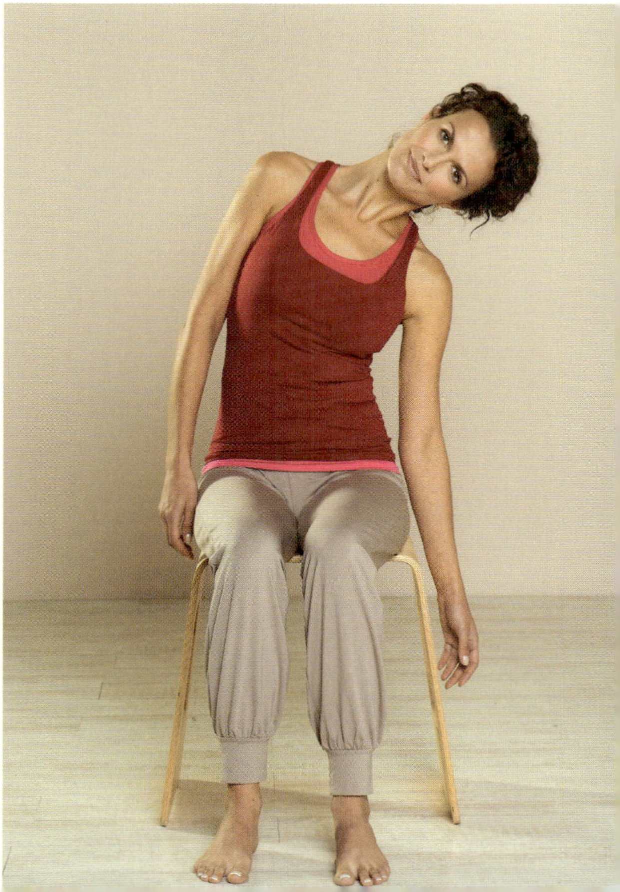

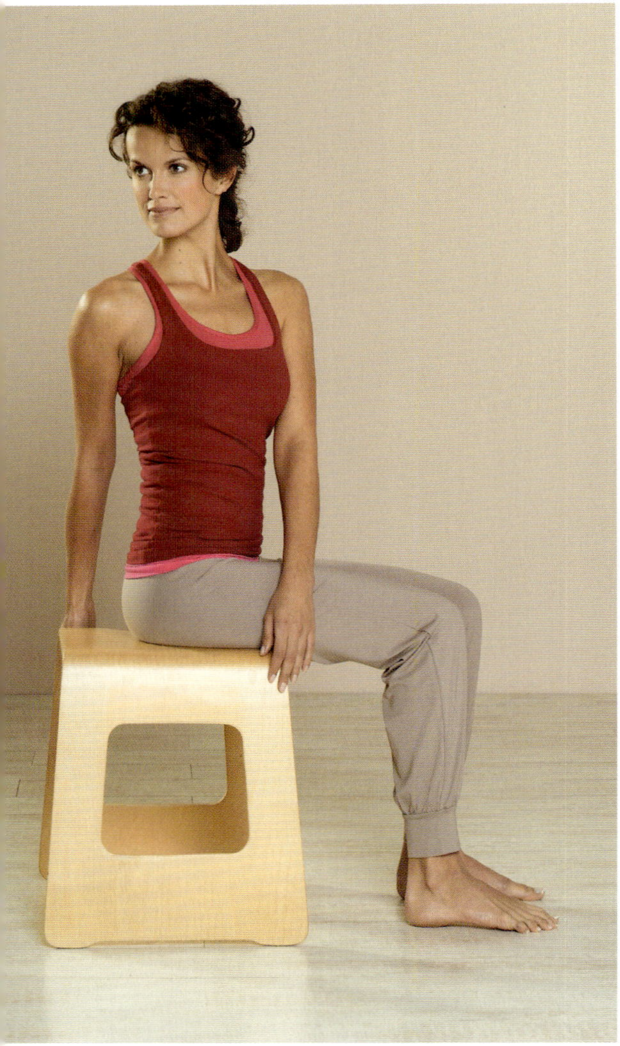

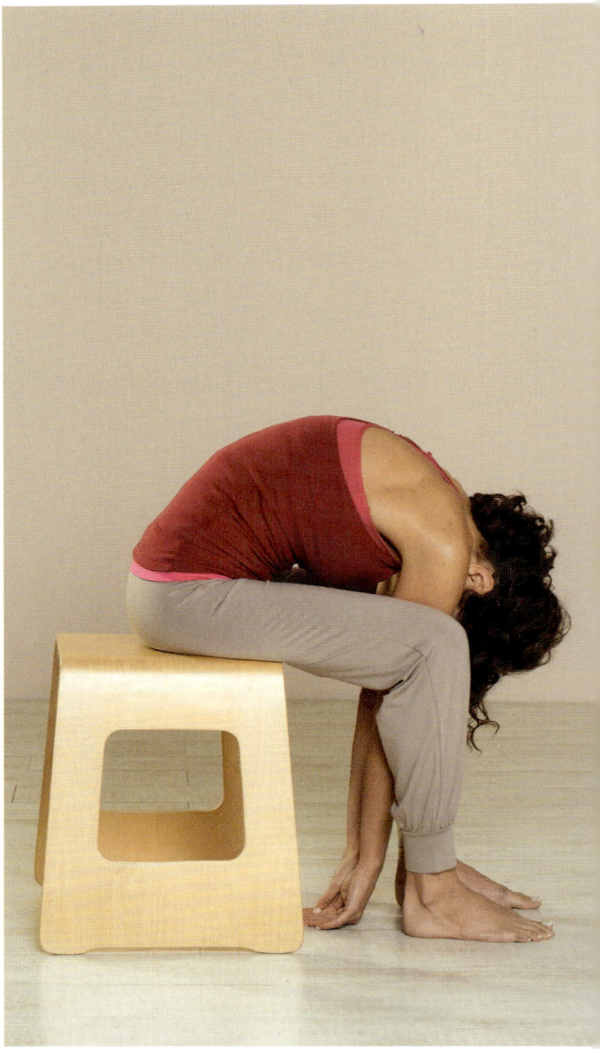

▲ **Den Rumpf drehen:** Drehen Sie nun den Oberkörper zur rechten Seite, Kopf und Hals gehen dabei mit, der Blick ist seitlich nach hinten gerichtet. Die Wirbelsäule bleibt gerade, der Unterkörper dreht nicht mit. Anschließend die gleiche Bewegung zur linken Seite.

▲ **Den Rumpf beugen:** Rollen Sie sich nun Wirbel für Wirbel nach vorne durch die geöffneten Knie ein, bis der Rücken ganz rund ist. Der Kopf geht dabei in Richtung der Knie, die Hände berühren – wenn möglich – den Boden hinter den Füßen.

▶ **Isometrische Übung 1:** Bei dieser Übung geht es um eine Lockerung der Halsmuskulatur. Setzen Sie sich dafür gerade hin und »denken« Sie sich lang. Legen Sie die rechte Hand locker auf dem Oberschenkel ab. Die linke Hand legen Sie auf die Stirn und drücken dann mit dem Kopf gegen die Hand, bis Sie eine Spannung in der Halsmuskulatur fühlen. Die Spannung einige Sekunden halten, loslassen und erneut den Kopf gegen die Hand drücken. Danach Seitenwechsel.

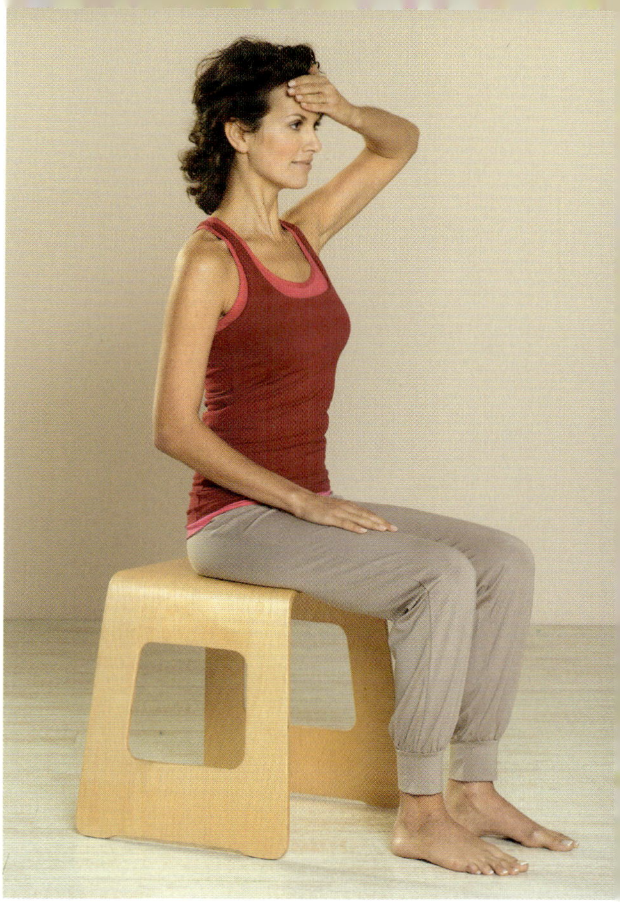

▶ **Isometrische Übung 2:** Diese Übung lockert ebenfalls die Halsmuskulatur. Setzen Sie sich dafür wieder gerade hin und machen Sie die Wirbelsäule so lang wie möglich. Legen Sie die linke Hand locker auf dem linken Oberschenkel ab, die rechte Hand legen Sie an den Nacken. Drücken Sie dann mit dem Kopf gegen die Hand, bis Sie eine Muskelspannung spüren. Diese Spannung einige Sekunden halten, loslassen und erneut den Kopf gegen die Hand drücken. Danach ist die andere Seite dran.

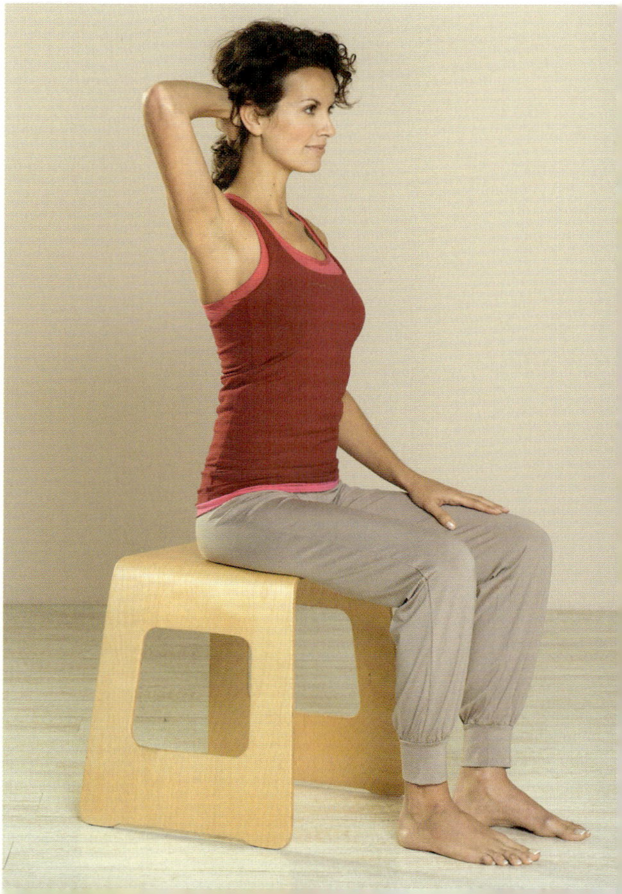

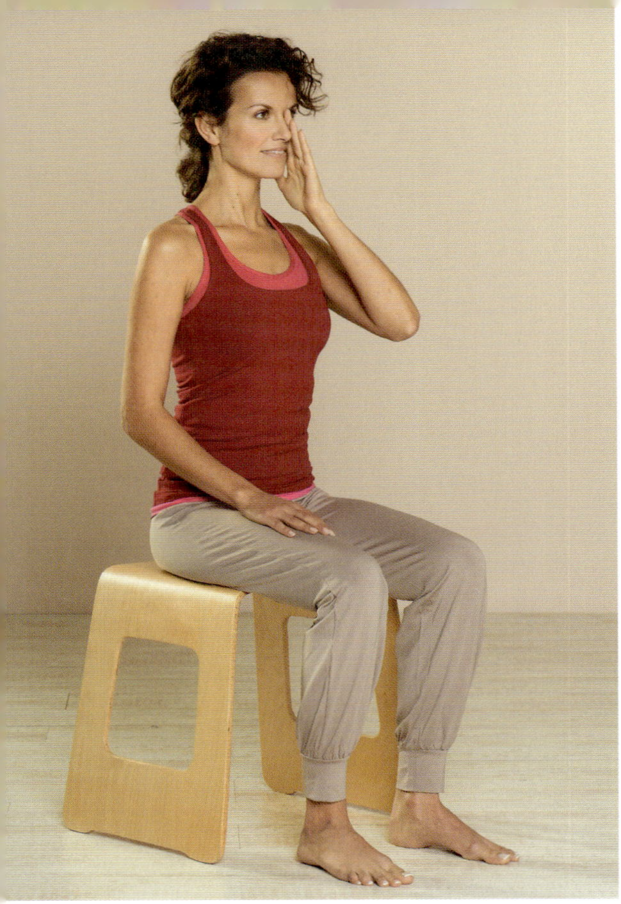

◀ **Isometrische Übung 3:** Mit dieser Übung lockern Sie die Rotationsmuskeln der Halswirbelsäule. Das hilft gegen Verspannungen durch langes Starren auf den Computerbildschirm. Setzen Sie sich dafür gerade auf Ihren Bürostuhl und richten Sie die Wirbelsäule lang auf. Die rechte Hand liegt locker auf dem Oberschenkel, die linke Hand liegt am linken Nasenflügel. Schieben Sie dann die Nase mit leichter Spannung gegen die Hand. Die Spannung kurz halten, loslassen und nochmals für einige Sekunden die Nase gegen die Handfläche drücken. Danach Wechsel zur anderen Seite.

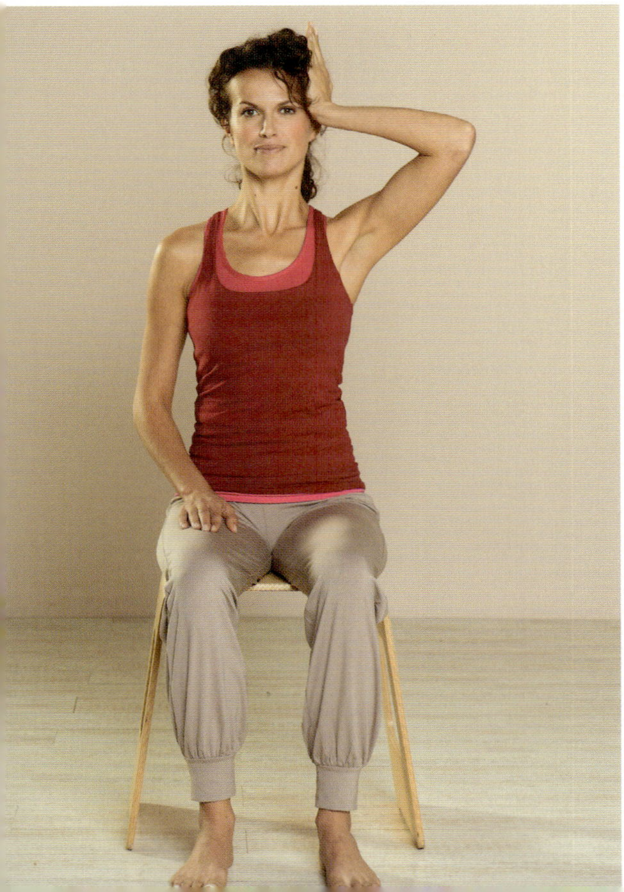

◀ **Isometrische Übung 4:** Diese Übung hilft gegen Verspannungen der seitlichen Halsmuskulatur. Setzen Sie sich so aufrecht wie möglich hin, die rechte Hand liegt locker auf dem rechten Oberschenkel. Die linke Hand liegt flach auf Höhe des linken Ohrs am Kopf. Drücken Sie nun mit dem Kopf leicht gegen die Hand, bis Sie eine Spannung in der Halsmuskulatur fühlen. Spannung kurz halten, loslassen und erneut den Kopf gegen die Hand drücken. Danach wiederholen Sie die Übung auf der andere Kopfseite.

Muskeln mit Köpfchen trainieren

Training ist als Prävention und erst recht nach einer Rückenerkrankung maßgeblich, um den Bewegungsapparat zu stützen und vor allem zu stärken. Allerdings ist der Gedanke falsch, Muskelkraft bestünde nur aus der Masse und der Fähigkeit, möglichst viel Gewicht zu stemmen. Entscheidend ist dabei das Dehnen vorher, denn eine verkürzte, nicht vorgedehnte »kalte« Muskulatur lässt sich überhaupt nicht trainieren. Nicht umsonst laufen Fußballspieler, bevor sie eingewechselt werden, erst mal am Spielfeldrand hin und her und machen Dehnübungen. Genauso wichtig ist auch die Koordination. Es bringt nichts, Muskelpartien trainieren zu wollen, wenn man überhaupt nicht weiß, wofür und wie man sie richtigerweise einsetzt. Die meisten Menschen haben beispielsweise verlernt, ihr Becken aufzurichten, weil sie für die Muskulatur, die das tut, jegliches Gefühl verloren haben.

Man sollte bei einem guten Training lernen, welche Partien man trainiert, damit sich die Haltung verbessert. Und erst ganz am Schluss steht die Kraft, die man in der Muskulatur erreicht durch Wiederholungen und das Gewicht, welches aufgelegt wird. Vorsicht daher vor Studios, die nur das Gerät und die Kraft in den Vordergrund stellen. Ohne Dehnung und Koordination ist ein effektives Muskeltraining nicht möglich.

Ganz wichtig, vor allem beim Training an Geräten, aber auch bei frei stehenden Übungen im Raum, ist die korrekte Ausführung. Denn falsch ausgeführt kann ein Work-out Ihrem Rücken sogar mehr schaden als nutzen. Ich habe Ihnen hier eine Auswahl von Übungen an den wichtigsten und gängigsten Kraftmaschinen im Fitnessstudio zusammengestellt. Die linke Abbildung zeigt dabei jeweils die am häufigsten gemachten Fehler bei der Ausführung, das rechte Bild, wie Sie korrekt und rückenfreundlich trainieren.

Butterfly

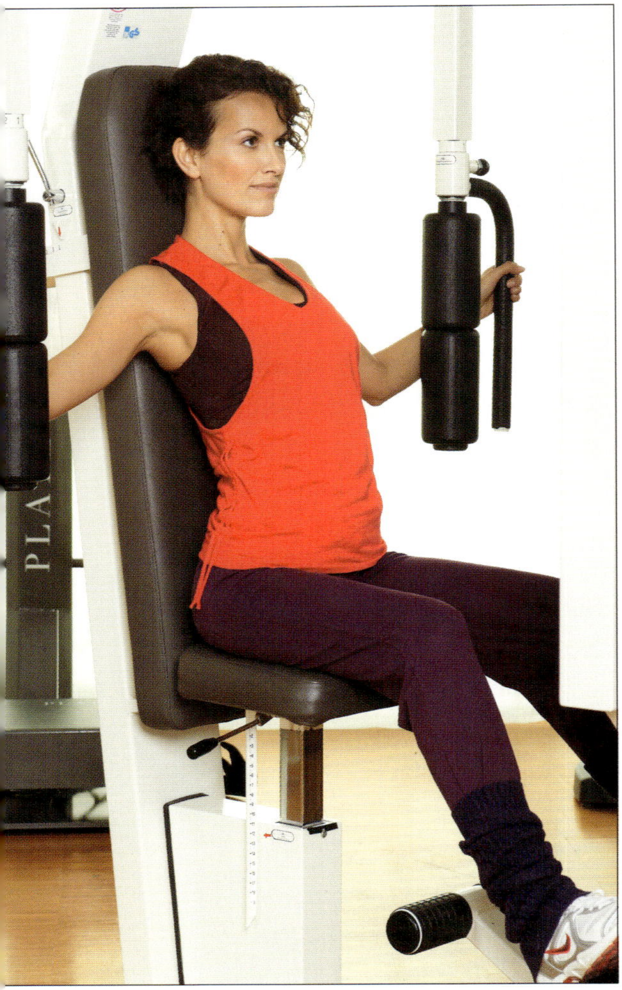

▲ Falsche Ausgangsposition: Falsch ist es, mit einem Hohlrücken, bei dem die Wirbelsäule nicht komplett am Rückenpolster des Gerätes anliegt, an dem Gerät zu sitzen.

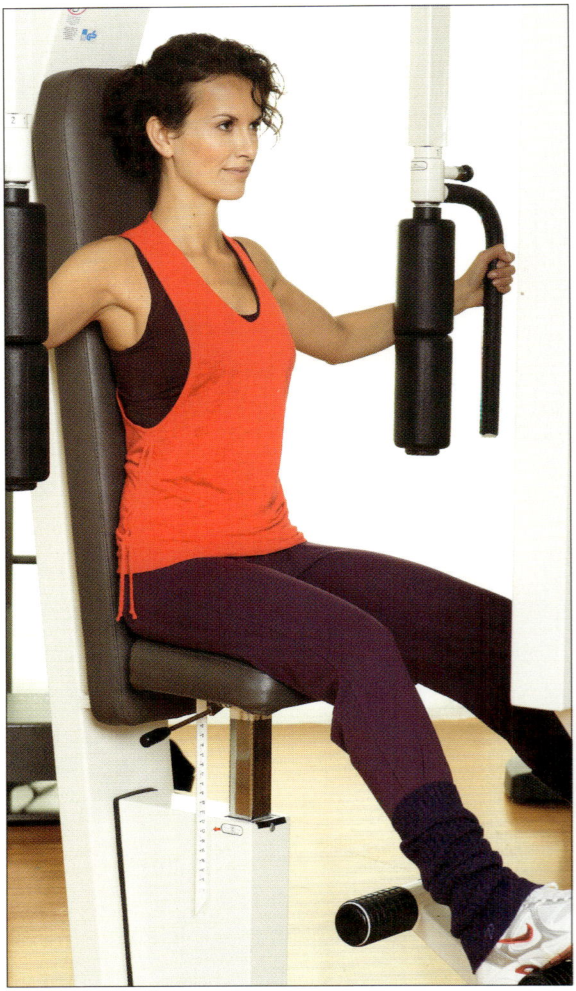

▲ Richtige Ausgangsposition: So sieht die richtige Ausgangsposition am Butterfly-Gerät aus, mit dem Sie die Brustmuskulatur trainieren können: Setzen Sie sich an das Gerät, die aufgerichtete Wirbelsäule drückt fest an das Rückenpolster.

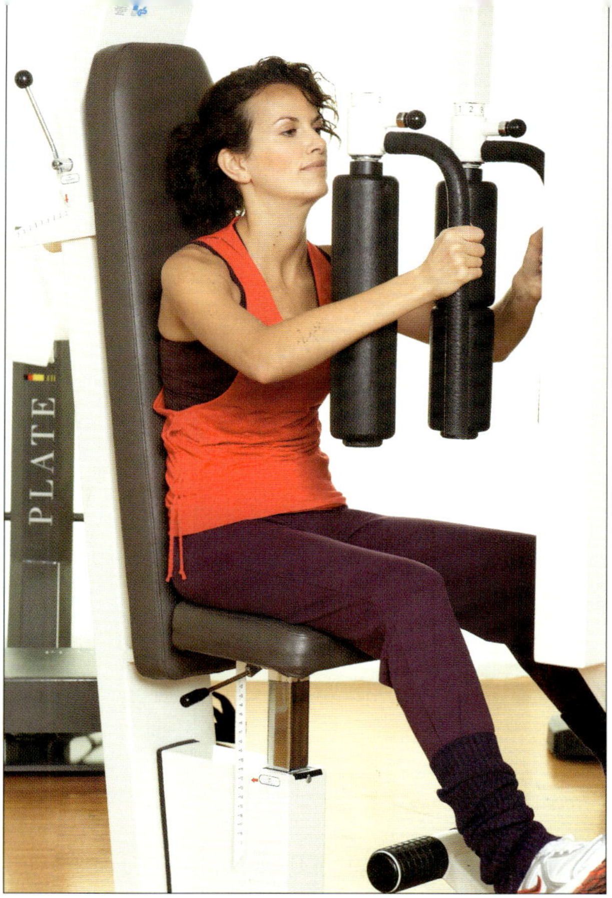

◀ **Falsche Endposition 1:**
Mit rundem Rücken und überstrecktem Hals in die Endposition zu kommen, ist rückenschädlich.

◣ **Falsche Endposition 2:**
Ebenso fatal ist es, aufgrund von zu viel Gewicht mit einem kompletten Rundrücken am Gerät zu sitzen.

▼ **Richtige Endposition:**
Auch nachdem Sie die beiden Hebel des Butterfly zusammengedrückt haben, sollte der Rücken noch fest am Rückenpolster anliegen.

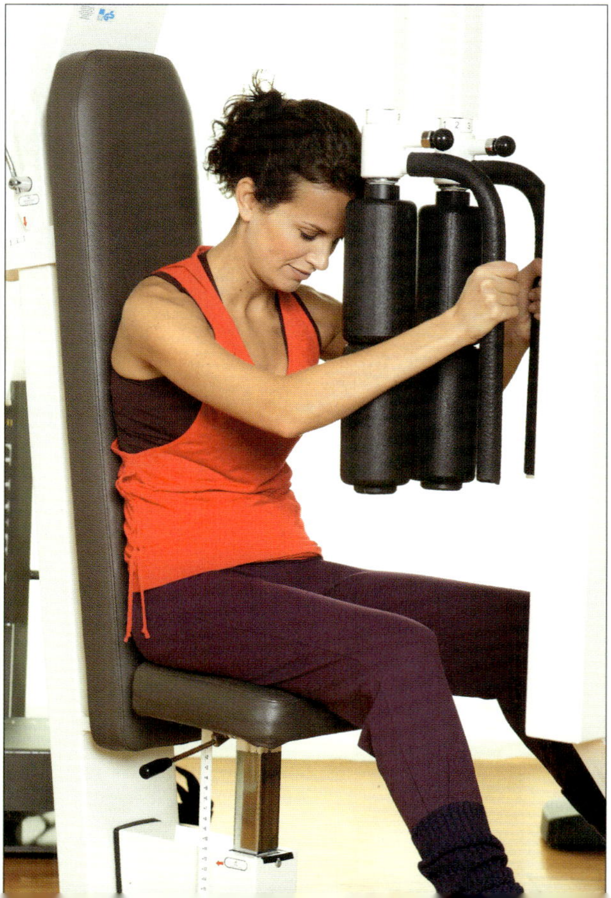

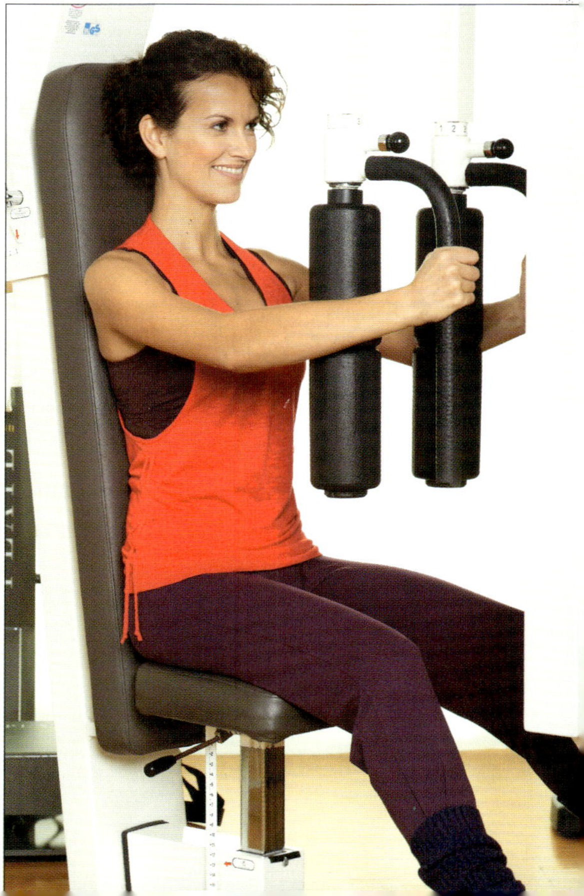

Hüfttrainer

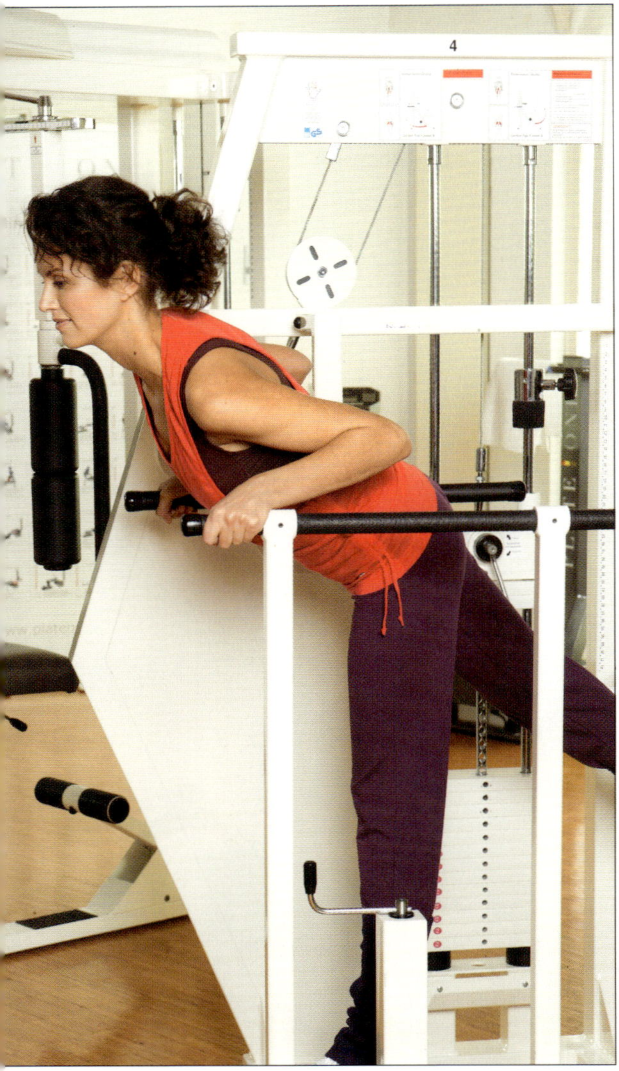

▲ **Falsch:** Den Oberkörper vorbeugen und das Gewicht ruckartig anheben, indem man Schwung nimmt.

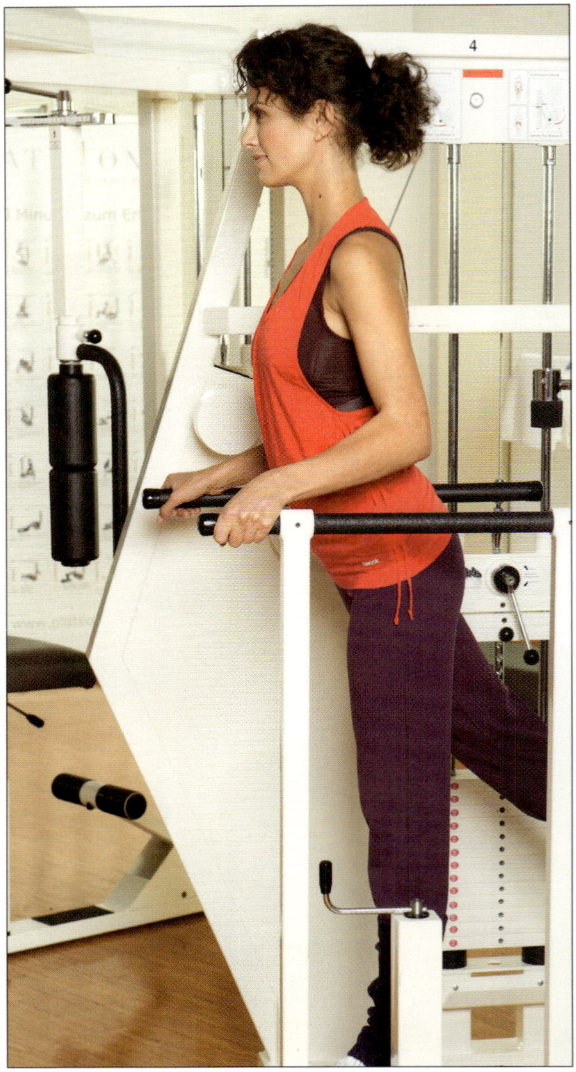

▲ **Richtig:** Sich lang denken, mit gerader Wirbelsäule stehen und das Bein langsam in einer gleichförmigen Bewegung nach hinten gegen das Gewicht anheben.

Latissimuszug

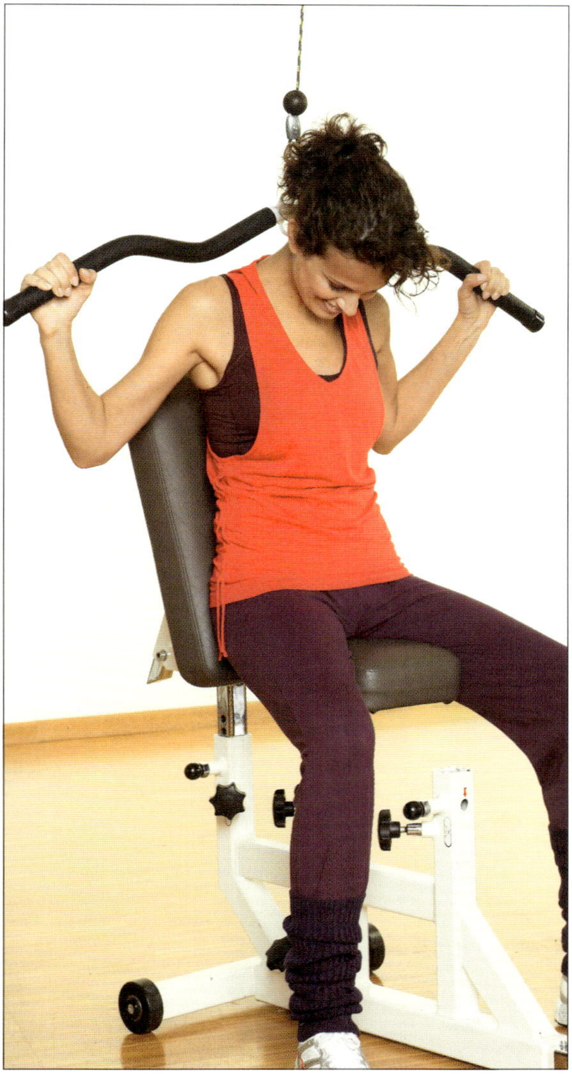

▲ **Falsch:** Die Stange hinter dem Nacken nach unten ziehen, den Hals dabei durch Vorbeugen des Kopfes überdehnen.

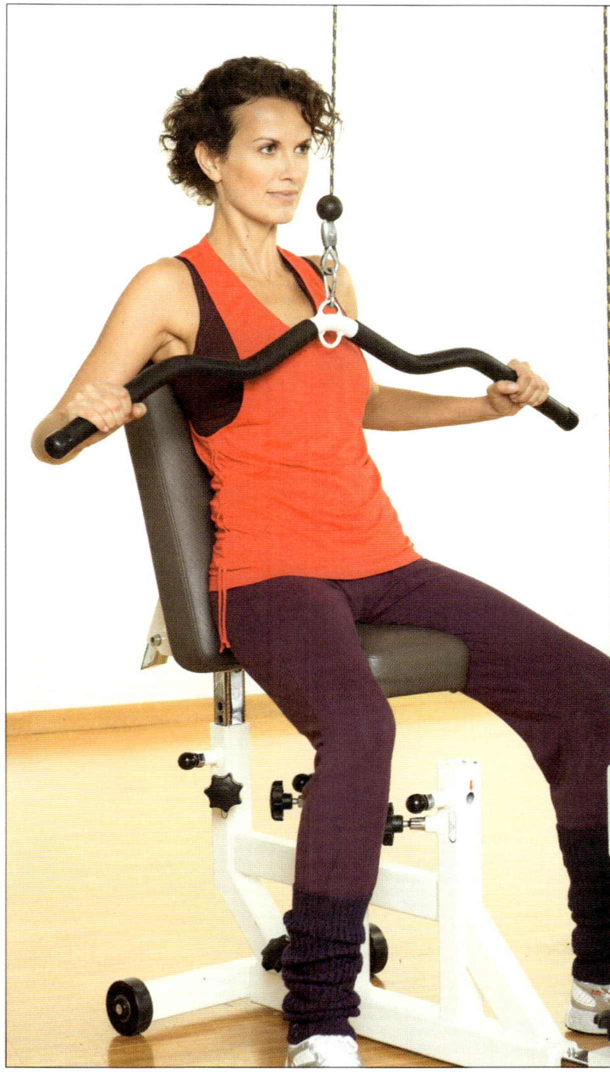

▲ **Richtig:** Ziehen Sie die Stange des Latissimuszuges vor dem Kopf in Richtung Brustkorb und machen Sie sich dabei von der Wirbelsäule her so lang wie möglich.

Ruderzug

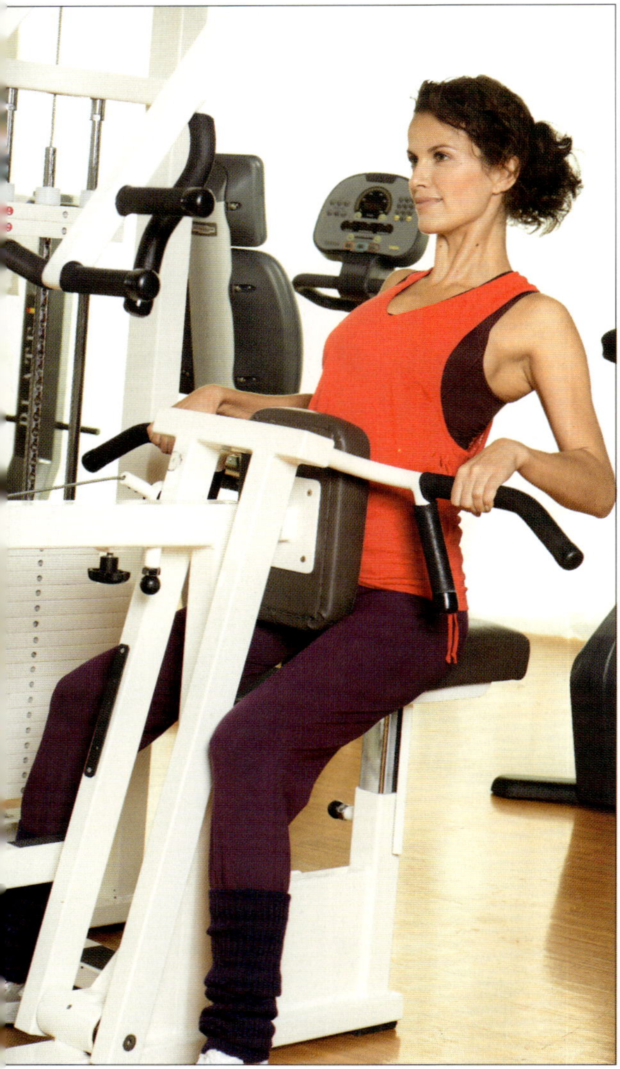

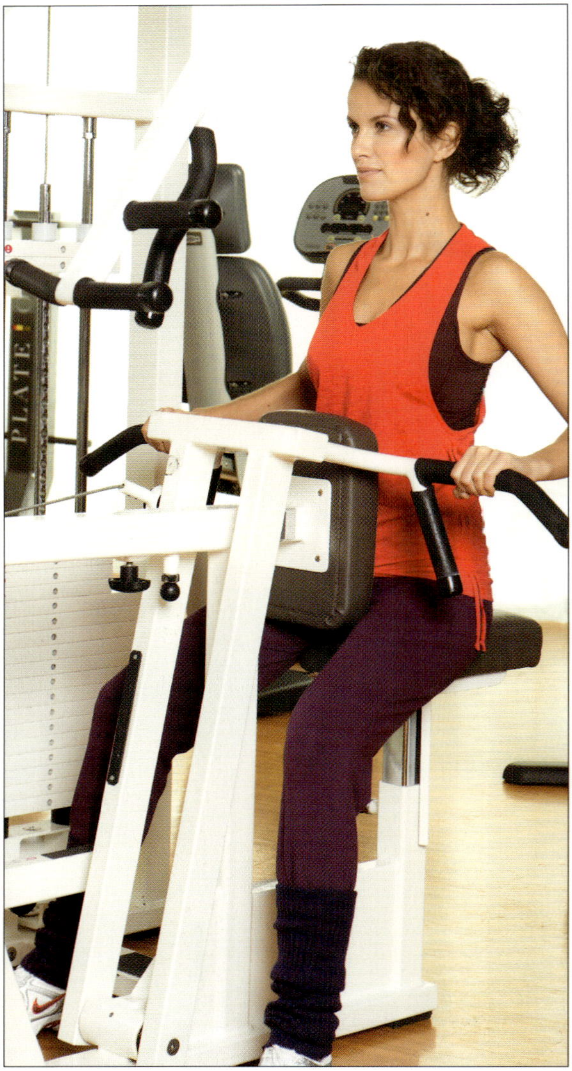

▲ **Falsch:** Die Haltung mit Hohlkreuz führt dazu, dass man aus dem unteren Rücken zieht und diesen so unnötig belastet.

▲ **Richtig:** Mit gestrecktem, geradem Rücken am Gerät sitzen, die Schultern bleiben unten. Vorbildlich!

Doppelseilzug

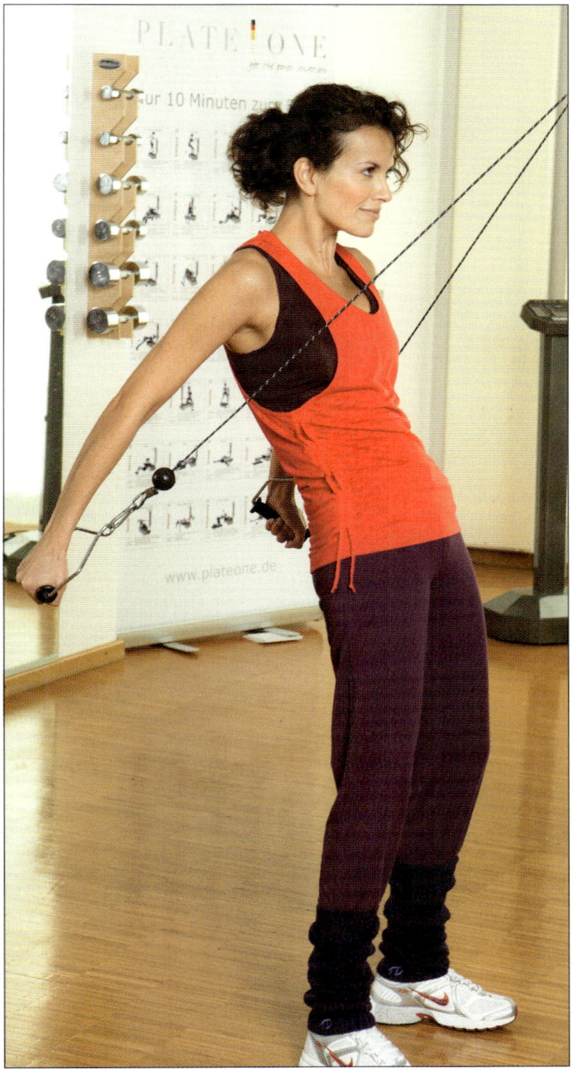

▲ **Falsch:** Die Beine sind komplett durchgestreckt, der Zug erfolgt aus dem Hohlrücken.

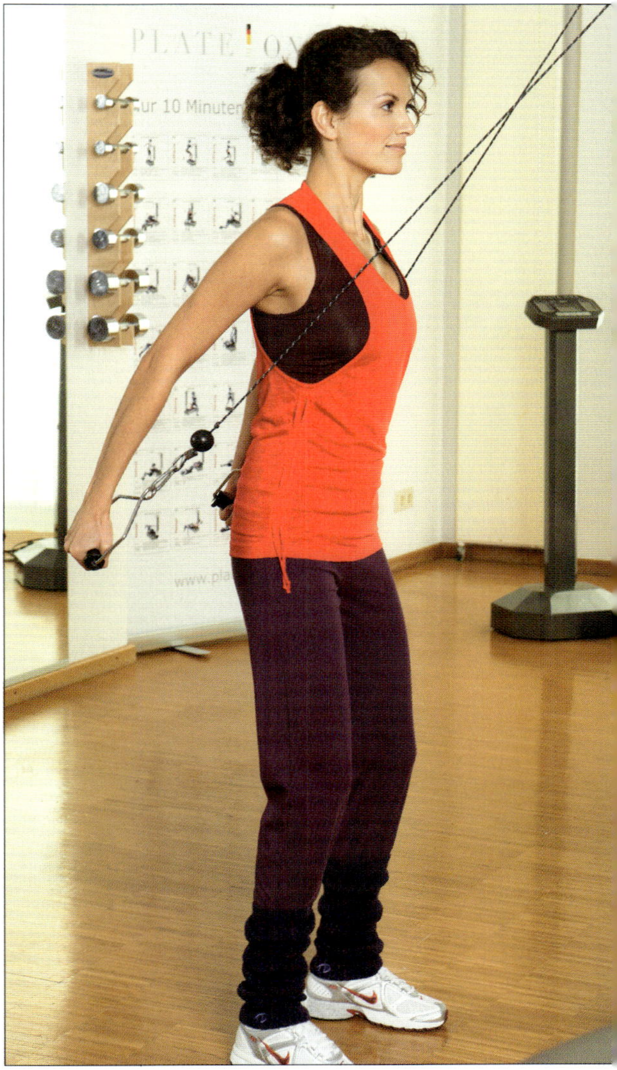

▲ **Richtig:** Nehmen Sie einen stabilen Stand ein. Das bedeutet: Füße hüftbreit parallel zueinander, die Knie sind leicht gebeugt. Stehen Sie mit geradem Rücken, denken Sie sich die Wirbelsäule dabei lang.

Weitere Übungen am Doppelseilzug

Hier folgen noch einige Übungen am Doppelseilzug, die Sie durchführen können, wenn Sie bereits etwas Sicherheit mit diesem Gerät gewonnen haben.

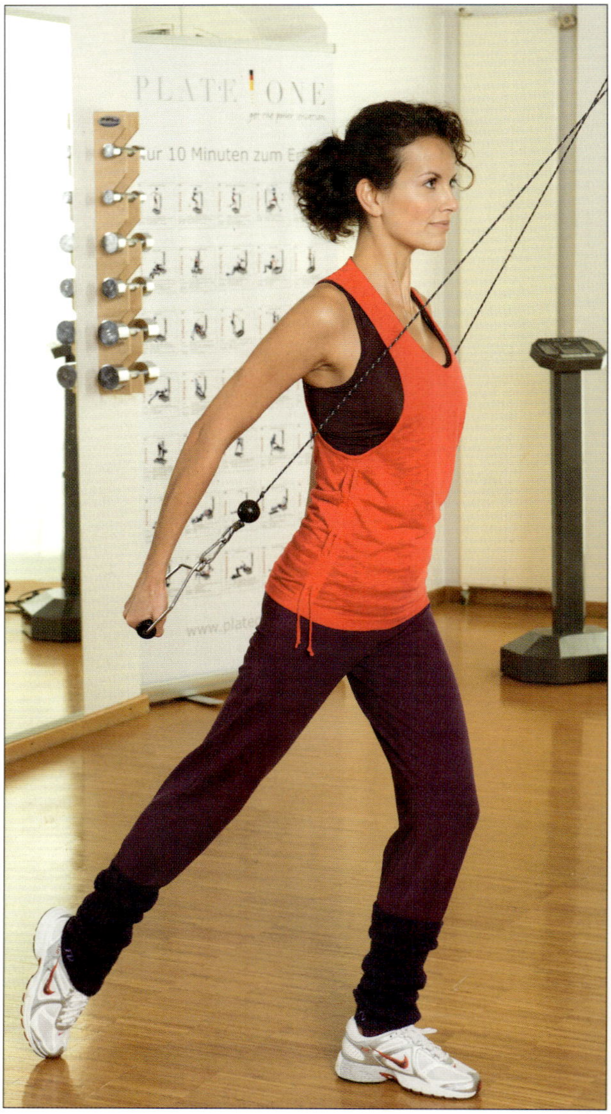

▲ Stellen Sie sich vor den Seilzug und nehmen Sie beide Griffe in die Hand. Machen Sie mit dem rechten Bein einen Ausfallschritt nach hinten und versuchen Sie, so stabil wie möglich zu stehen. Denken Sie sich lang, die Wirbelsäule sollte dabei ganz aufgerichtet sein. Ziehen Sie dann beide Griffe mit ausgestreckten Armen nach hinten-unten.

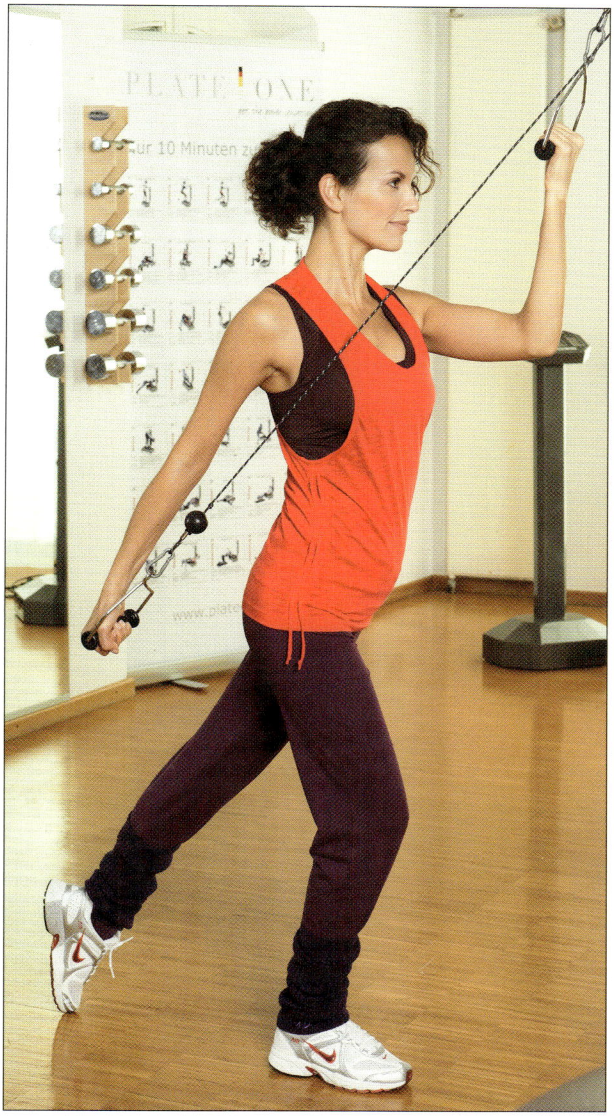

▲ Stellen Sie sich vor den Seilzug und nehmen Sie beide Griffe in die Hand. Machen Sie dann mit dem linken Bein einen Ausfallschritt nach hinten und versuchen Sie, so stabil wie möglich zu stehen. Das vordere Knie am besten leicht beugen. Denken Sie sich lang, die Wirbelsäule sollte dabei ganz aufgerichtet sein. Ziehen Sie dann mit dem rechten Arm das Seil nach hinten-unten. Wechseln Sie auf das andere Bein und ziehen Sie das Seil mit dem linken Arm nach hinten-unten.

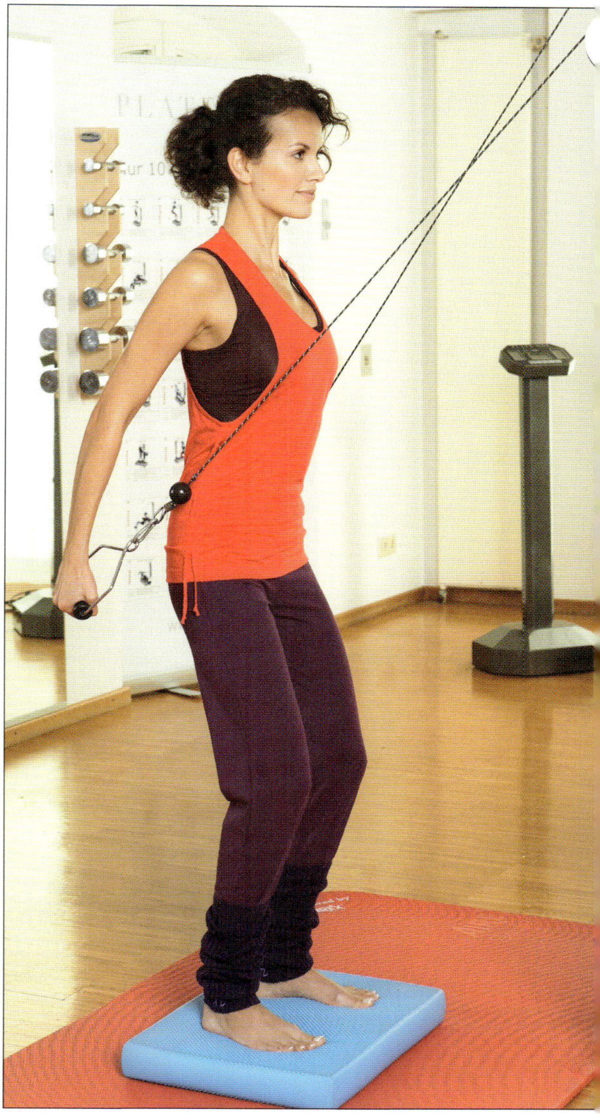

▲ Stellen Sie sich mit hüftbreit geöffneten Beinen barfuß auf ein Balance Pad, die Knie sollten für einen stabilen Stand leicht gebeugt sein. Richten Sie sich auf, der Blick geht gerade nach vorne. Ziehen Sie dann beide Seilgriffe nach hinten-unten.

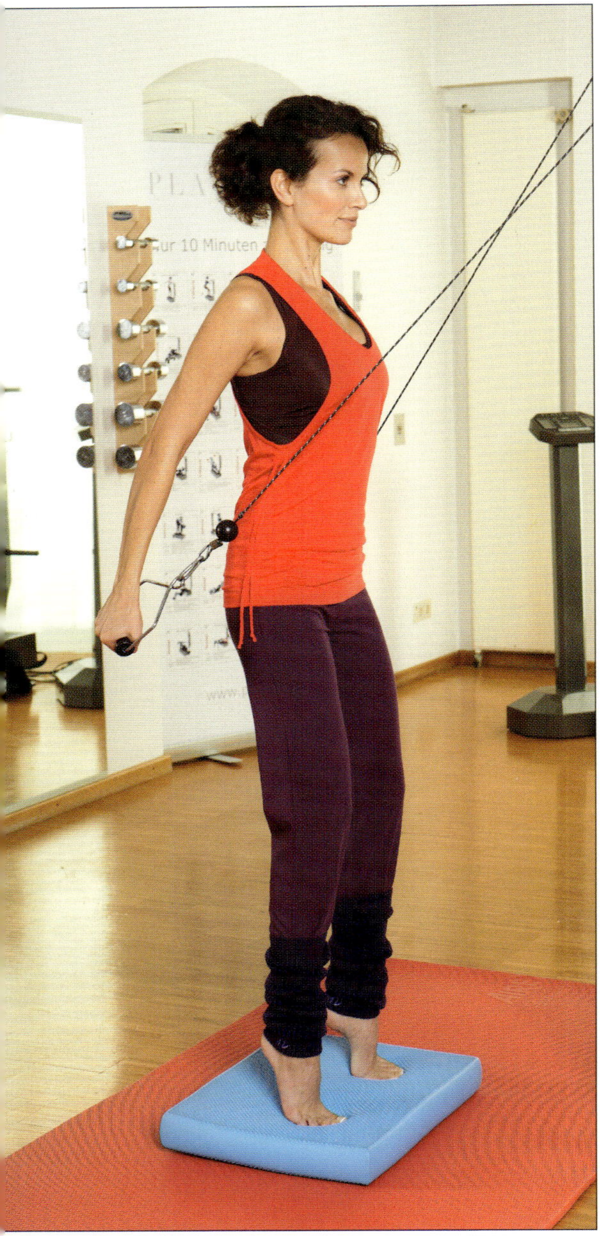

▲ Stellen Sie sich mit hüftbreit geöffneten Beinen barfuß auf ein Balance Pad. Ziehen Sie dann beide Seilgriffe nach hinten und gehen Sie dabei auf die Zehenspitzen. Beim Rückführen des Seils senken Sie die Fersen wieder auf den Boden ab.

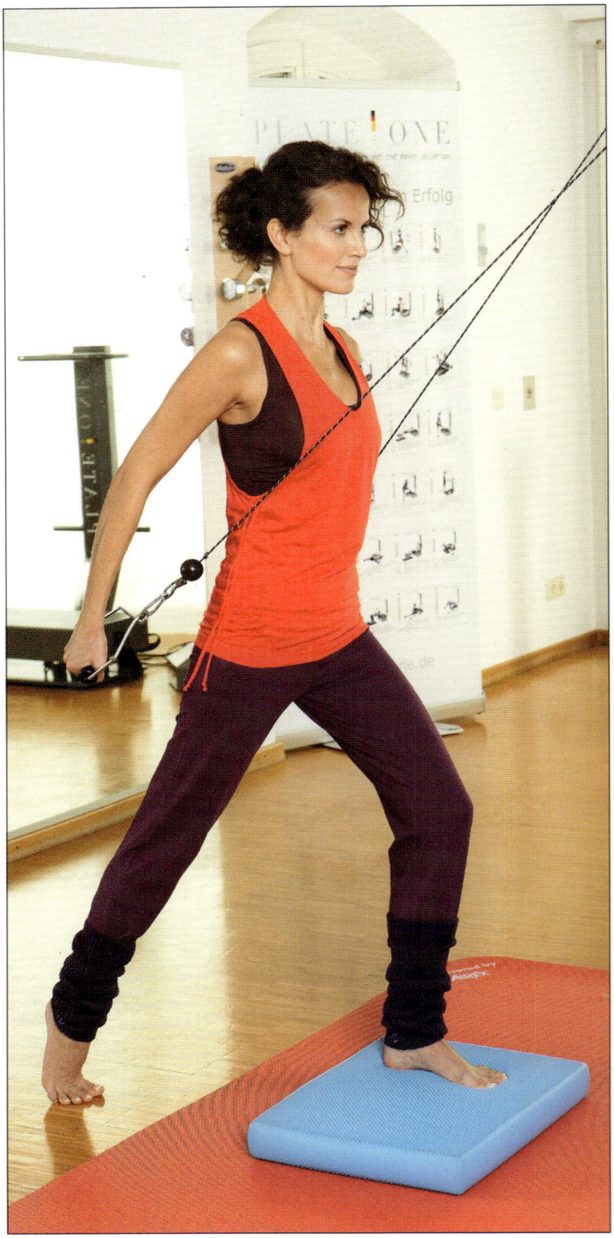

▲ Stellen Sie den linken Fuß barfuß vor dem Seilzug auf ein Balance Pad und machen Sie mit dem rechten Bein einen Ausfallschritt nach hinten. Ziehen Sie dann die Seile mit beiden Händen nach hinten-unten. Danach Seitenwechsel.

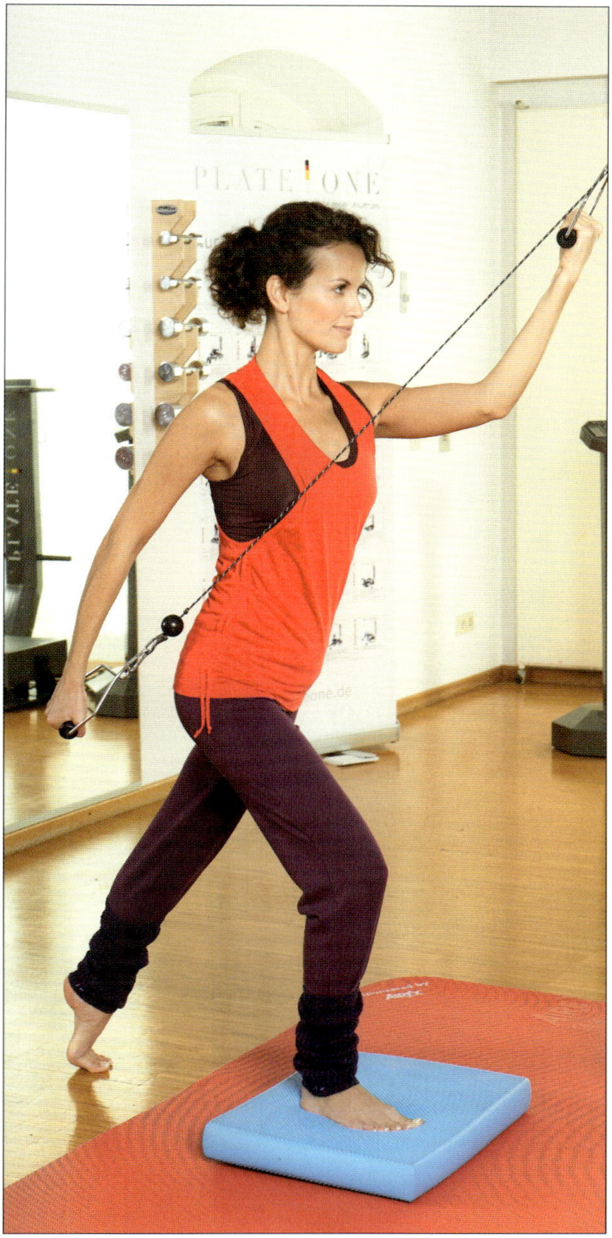

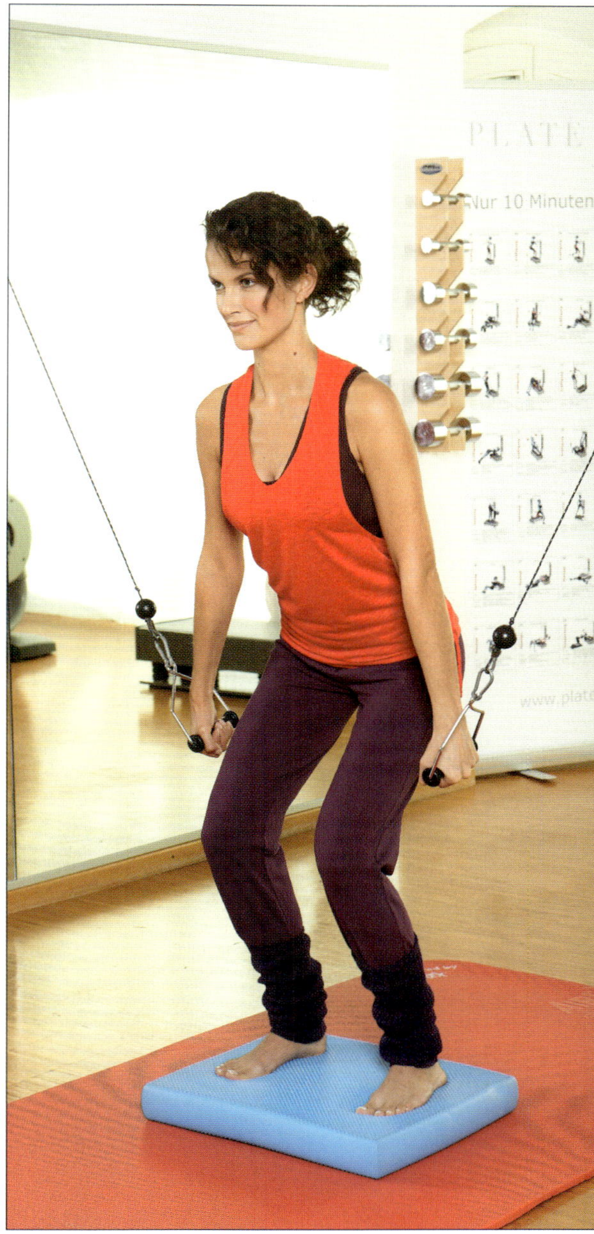

▲ Stellen Sie den rechten Fuß barfuß vor dem Seilzug auf ein Balance Pad und machen Sie mit dem linken Bein einen Ausfallschritt nach hinten. Sorgen Sie für einen stabilen Stand und ziehen Sie dann mit dem rechten Arm das Seil nach hinten-unten. Danach Bein- und Armwechsel.

▲ Stellen Sie sich in die Mitte des Doppelseilzuges, die Füße stehen auf einem Balance Pad. Die Knie sind leicht gebeugt, das Becken ist ein wenig nach hinten gekippt. Ziehen Sie dann beide Seile zum Körper heran.

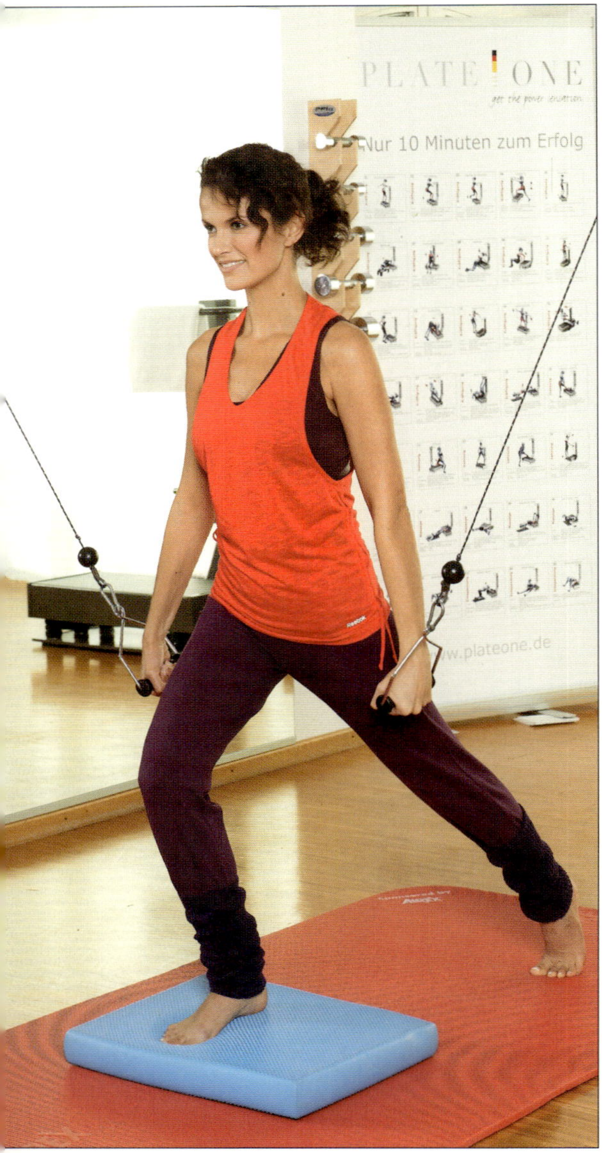

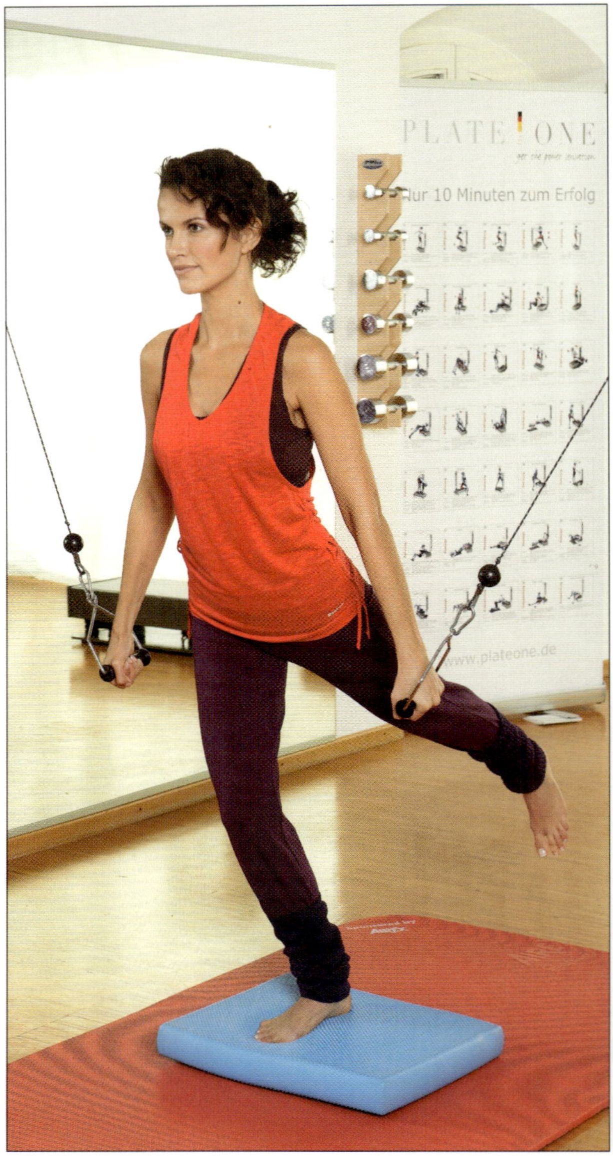

▲ Stellen Sie sich in die Mitte des Doppelseilzuges, der rechte Fuß steht barfuß auf einem Balance Pad, das Knie ist leicht gebeugt. Machen Sie dann mit dem linken Bein einen großen Ausfallschritt nach hinten, der linke Fuß steht dabei auf den Zehenspitzen. Ziehen Sie aus dieser Haltung beide Seile zum Körper heran. Wechseln Sie danach die Seite.

▲ Stellen Sie sich in die Mitte des Doppelseilzuges, der rechte Fuß steht barfuß auf einem Balance Pad, das Knie ist leicht gebeugt. Versuchen Sie einen stabilen Stand einzunehmen. Heben Sie dann das linke Bein nach hinten an. Der Oberkörper sollte dabei gerade bleiben und nicht nach vorne kippen. Ziehen Sie dann beide Seilzüge zum Körper heran. Seitenwechsel.

Die besten Übungen mit Ball & Band

Auch mit dem Theraband und dem Pezziball können Sie ohne große Kosten und Aufwand zu Hause oder im Fitnessstudio Ihren Rücken fit machen. Ich habe Ihnen zusammen mit dem Leiter der Physiotherapie in meiner Klinik Jägerwinkel, Alexander Scheurer, einige einfache, aber sehr effektive Rückenübungen zusammengestellt, die Sie auch als Einsteiger oder bei bereits bestehenden Rückenproblemen ausführen können.

Übungen mit dem Ball

Für Anfänger

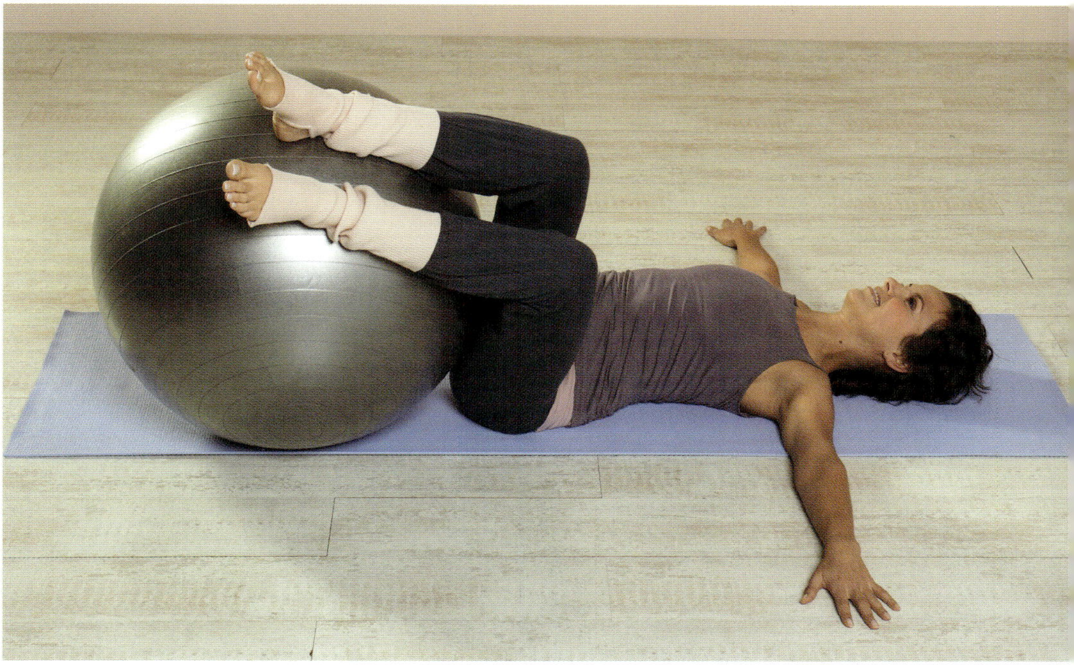

▲ Legen Sie sich mit dem Rücken auf eine Trainingsmatte, die Arme liegen im 90-Grad-Winkel zum Körper am Boden. Wichtig: Die Schulterblätter bleiben fest am Boden. Legen Sie dann die angewinkelten Beine auf dem Pezziball ab und rollen Sie ihn seitlich hin und her.

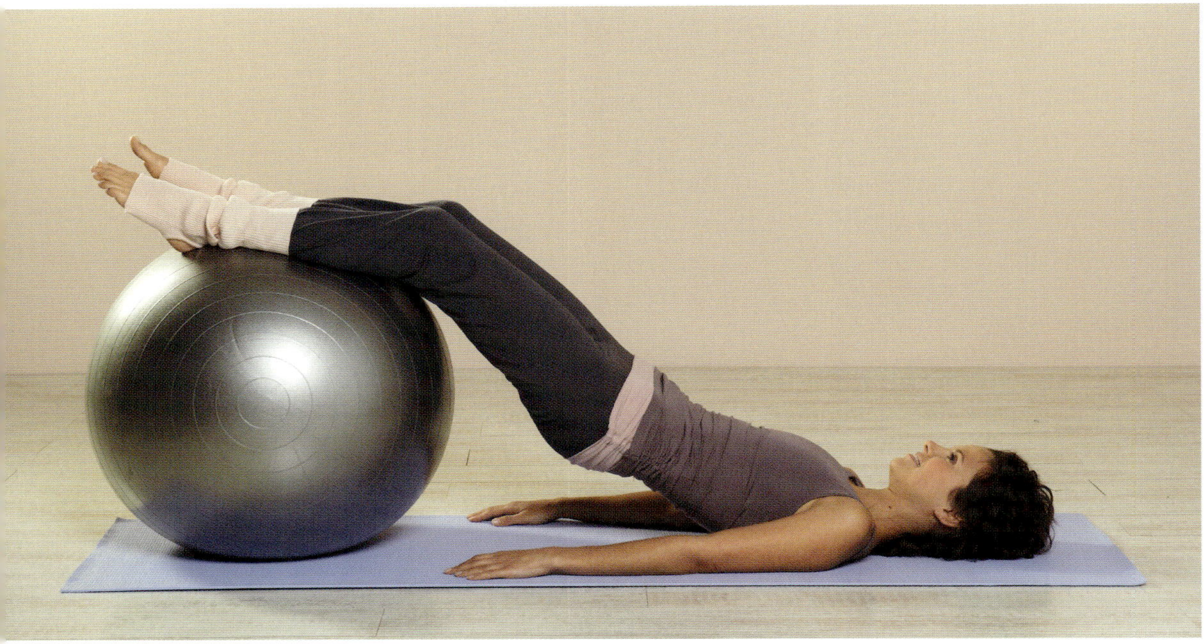

▲ Legen Sie sich auf eine Trainingsmatte, die Arme liegen dabei parallel zum Körper. Legen Sie die Unterschenkel auf dem Pezziball ab. Heben Sie dann langsam das Becken an und senken Sie es genauso langsam wieder ab.

▼ Legen Sie sich auf eine Trainingsmatte, die Arme liegen parallel zum Körper. Legen Sie die Unterschenkel auf dem Pezziball ab. Heben Sie dann langsam das Becken an und halten Sie es so. Ziehen Sie im Wechsel je ein Knie zum Bauch.

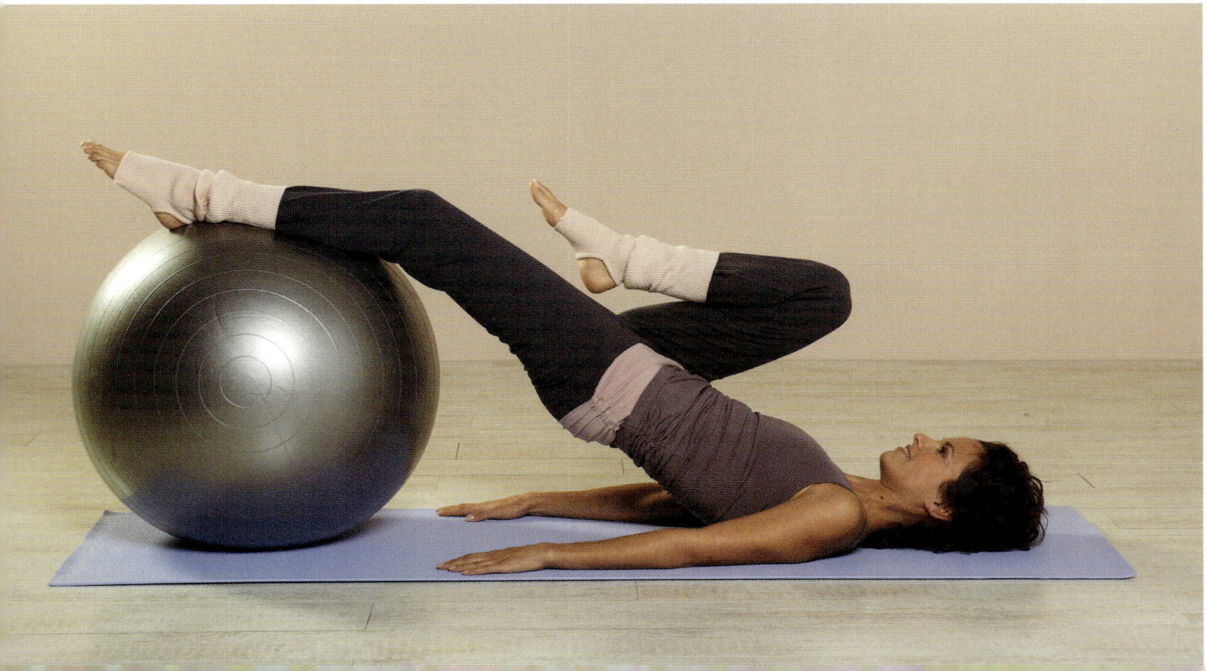

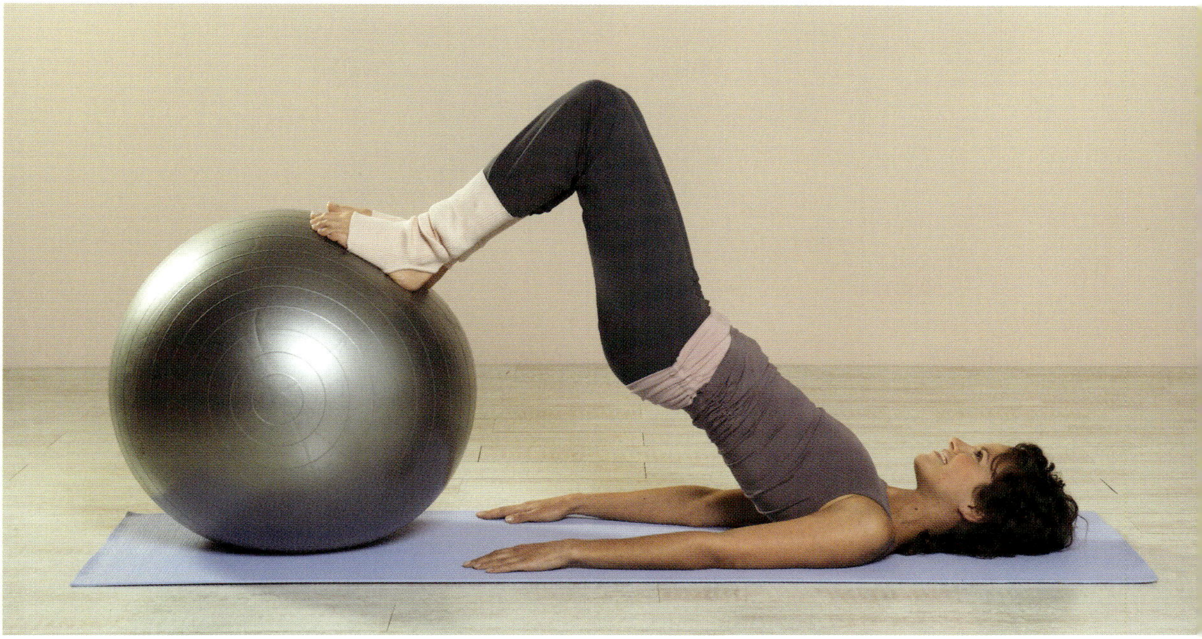

▲ Legen Sie sich auf eine Trainingsmatte, die Arme sind parallel zum Körper. Stellen Sie die Fußsohlen auf dem Pezziball ab. Heben Sie dann das Becken langsam an und senken Sie es in aller Ruhe wieder ab.

▼ Legen Sie sich auf eine Trainingsmatte, die Arme sind parallel zum Körper. Stellen Sie die Fußsohlen auf dem Pezziball ab. Heben Sie dann das Becken langsam an und halten Sie es so. Ziehen Sie abwechselnd ein Knie in Richtung Nase.

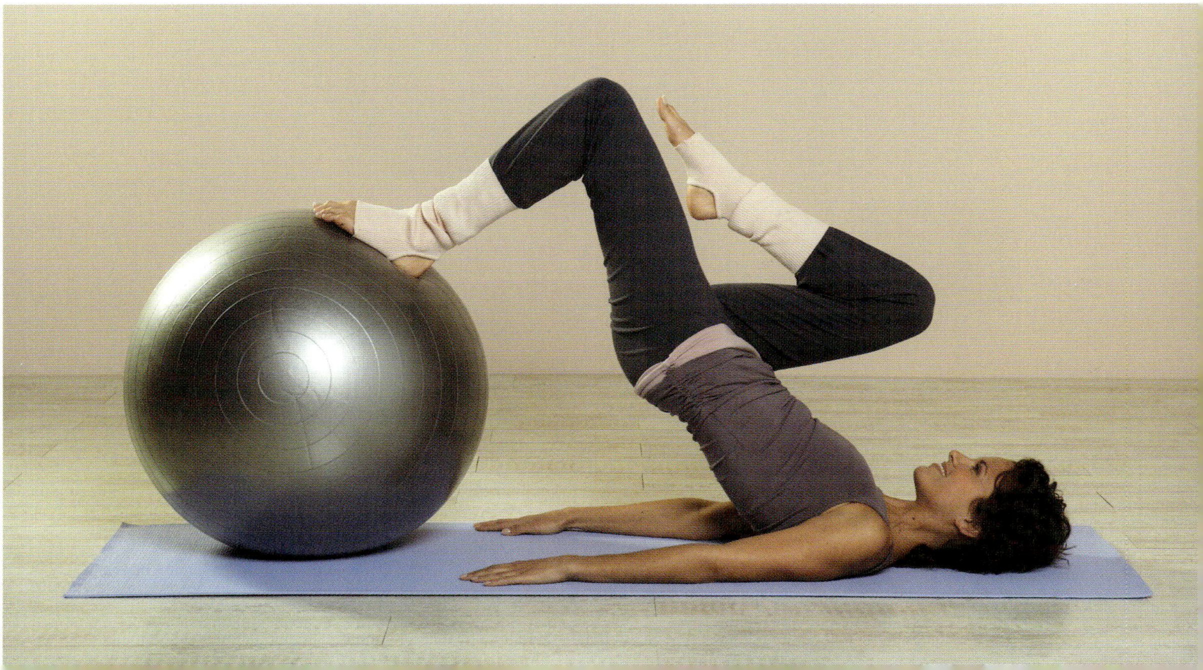

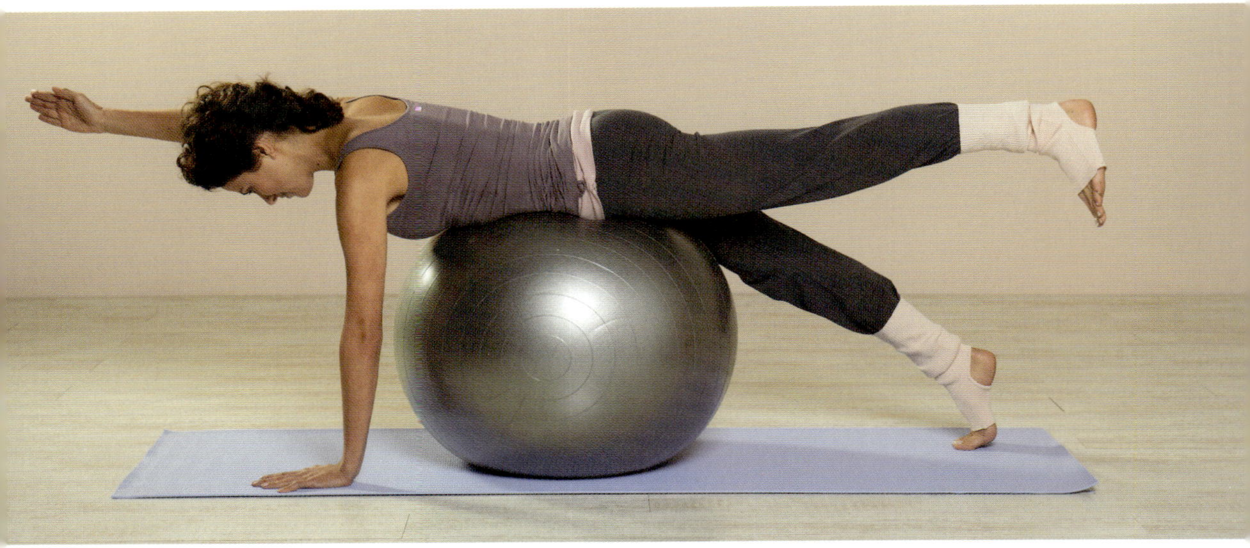

▲ Legen Sie sich mit dem Bauch auf den Pezziball, versuchen Sie dabei eine möglichst stabile Lage zu finden. Arme und Beine sind zunächst am Boden. Heben Sie dann den rechten Arm und das linke Bein an, so dass von den Fingerspitzen über die Wirbelsäule bis zur Ferse eine waagrechte Linie entsteht. Bein und Arm wieder zum Boden führen, danach sind der linke Arm und das rechte Bein dran.

▼ Legen Sie sich mit dem Bauch auf den Ball und stützen Sie sich mit den Armen am Boden ab. Heben Sie dann die Beine in Richtung Decke, so hoch Sie kommen.

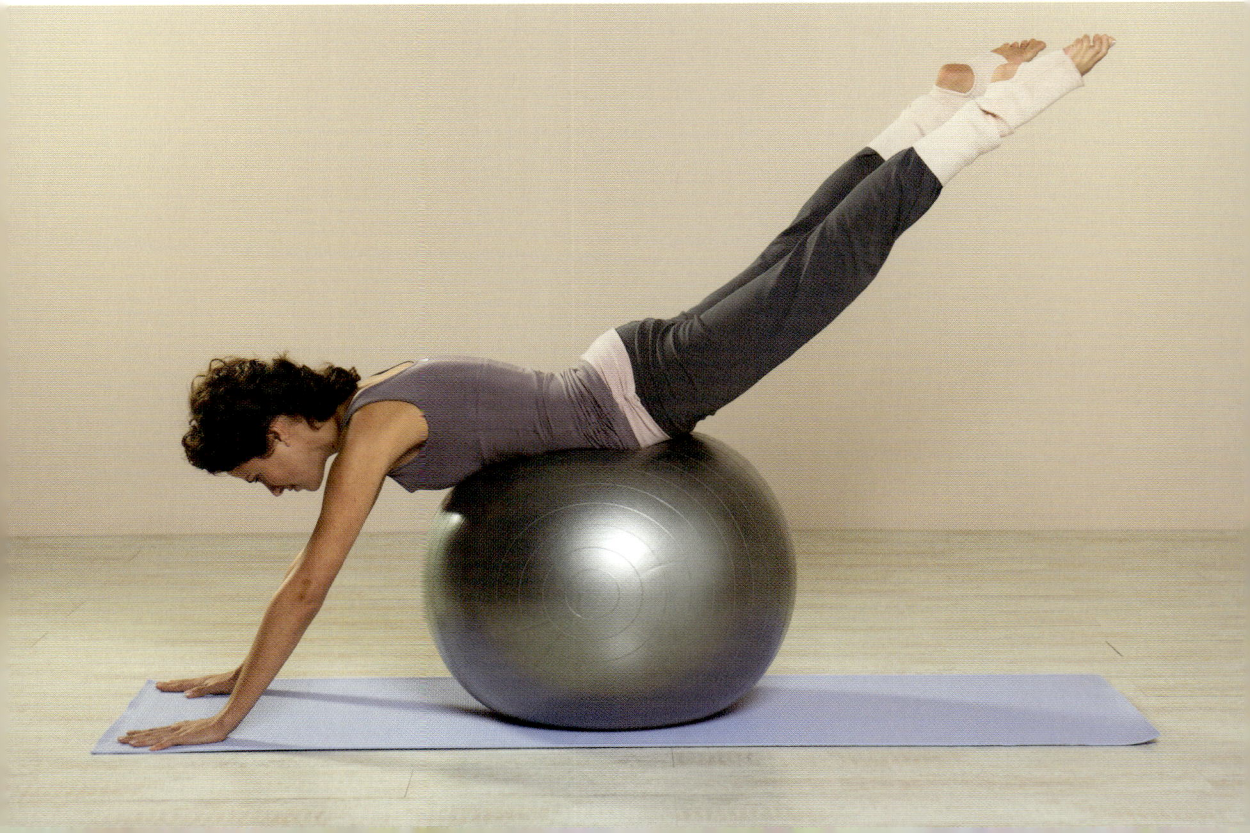

Für Fortgeschrittene

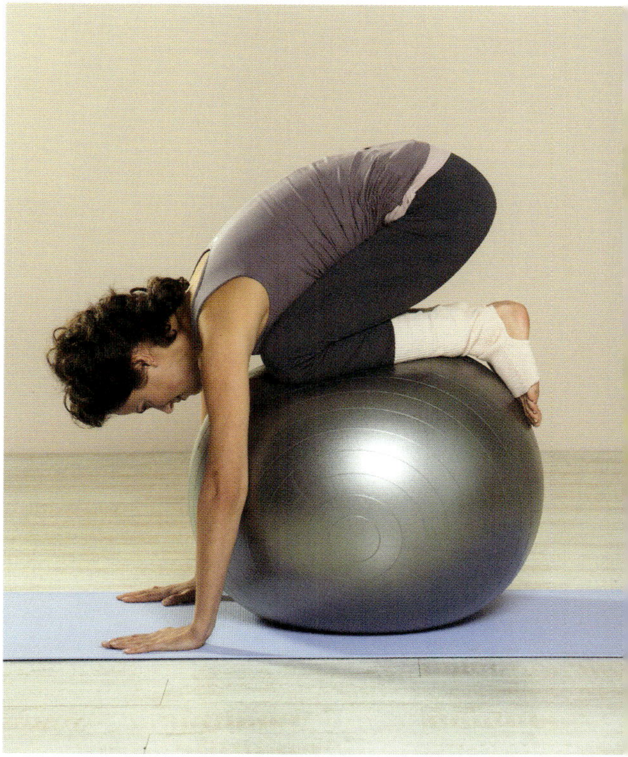

▶ Legen Sie sich mit dem Bauch auf den Ball, die Hände sind vor dem Ball am Boden abgestützt. Ziehen Sie dann die Beine so nach vorne, dass Sie sich auf dem Ball in einer Hockstellung mit leicht abgerundetem Rücken befinden. Kurze Zeit halten, dann wieder in die Ausgangshaltung zurück.

▼ Legen Sie sich seitlich mit der Hüfte auf den Ball, stützen Sie sich dabei zur Stabilisierung mit den Händen neben dem Ball ab. Heben Sie dann das obere Bein an, halten Sie es für einen Moment und senken Sie es wieder ab. Danach ist die andere Hüfte dran.

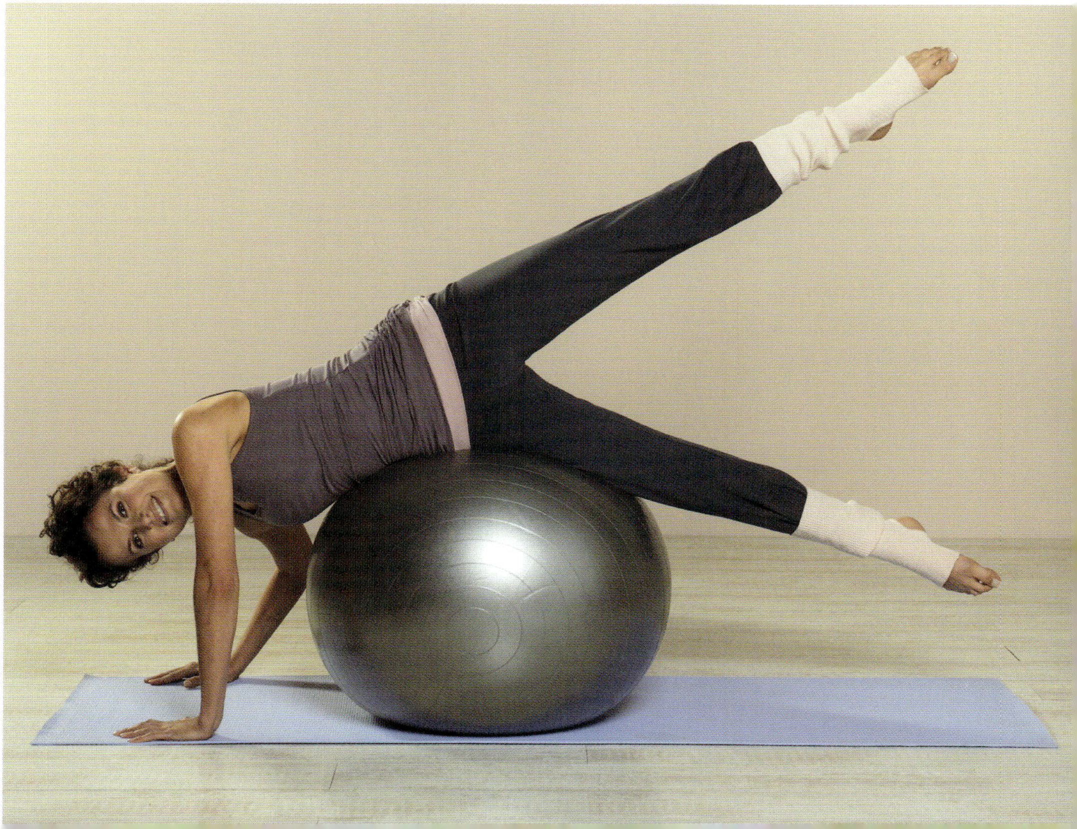

Übungen mit dem Theraband

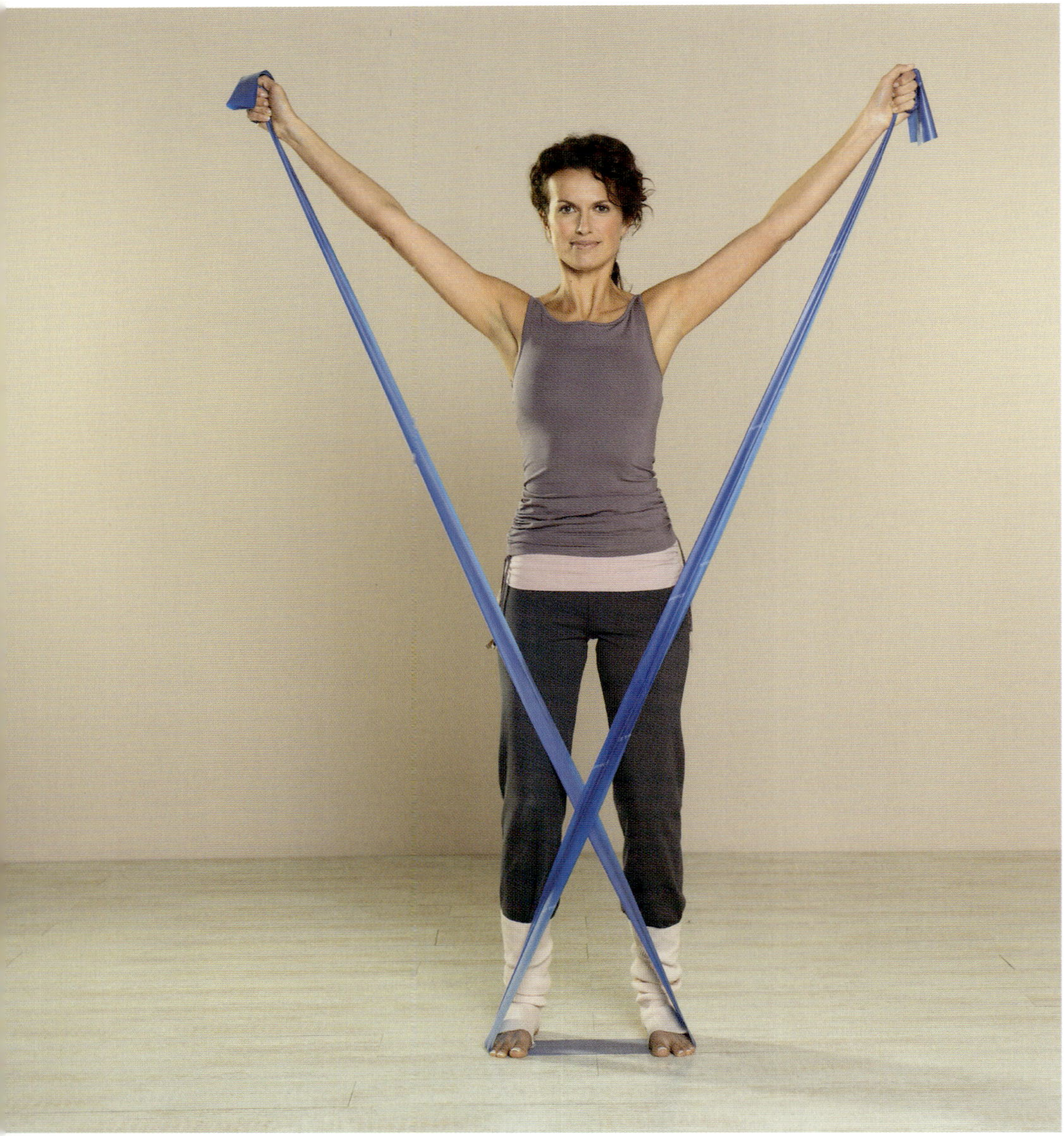

▲ Stellen Sie sich mit beiden Füßen auf die Mitte des Therabandes und überkreuzen Sie es einmal. Ziehen Sie die Enden dann mit beiden Armen langsam seitlich nach oben.

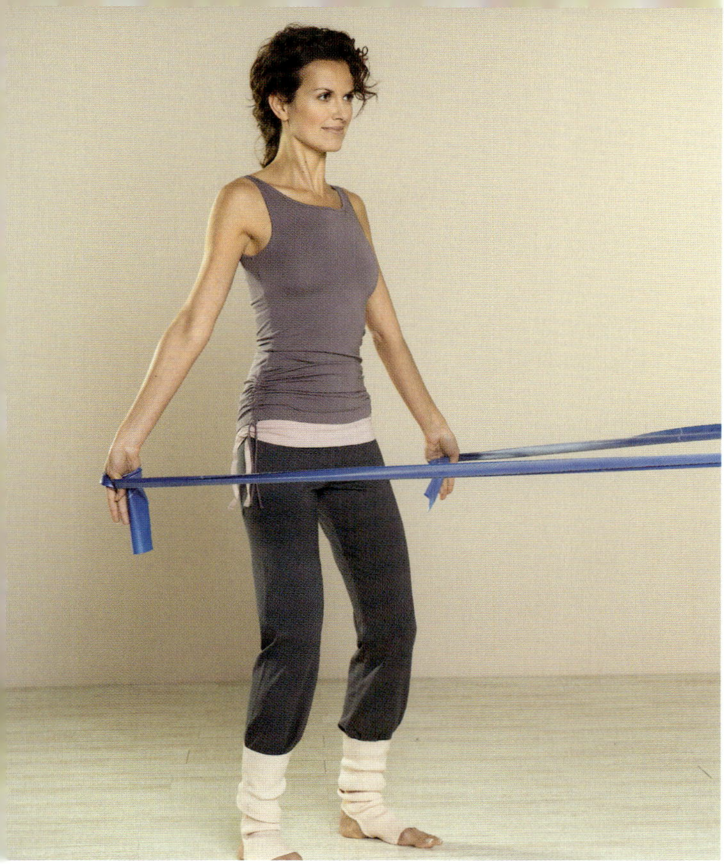

◀ Befestigen Sie das Theraband an einem stabilen Gegenstand, beispielsweise einer Heizung oder einem Pfosten. Greifen Sie dann beide Enden und ziehen Sie sie am Körper vorbei nach hinten.

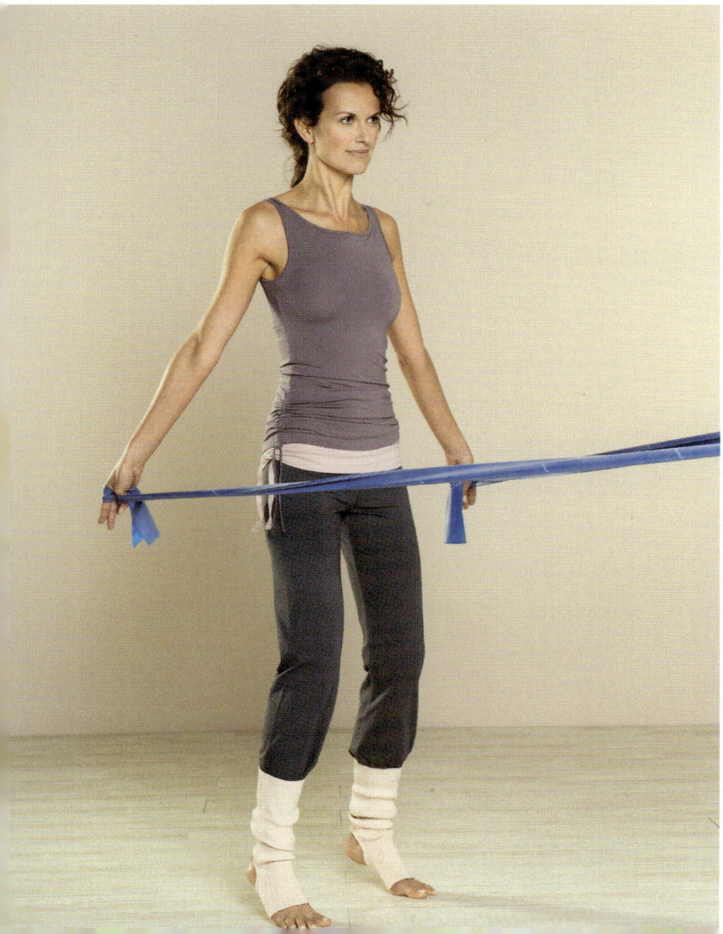

◀ Befestigen Sie das Theraband an einem stabilen Gegenstand, beispielsweise einer Heizung oder einem Pfosten. Greifen Sie dann beide Enden und ziehen Sie sie am Körper vorbei nach hinten und gehen Sie gleichzeitig auf die Zehenspitzen. Versuchen Sie die Balance einige Sekunden lang zu halten. Füße dann wieder absenken.

Tolle Tipps zur Selbstmobilisation

Schmerzen an der Wirbelsäule, aber auch zusätzlich belastende Gelenkbeschwerden am Ellenbogen sowie am Daumen- oder Fußgelenk lassen sich mit Selbstmobilisationsübungen wunderbar lindern. Das sind aktive, mehrfach wiederholte Dehnbewegungen mit geringer Geschwindigkeit, die zu einer besseren Beweglichkeit von Hals-, Brust- und Lendenwirbelsäule sowie des Iliosakralgelenks, aber auch von Gelenken an Armen und Füßen führen. Sie dienen der Vergrößerung des eingeschränkten Bewe-

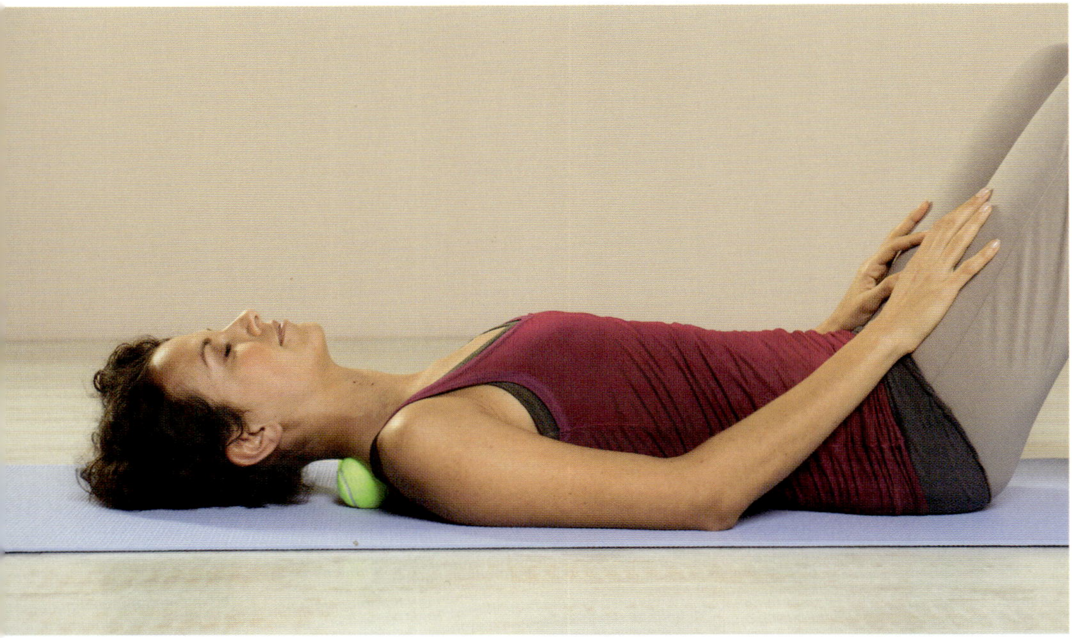

▲ **Selbstmobilisation der unteren Halswirbelsäule:** Legen Sie sich mit dem Rücken auf eine relativ harte Unterlage (Boden oder dünne Übungsmatte). Die Beine sind aufgestellt. Platzieren Sie im Nackenbereich rechts und links der Wirbelsäule jeweils einen Tennisball. Tipp: Wenn Sie beide Tennisbälle in einen dünnen Nylonstrumpf stecken und verknoten, können diese nicht so leicht wegrollen. Bewegen Sie dann den Oberkörper während des Ausatmens ein wenig nach unten und einatmend wieder nach oben, so dass die Tennisbälle zur rollenden Massageeinheit werden.

gungsraumes, lösen so Blockierungen und ungesunde Schonhaltungen auf und helfen damit gegen Schmerzen.

Wichtig: Üben Sie eine Woche lang ruhig zweimal täglich, danach nur noch bei Bedarf. Und achten Sie unbedingt darauf, dass die Übungen keine Schmerzen bereiten.

Für die »Klassiker« unter den Gelenkbeschwerden habe ich Ihnen ein paar einfache Übungen zur Selbstmobilisation zusammengestellt, die Sie leicht zwischendurch im Alltag einbauen können und für die Sie außer zwei Tennisbällen keine zusätzlichen Geräte brauchen.

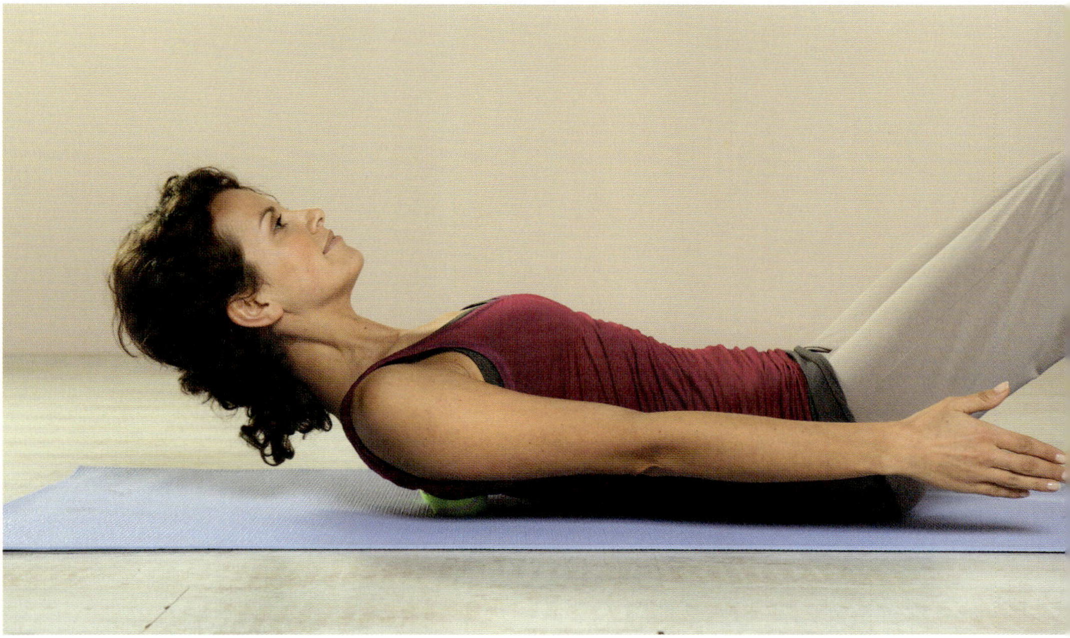

▲ **Selbstmobilisation der Brustwirbelsäule:** Legen Sie sich mit dem Rücken auf eine relativ harte Unterlage (Boden oder dünne Übungsmatte). Die Beine sind aufgestellt. Platzieren Sie im Bereich der Brustwirbelsäule rechts und links der Wirbelsäule jeweils einen Tennisball. Bewegen Sie dann den Oberkörper während des Ausatmens ein wenig nach unten und einatmend wieder nach oben, so dass die Tennisbälle die obere Wirbelsäule leicht massieren.

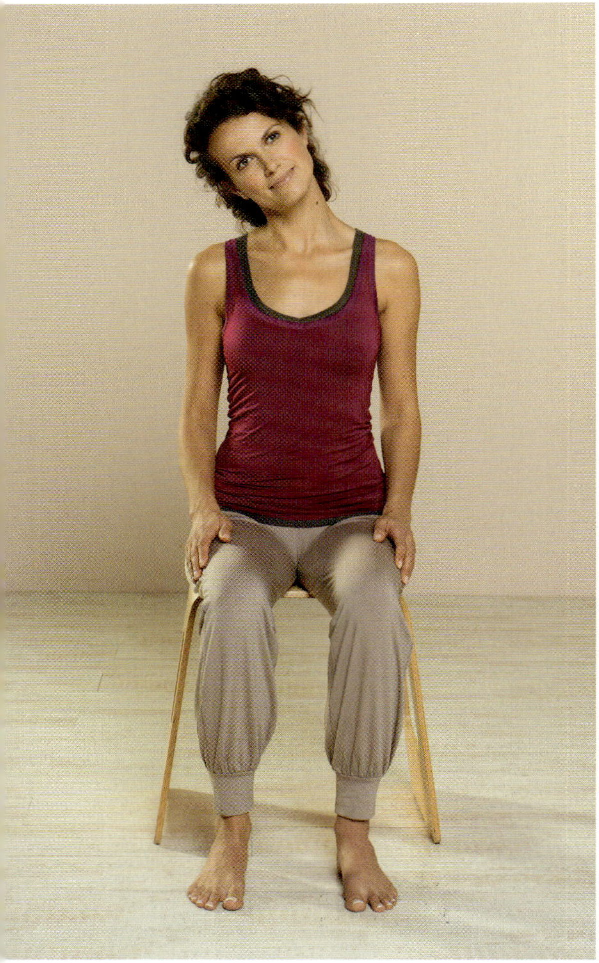

▲ **Selbstmobilisation des Atlas an der oberen Halswirbelsäule:** Setzen Sie sich aufrecht auf einen Stuhl oder Hocker. Bewegen Sie den Unterkiefer leicht zur rechten Seite Richtung Ohr, so dass der Mundwinkel nach oben zieht. Neigen Sie den Kopf zur linken Seite, bis Sie eine leichte Spannung am Hals spüren. Spannung einen kurzen Moment halten, dann ist die andere Seite dran.

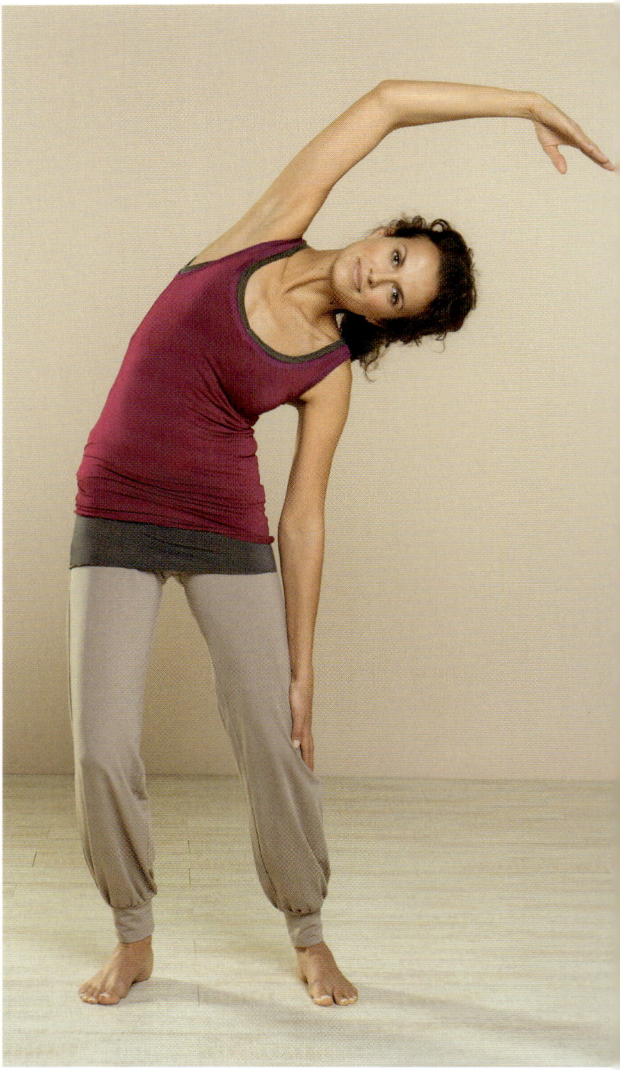

▲ **Selbstmobilisation der Brustwirbelsäule und der Rippenwirbelgelenke:** Stellen Sie sich entspannt hin. Atmen Sie aus und neigen Sie dabei den Oberkörper zur Seite, der Arm geht im Bogen über dem Kopf mit. Atmen Sie dann in die gedehnte Seite mehrfach tief ein und aus und halten Sie die Spannung. In die Ausgangsposition zurückkommen und zur anderen Seite neigen.

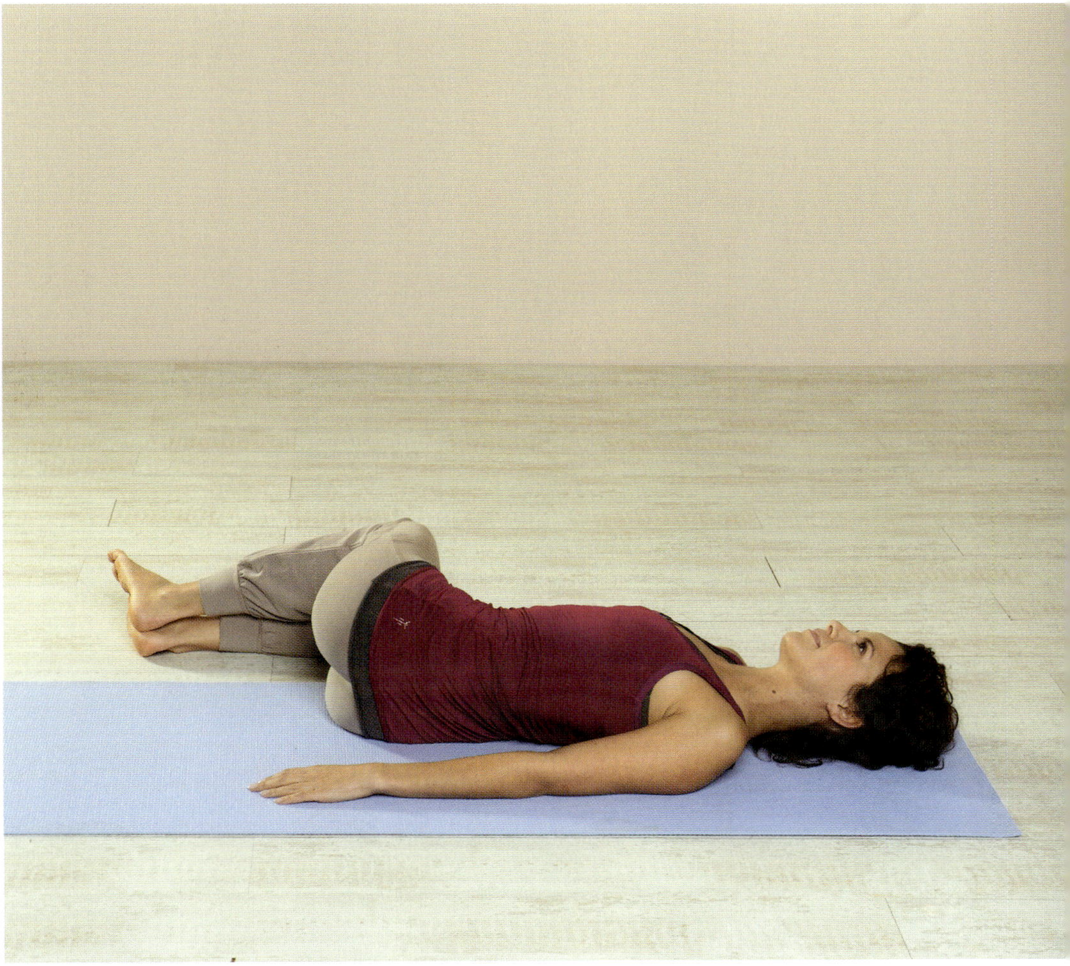

▲ **Selbstmobilisation der Lendenwirbelsäule:** Legen Sie sich auf den Rücken, winkeln Sie beide Beine im rechten Winkel an, wobei die Füße am Boden bleiben, und legen Sie die Beine langsam erst zur rechten, dann zur linken Seite ab. Dabei jeweils kräftig ausatmen.

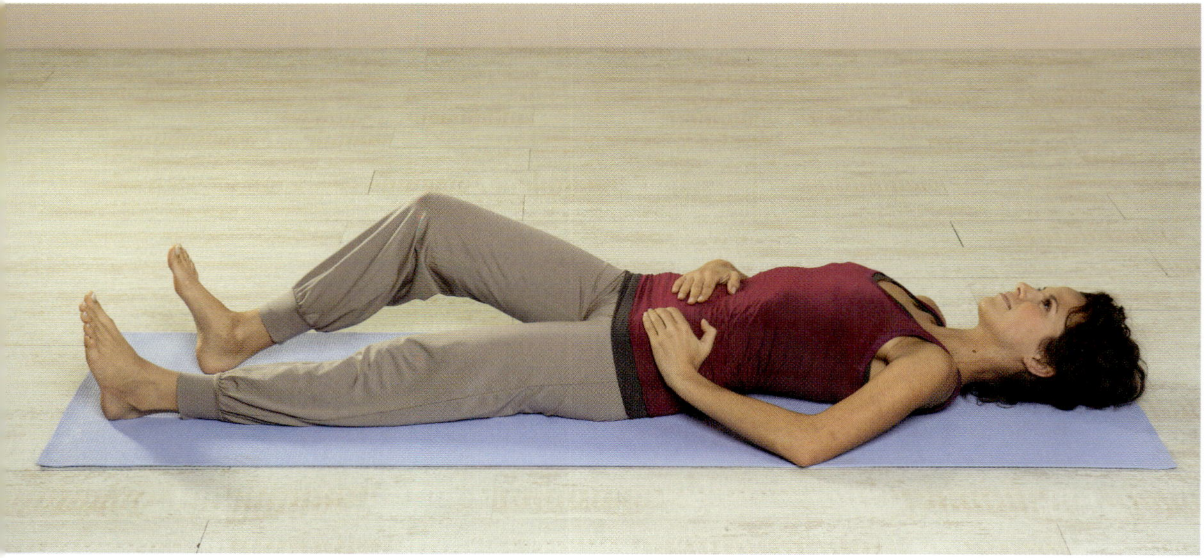

▲ & ▼ **Selbstmobilisation des Iliosakralgelenks:** Legen Sie sich auf eine Übungsmatte oder dünne Decke, strecken Sie beide Beine aus. Machen Sie dann das rechte Bein ganz lang, drücken Sie mit der rechten Hand das Becken nach unten in Richtung der Füße und schlagen Sie dabei im schnellen Rhythmus mit beiden Knien abwechselnd auf und ab, als ob Sie die Beine ausschütteln wollten. Danach ist die linke Seite dran.

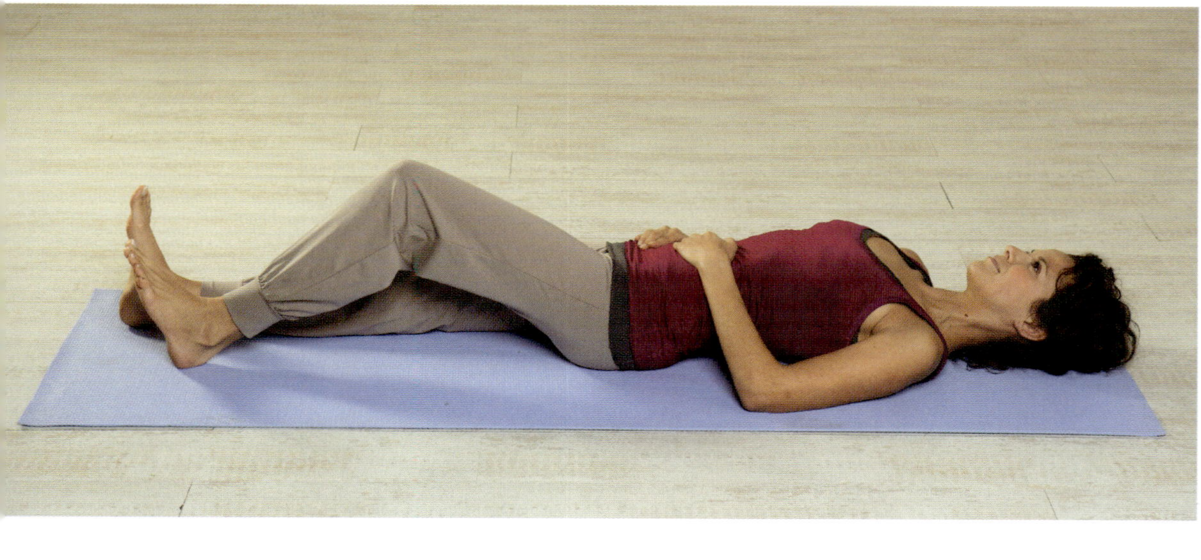

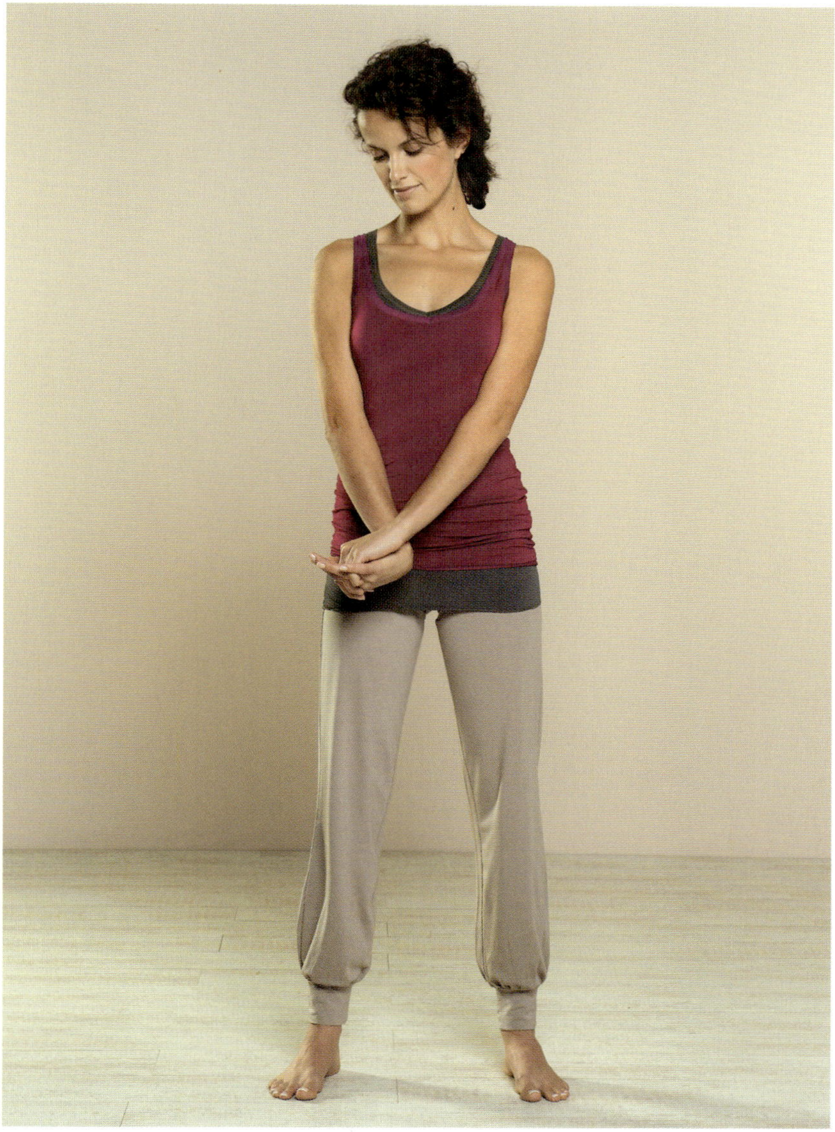

▲ **Selbstmobilisation des Ellenbogens 1:** Stellen Sie sich gerade hin, der rechte Arm liegt eng am Körper, die geöffnete rechte Hand zeigt nach hinten. Greifen Sie dann mit der linken Hand zwischen die Finger der rechten Hand und ziehen Sie die geöffnete rechte Hand nach oben, während Sie ausatmen. Dabei sollten Sie eine Dehnung der Unterarmmuskulatur spüren. Seitenwechsel.

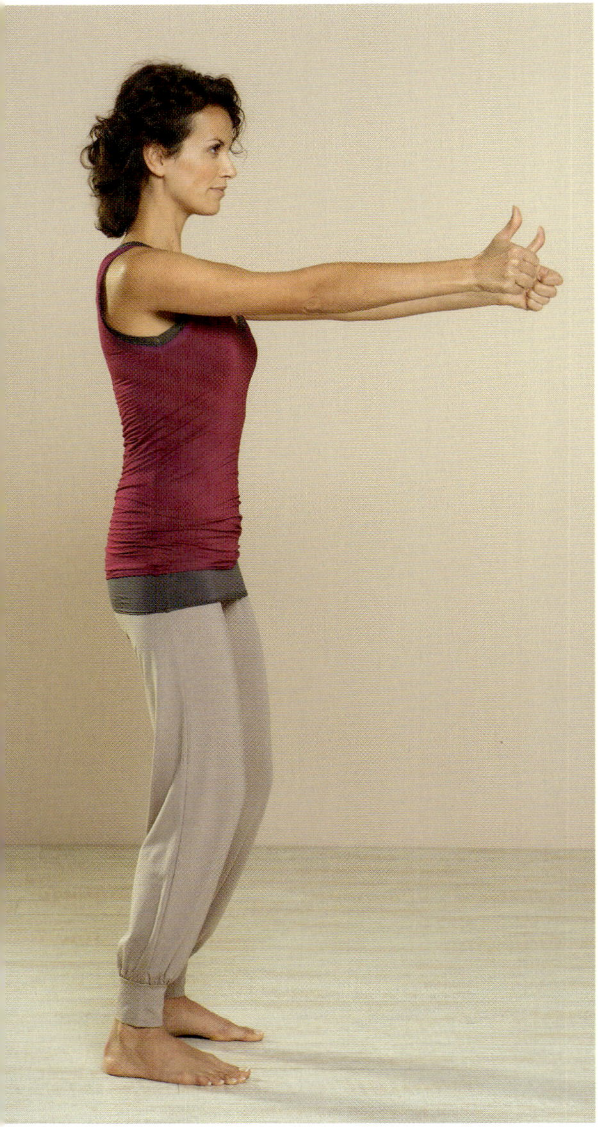

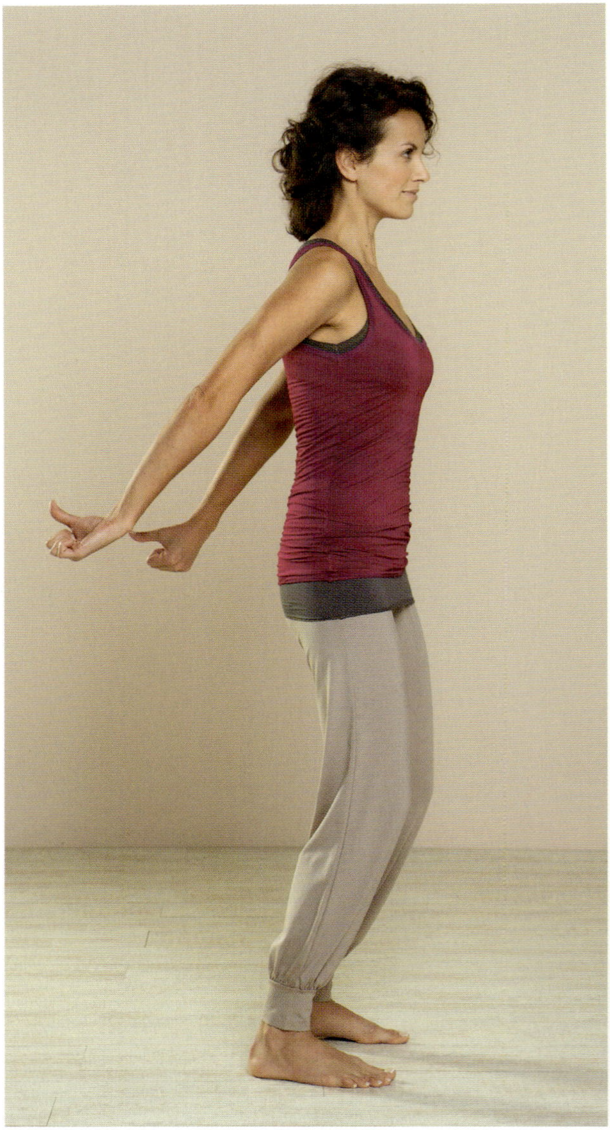

▲ & ◥ **Selbstmobilisation des Ellenbogens 2:** Stellen Sie sich gerade hin, heben Sie die Arme durchgestreckt nach vorne an, die beiden Daumen zeigen dabei nach oben. Führen Sie dann beide Arme eng am Körper vorbei gestreckt nach hinten, die Hände drehen sich dabei nach innen, und die Daumen zeigen wieder so weit wie möglich nach oben. Wiederholen Sie diese Übung einige Male.

▶ **Selbstmobilisation des Ellenbogens 3:** Setzen Sie sich bequem hin, drehen Sie die rechte Hand zum Oberschenkel und setzen Sie sich darauf. Fassen Sie mit der linken Hand an den Ellenbogen und ziehen Sie so den Arm zum Körper heran. Währenddessen ausatmen, danach Seitenwechsel.

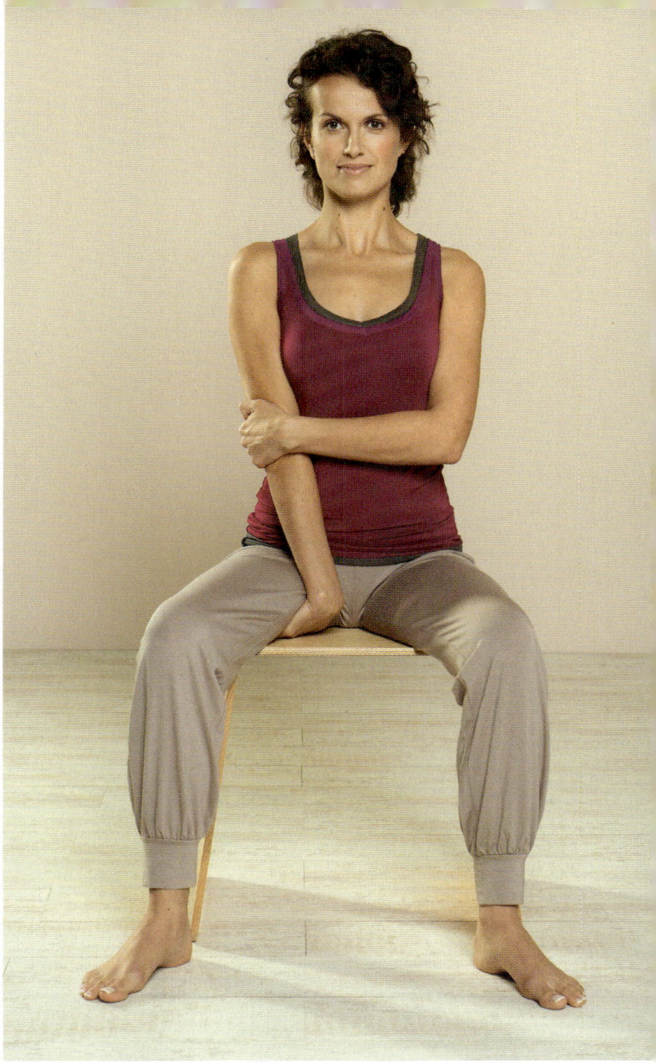

▼ & ◢ **Selbstmobilisation des Daumensattelgelenks:**

1. Verschränken Sie die Finger beider Hände ineinander und üben Sie mit dem Daumen einer Hand sanften Druck auf das schmerzende Daumen-Sattelgelenk aus.
2. Ziehen Sie mit Daumen und Zeigefinger der einen Hand sanft am Daumen des schmerzenden Sattelgelenks.

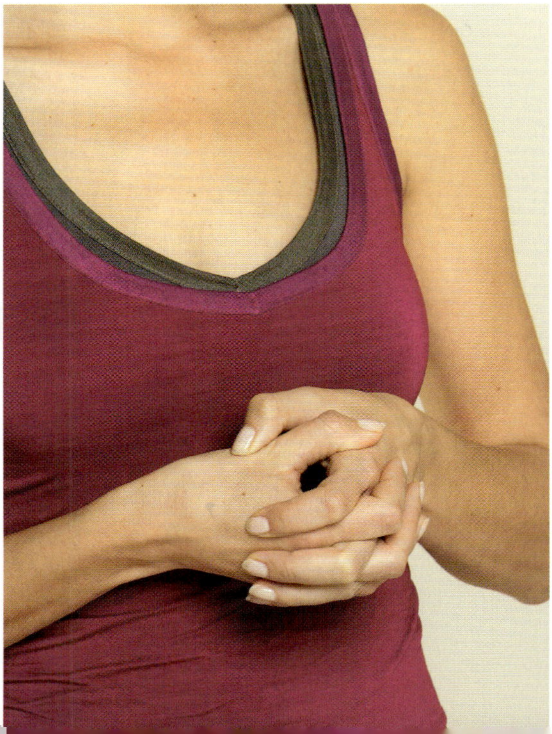

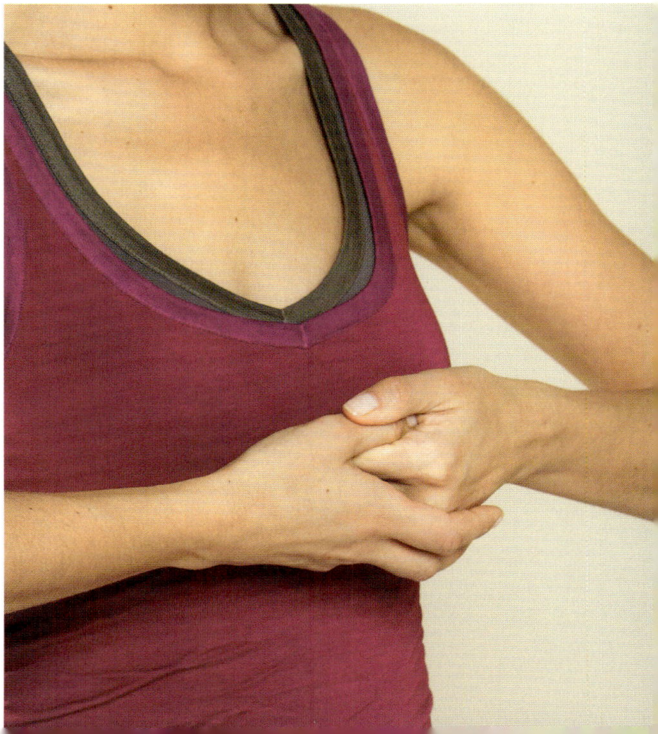

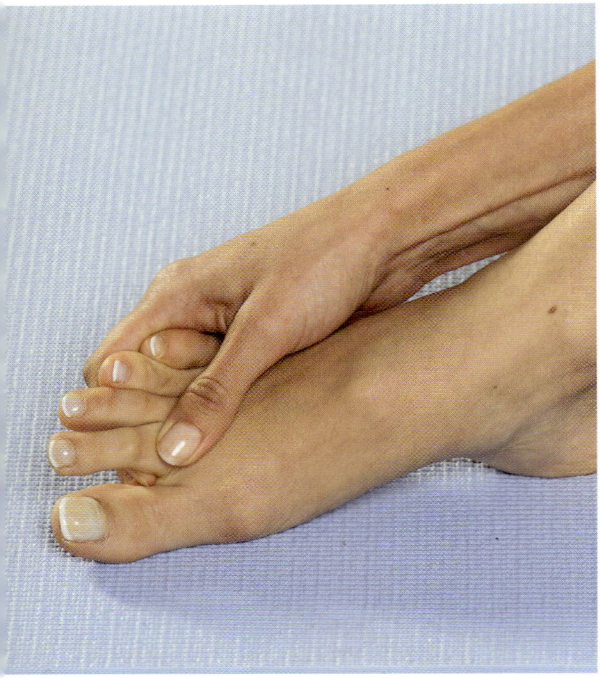

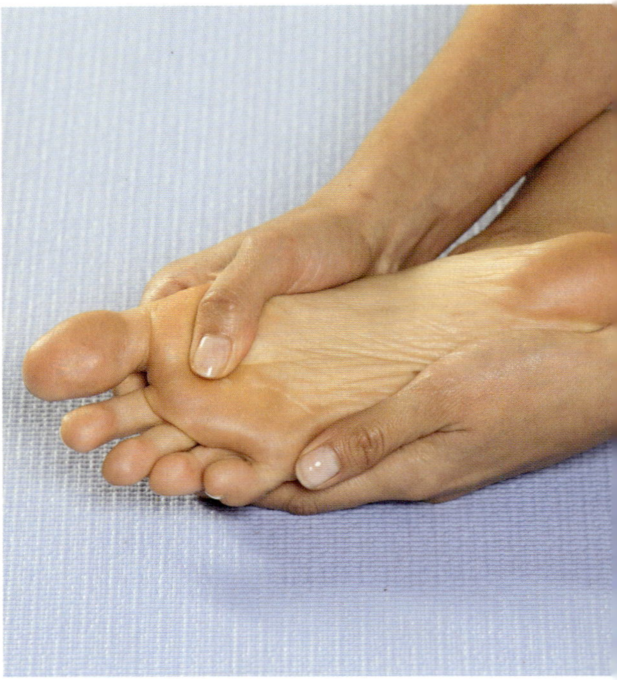

▲ & ◥ **Selbstmobilisation der Zehengrundgelenke:**

1. Fassen Sie mit dem Daumen das schmerzende Zehengelenk und drücken Sie diesen Zeh nach unten, während die anderen Finger der Hand von unten gegen den Fußballen halten.

2. Umfassen Sie mit einer Hand den Ballen am großen Zeh, die andere Hand hält den Ballen am kleinen Zeh. Üben Sie einen sanften Druck auf den Fuß aus, während Sie die Ballen drehend gegeneinander verschieben.

Vier gute Rückenfreunde: Yoga, Pilates, Gyrotonic & Schwimmen

Immer wieder werde ich von Patienten gefragt, welche Sportarten denn besonders gut für den Rücken seien.

Generell lässt sich sagen, dass einige Sportarten durch einseitige Belastungen, schnelle Drehbewegungen, abrupte Stopps oder auch hohe Druck- und Stoßbelastungen auf die Bandscheiben mit ein wenig Vorsicht zu genießen sind. Besonders, wenn Ihnen der Rücken bereits Probleme bereitet. Dazu gehören viele Ballsportarten wie Golfen, Tennis und Squash, aber auch Ski-Abfahrtslauf und Snowboarden.

Rückenfreundlicher sind dagegen Skilanglauf, Radfahren, Laufen, Walken und Nordic Walking. Zu den besonders sanften Rückenfreunden gehören aber diese vier Methoden: Pilates, Yoga, Gyrotonic & Schwimmen.

Von Hatha bis Hot: Yoga

Yoga boomt. Und gibt sich in den unterschiedlichsten Varianten. Als klassisches Hatha-Yoga, schweißtreibendes Bikram-Yoga in circa 38 Grad warmen Räumen oder als spirituelles Jivamukti-Yoga mit Gesang. Sicher ist nicht jede Yogaform für jeden geeignet, aber diese weit mehr als 2000 Jahre alte Methode ist perfekt, um Körper, Geist und Seele wieder in Einklang zu bringen, muskuläre Dysbalancen auszugleichen und damit Rückenschmerzen zu vermeiden bzw. zu lindern.

Wenn Sie nicht gleich in ein Yogastudio gehen möchten, versuchen Sie es für den Anfang doch mal zu Hause mit zwei einfachen Yogaübungen, der Katze und dem Kaninchen. Beide sorgen dafür, dass Sie die ganze Wirbelsäule auf sanfte, aber effektive Weise durchbewegen und den Nacken dehnen. Das macht den ganzen Rücken beweglicher und kräftiger – und beugt Schmerzen vor.

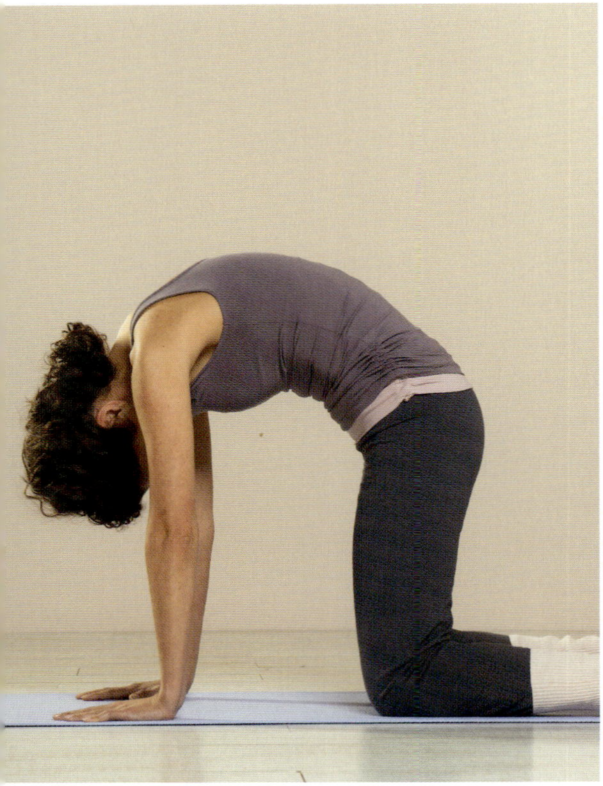

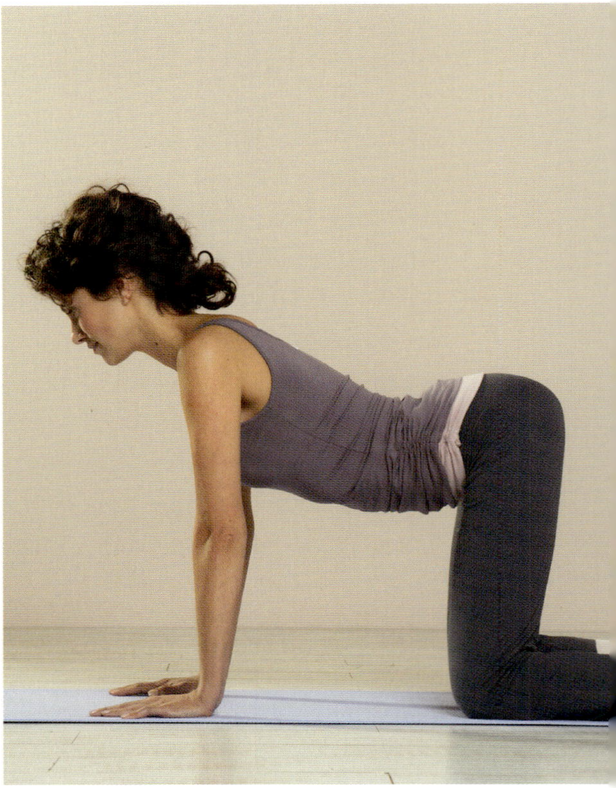

▲ & ◥ **Die Katze (Majariasana):** Gehen Sie auf einer Matte in den Vierfüßlerstand. Dabei sollten die Hände direkt unter den Schultergelenken, die Knie unter den Hüftgelenken liegen. Runden Sie dann den Nacken, der Kopf sollte dabei einen weiten Bogen nach vorne-unten machen, der Blick richtet sich auf die Oberschenkel. Machen Sie dann einen Katzenbuckel, indem Sie die Wirbelsäule in einem c-förmigen Bogen nach oben wölben. Denken Sie an eine Katze, die den Schwanz einzieht, genau so sollten Sie Becken und Steißbein nach unten-innen »einrollen«. Bleiben Sie beim Bild der Katze und stellen Sie nun im Geist den Schwanz auf. Dafür kippen Sie Ihr Becken nach unten und gehen mit dem unteren Rücken ganz langsam leicht ins Hohlkreuz. Kopf und Nacken sollten dabei eine natürliche sanfte Verlängerung des nach unten gewölbten Rückens bilden. Gehen Sie dann wieder in den Katzenbuckel und lassen Sie sich noch einmal in das Hohlkreuz sinken. Zum Schluss der Übung senken Sie das

Gesäß auf die Fersen ab, die Arme liegen dadurch lang ausgestreckt vor dem Körper. Entspannen Sie so eine Minute, atmen Sie ruhig ein und aus.
Tipp: Gerade für Anfänger bietet es sich an, die Übung seitlich vor einem Spiegel zu machen, so lässt sich die Haltung besser kontrollieren.

▼ **Das Kaninchen (Shashankasana):** Gehen Sie in den Fersensitz, lassen Sie sich dann nach vorne sinken, bis Ihr Bauch auf den Oberschenkeln liegt und Kopf bzw. Stirn auf der Matte aufliegen. Die Hände liegen neben dem Körper. Heben Sie nun das Becken und rollen Sie dabei den Kopf leicht ab, so dass die Stirn nicht mehr den Boden berührt, sondern sich gegenüber den Knien befindet, bis Sie eine leichte Dehnung im Nacken verspüren. Sie können die Hände auch seitlich von den Knien aufstellen und sich abstützen, so ist die Belastung für den Kopf weniger stark. Gehen Sie dann mit dem Becken zurück auf die Fersen, dabei rollt der Kopf entsprechend wieder mit zurück. Diese Übung können Sie einige Male wiederholen, achten Sie dabei auf Ihren Atem und darauf, dass Sie den Nacken nur so weit dehnen, wie es Ihnen angenehm ist. Begeben Sie sich zum Schluss wieder in den Fersensitz, bleiben Sie kurze Zeit zur Entspannung so sitzen.

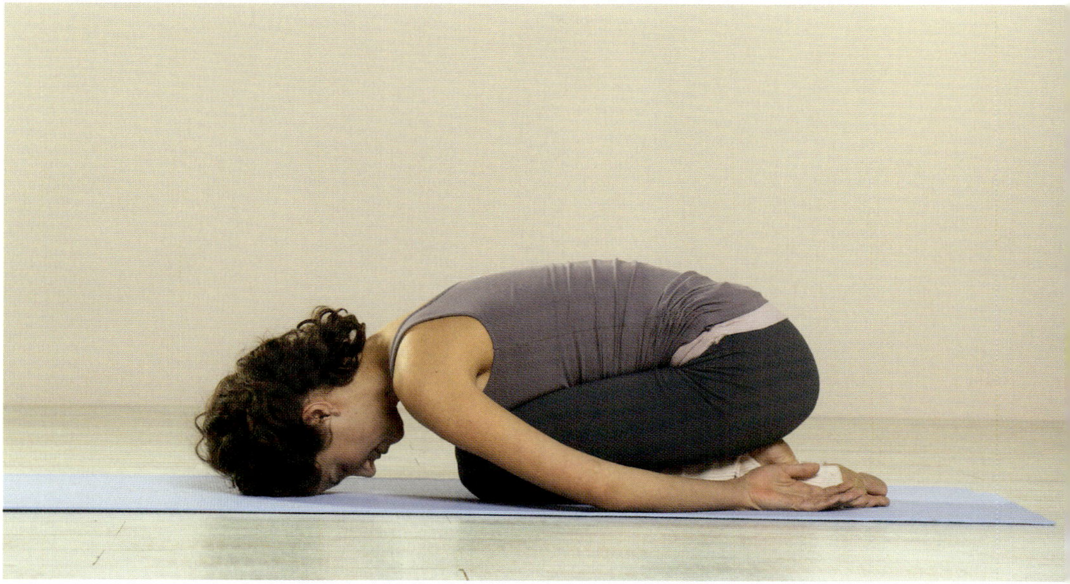

Kraft für den Rücken: Pilates

Vor etwa zehn Jahren kannte in Deutschland noch kaum jemand Pilates. Heute schießen Pilatesstudios wie Pilze aus dem Boden. Schuld an diesem Kult ist wie so oft … Hollywood. Stars wie Madonna, Uma Thurman oder Brad Pitt schwören auf diesen raffinierten, ganzheitlichen Mix aus Yoga, Tanz, Kampfsport und Bodybuilding. Und sie haben recht, denn Pilates kräftigt die gesamte Muskulatur rund um die Wirbelsäule, das sogenannte Powerhouse. Schöne »Nebenwirkungen« sind eine verbesserte Haltung, mehr Kondition, eine bessere Bewegungskoordination und eine geschärfte Körperwahrnehmung.

Pilatesübungen werden normalerweise am Boden durchgeführt, es gibt aber auch fünf Geräte, die gerade Anfängern die verschiedenen Positionen erleichtern. Wichtig sind zudem das Stretching der Muskulatur sowie richtiges Atmen. Pilateskurse, egal ob auf der Matte oder an Geräten, finden Sie mittlerweile zahlreich in Fitnessstudios, an Volkshochschulen oder in speziellen Pilatesstudios.

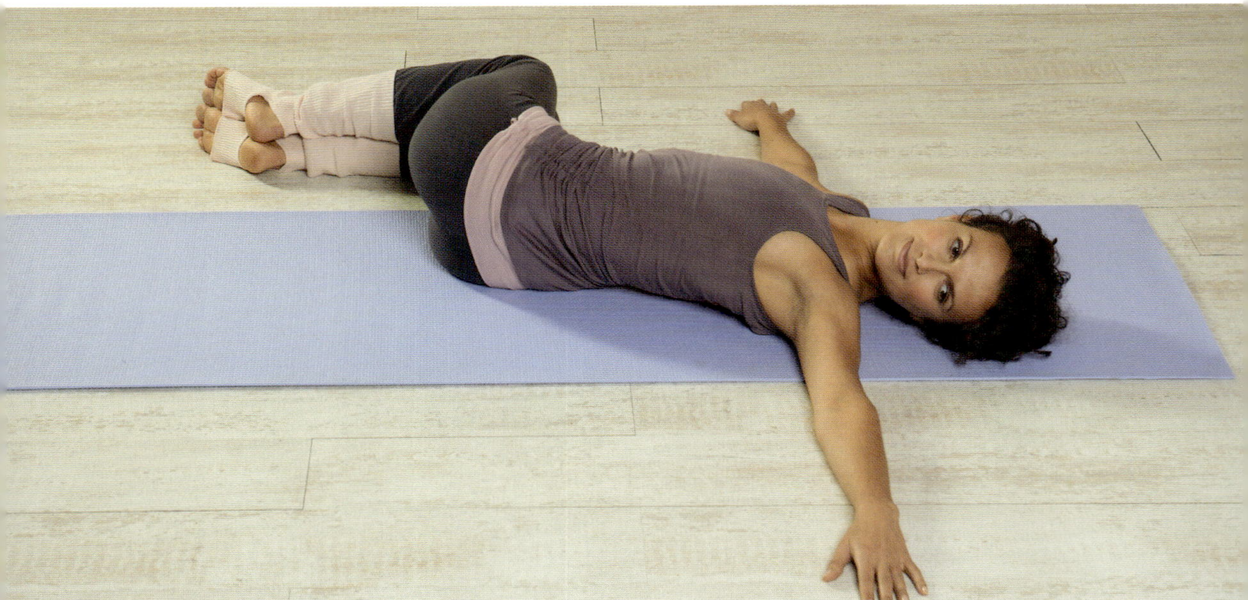

Dynamik ist alles: Gyrotonic

»There is no wrong movement« (»Es gibt keine falsche Bewegung«) – das war das Motto des deutsch-ungarischen Solo-Tänzers Juliu Horvath (geb. 1942 im rumänischen Temeswar), als er in den 1980er-Jahren seine Gyrotonic-Methode entwickelte. Eine schwere Wirbelsäulenverletzung, die das Ende seiner Tänzerkarriere bedeutete, brachte ihn dazu. Dahinter steckt ein ganzheitliches Bewegungskonzept mit einer Mixtur aus Elementen wie Yoga, Tanz und moderner westlicher Bewegungslehre. Horvath ließ dafür diverse Gyrotonicgeräte bauen, die völlige Bewegungsfreiheit ermöglichen und keine Einschränkungen bezüglich Bewegungsvielfalt und Intensität haben.

Das Besondere im Vergleich zu anderen Trainingsmethoden sind beim Gyrotonic die dreidimensionalen Bewegungsabläufe, die nicht, wie sonst üblich, einzelne Muskeln, sondern ganze Muskelfunktionsketten trainieren. Ziel ist es, die Gelenke beweglicher zu machen, den Körper aufzurichten und die Wirbelsäule flexibler, dynamischer und kraftvoller zu machen. Jede Bewegung wird dabei durch die Atmung unterstützt und ohne Unterbrechung fließend-rhythmisch ausgeführt. Gyrotonic-Geräte stehen mittlerweile in zahlreichen Fitnessstudios und Reha-Zentren in ganz Deutschland.

Die herrliche Leichtigkeit des Seins: Schwimmen

Bewegung im Wasser gleicht einem wunderbaren Schwebezustand. Da Wasser eine 970-mal größere Dichte als Luft hat, erfährt die natürliche Schwerkraft entsprechend mehr Widerstand. Durch den Wasserwiderstand sind auch die Bewegungen entsprechend verzögert – das führt zu dem tollen Gefühl des Schwebens und Gleitens unter Wasser. Diese Leichtigkeit ist auch für den Bewegungsapparat angenehm. Wenn wir bis zum Hals im Wasser stehen, lastet nur noch rund ein Zehntel unseres Körpergewichts auf den Gelenken. Zudem ist die Verletzungsgefahr im Wasser geringer als an Land, und auch als wahrer Couch-Potatoe haben Sie schnelle Erfolgserlebnisse. Und ganz nebenbei ist Bewegung im Wasser noch perfekt für Herz und Kreislauf. Das Herz schlägt langsamer, gleichzeitig wird durch den hydrostatischen Druck mehr Blut in den Brustraum gepresst, das Herz arbeitet so effizienter, alle Organe können besser mit Nährstoffen versorgt werden.

Falls Sie noch nicht zu den begeisterten Wasserratten gehören, hier einige einfache Einsteigerübungen für den nächsten Besuch im Schwimmbad oder den Urlaub am Meer.

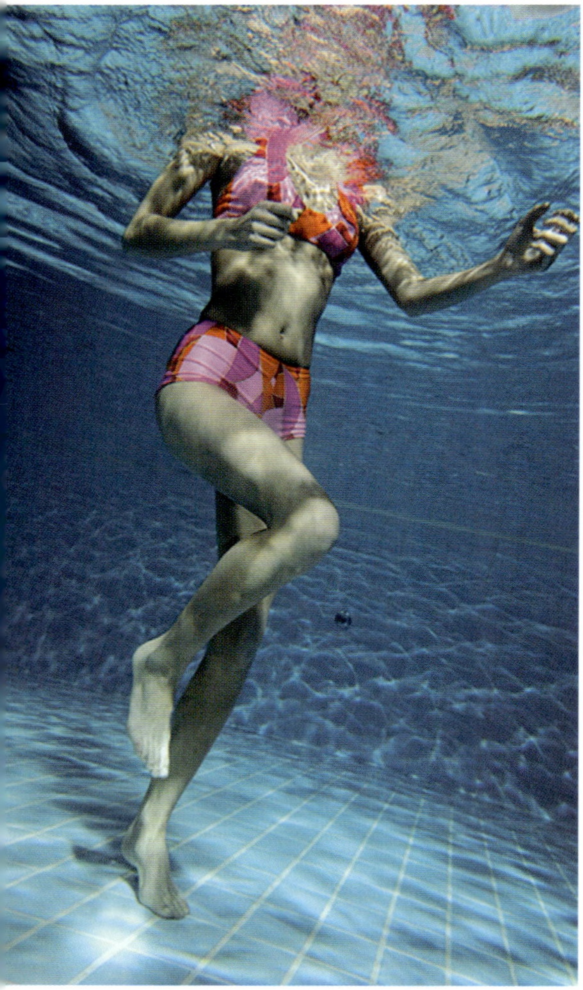

◀ **Water Running:** Diese Grundbewegung des Aquajoggings entspricht dem ganz normalen Bewegungsablauf beim Laufen an Land. Bei der – weniger anstrengenden – Grundtechnik hat lediglich der Ballen Kontakt mit dem Boden, die Ferse wird nicht ganz abgesenkt. Die Knie sind beim Laufen nur leicht gebeugt. Bei der sportlicheren Variante werden die Knie stärker gebeugt und die Ferse näher in Richtung Po gezogen. Zudem wird die Ferse bei jedem Schritt abgesenkt, so dass der Fuß den Schwimmbadboden komplett berührt. Die Arme bewegen sich übrigens gegengleich zu den Beinen, die Ellenbogen sind leicht angewinkelt.

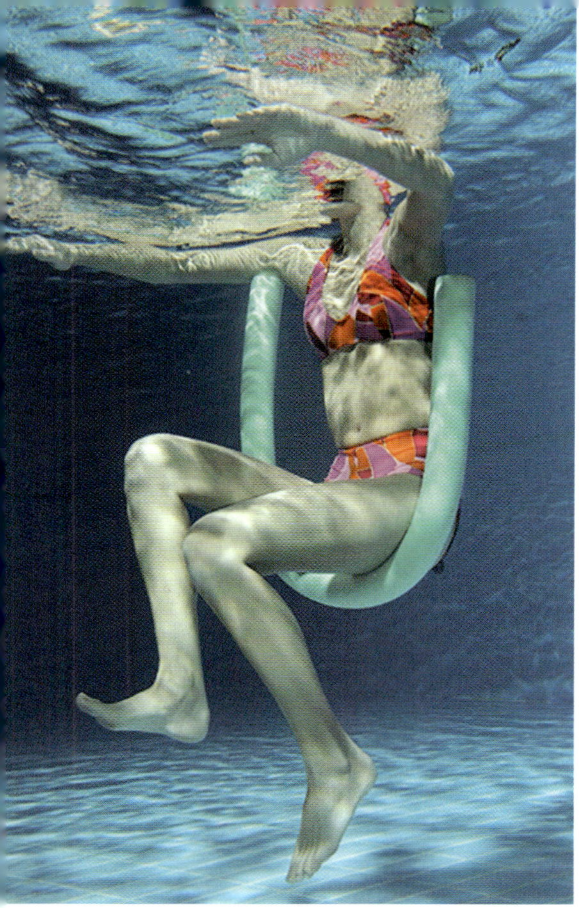

◀ **Nacken-Relax:** Setzen Sie sich auf die Mitte einer Poolnudel wie auf eine Schaukel und fahren Sie mit den Beinen Fahrrad. Die Arme sind gerade nach vorne ausgestreckt, die Handflächen liegen auf der Wasseroberfläche. Ziehen Sie dann die Arme im Halbkreis nach hinten durch das Wasser und bringen Sie sie anschließend durch die Luft wieder in die Ausgangsposition. Fünfzehn Wiederholungen.

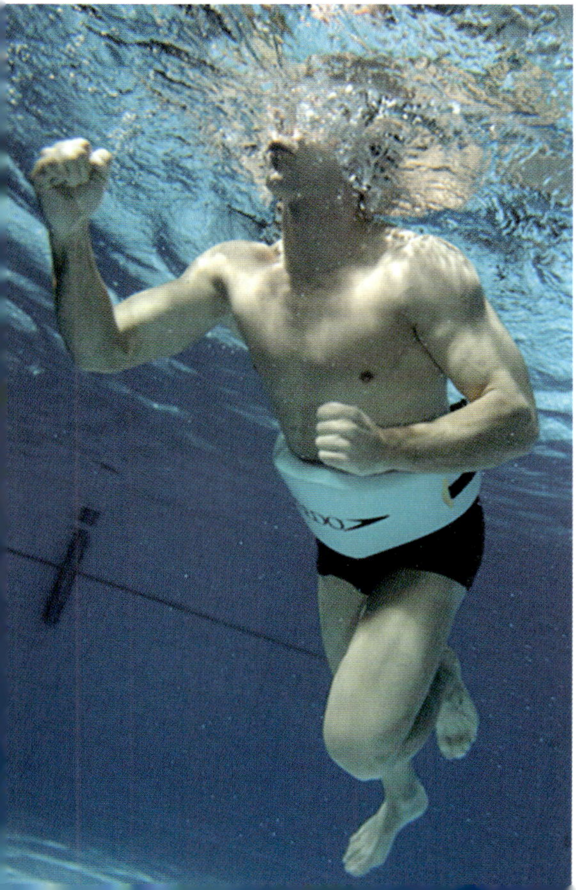

◀ **Deep Water Running:** Für das Deep Water Running sollten Sie einen Auftriebsgürtel tragen, damit Sie an der Wasseroberfläche bleiben. Der Körper sollte leicht nach vorne geneigt sein, bei einer allzu aufrechten Haltung kommen Sie im Wasser nicht richtig voran. Die Beine berühren nicht den Boden. Damit Sie in dieser schwerelosen Position keine Schwierigkeiten mit dem Gleichgewicht bekommen, sollten Sie Arme und Beine gleichmäßig gegeneinander bewegen und zudem die Bauchmuskulatur kräftig anspannen. Am ehesten lässt sich die Position des Deep Water Running mit der Haltung bei einem Sprint an Land vergleichen.

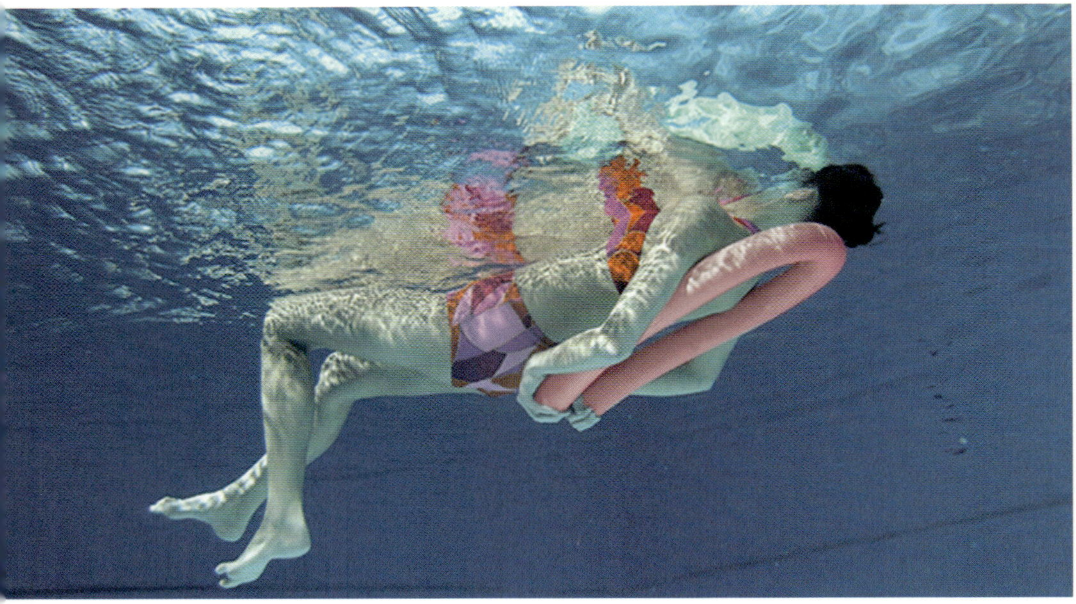

▲ **Rückenzug:** Legen Sie sich mit dem Rücken auf eine Poolnudel, die Arme liegen locker auf deren Enden. Drücken Sie die Enden dann zusammen, bis sie sich unter Wasser berühren. Um die Balance besser zu halten, sollten Sie dabei mit den Beinen Fahrrad fahren. Zwanzig Wiederholungen.

▼ **Radfahren:** Lehnen Sie sich mit dem Rücken an den Beckenrand und halten Sie sich mit den Armen fest. Winkeln Sie die Beine an und kicken Sie sie kräftig wie beim Radfahren abwechselnd schnell nach vorne. Zehn Wiederholungen.

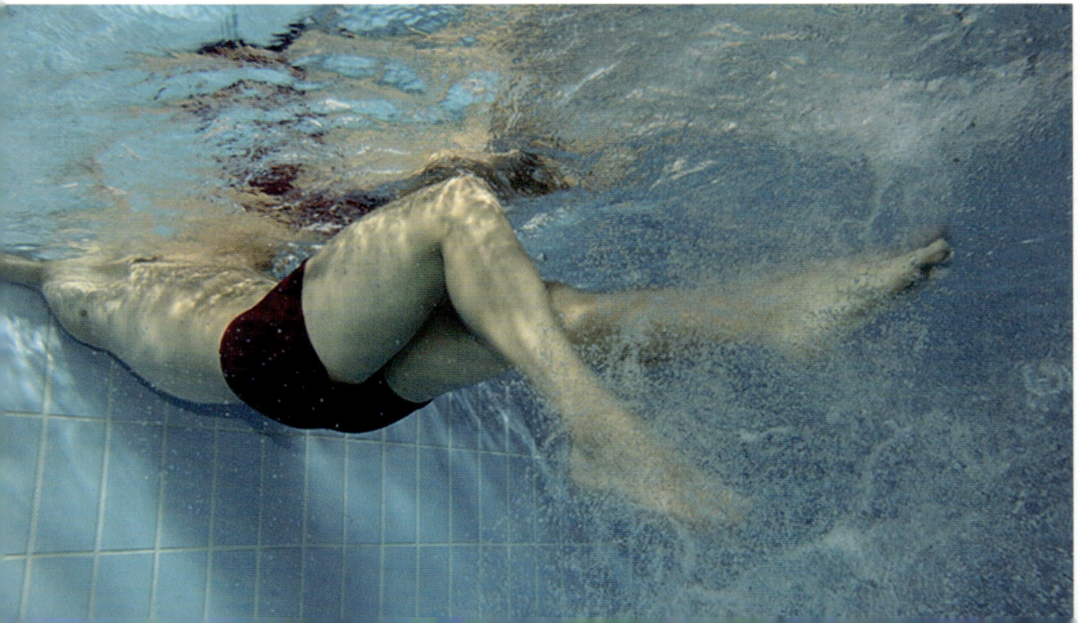

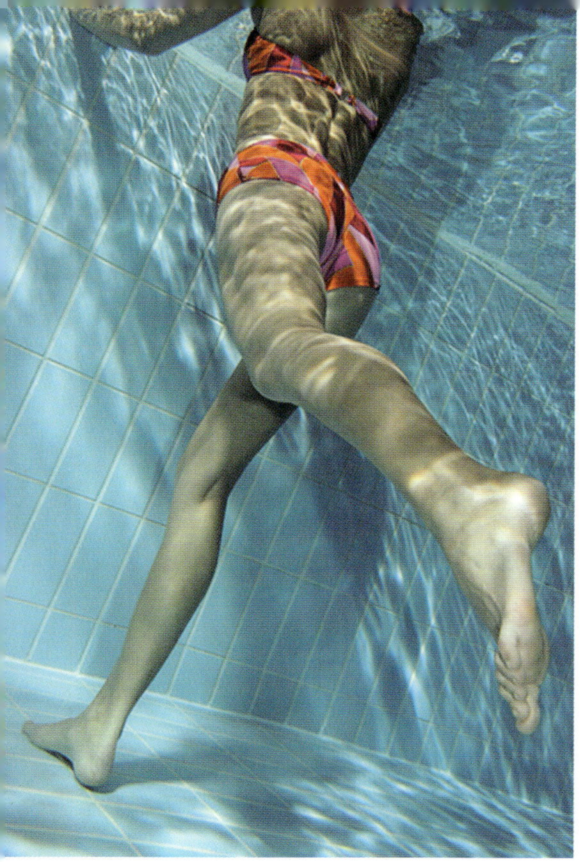

◀ **Beinstrecken:** Stellen Sie sich mit dem Bauch zum Beckenrand auf und halten Sie sich mit den Händen fest. Der Körper ist aufrecht, die Wirbelsäule schön gerade. Strecken Sie dann ein Bein nach hinten aus und heben Sie es so weit wie möglich an. Halten Sie die Spannung für einige Sekunden und setzen Sie das Bein wieder ab. Zehn Wiederholungen pro Bein.

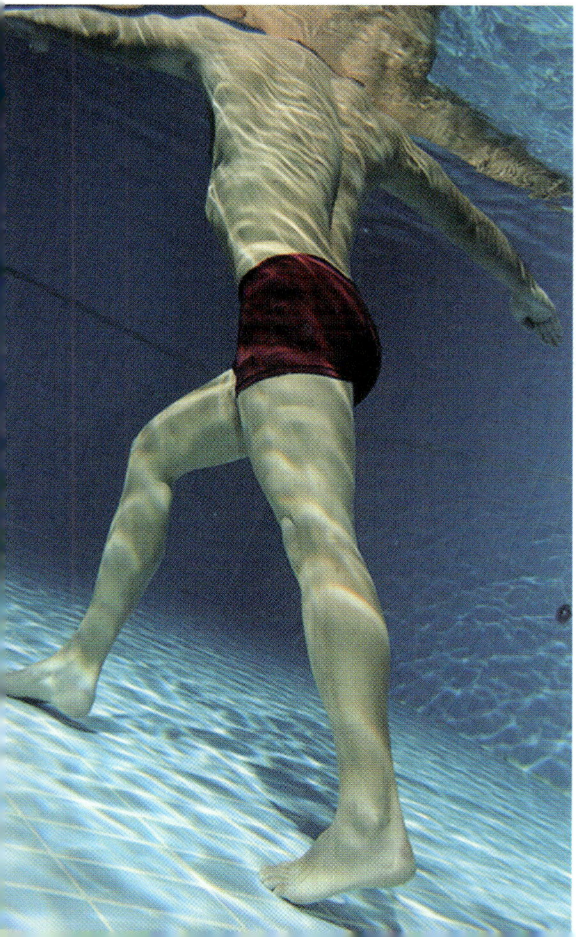

◀ **Schlittschuhschritt:** Stellen Sie sich aufrecht ins brusttiefe Wasser. Machen Sie dann mit einem kleinen Sprung einen Ausfallschritt nach vorne. Wenn das linke Bein hinten ist, geht der rechte Arm gerade ausgestreckt nach vorne, der linke zeigt zur Seite. Beim rechten Bein geht der linke Arm nach vorne, und der rechte zeigt zur Seite. Zehn Wiederholungen.

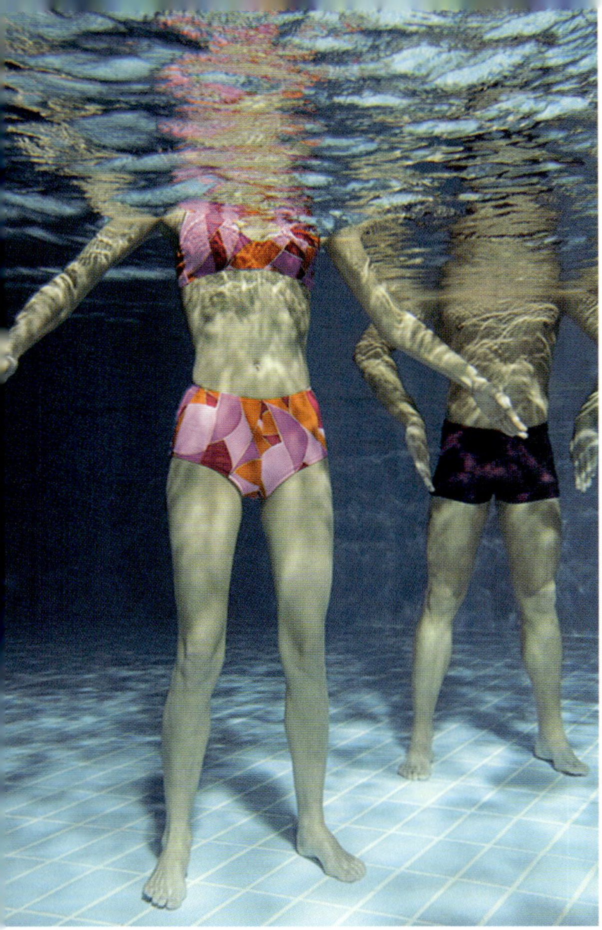

◀ **Seitheben:** Stellen Sie sich mit leicht gegrätschten Beinen ins Wasser, die Knie sind etwas gebeugt. Beugen Sie die Arme parallel zum Körper vor der Brust im 90-Grad-Winkel, die Handflächen zeigen dabei zueinander. Heben Sie die Arme dann seitlich an, bis die Ellenbogen in Schulterhöhe sind, und senken Sie sie anschließend wieder in die Ausgangsposition ab. Zwanzig Wiederholungen.

▼ **Bogenstretch:** Stellen Sie sich im brusthohen Wasser mit weit gegrätschten Beinen hin, das rechte Bein ist ganz durchgestreckt, das linke im Knie ein wenig gebeugt. Stützen Sie Ihren linken Arm auf den linken Oberschenkel und drehen Sie den Kopf zur rechten Schulter. Nehmen Sie den rechten Arm im großen Bogen über den Kopf und beugen Sie sich dabei mit dem Oberkörper nach links. Spannung ein wenig halten, danach Seitenwechsel. Fünf Wiederholungen pro Seite.

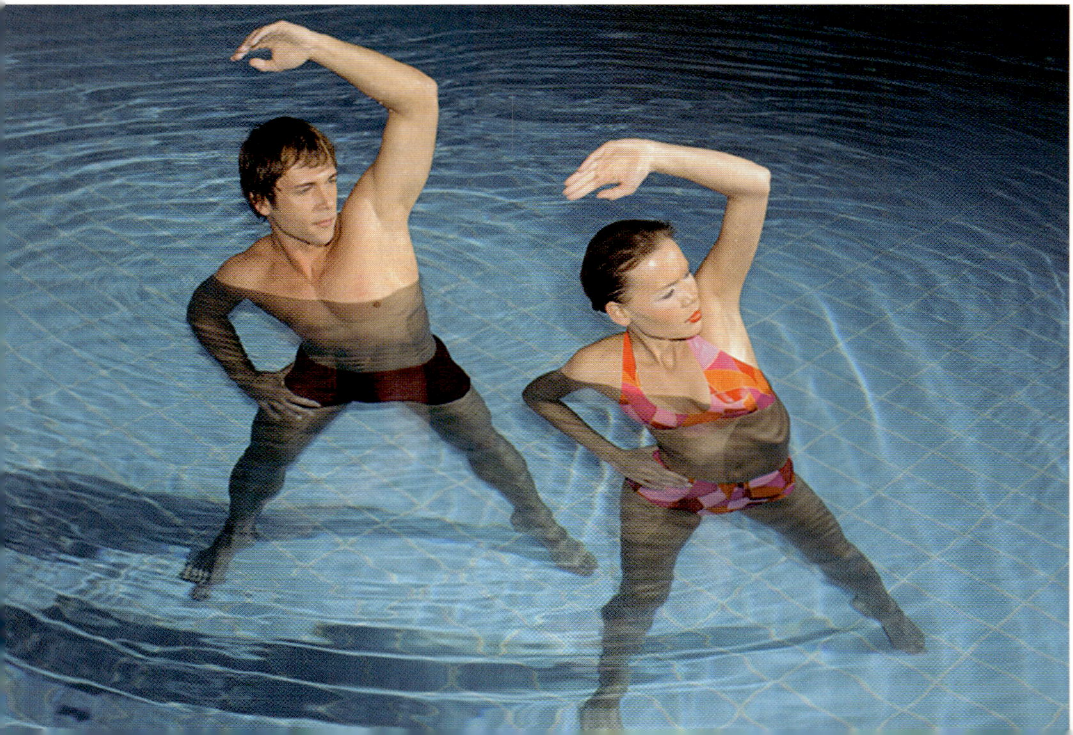

Bloß kein Basketball?

Sie haben auf den vorangegangenen Seiten viel über Sportarten und Übungen gelesen, die die Wirbelsäule stark machen und dem Rücken guttun. Was aber, wenn Sie leidenschaftlicher Skifahrer, Golfer oder Tennisspieler sind? Künftig auf den nicht unbedingt rückenschonenden Abschlag verzichten? Keine Sorge, es gibt Möglichkeiten, wie Sie heikle Bewegungen so kompensieren können, dass auch der Rücken wieder gerne mitspielt.

Laufen: Jogging belastet die Wirbelsäule, bei jedem Aufsetzen des Fußes mit dem Drei- bis Vierfachen des Körpergewichts. Achten Sie deshalb besonders auf gutes Schuhwerk und lassen Sie sich von einem Trainer eine vernünftige Lauftechnik zeigen. Und: Trainieren Sie an Kraftmaschinen oder auf der Matte unbedingt auch die Bauchmuskeln, sie werden gerade bei langen Läufen zu wenig gefordert, und das geht zulasten des unteren Rückens.

Biken: Gemütliches Radeln auf dem Tourenrad ist eher rückenfreundlich, Fahren auf dem Rennrad dagegen weniger. Der Rücken ist dabei stark gekrümmt, der Nacken abgeknickt. Wichtig bei allen Arten von Radfahren: Stellen Sie Sattel und Lenker optimal ein, wechseln Sie auf längeren Touren öfter mal die Griffposition. Rennradfahrer sollten gezielte Dehnungsübungen für den Nacken machen.

Tennis und Squash: Abrupte Stopps, Drehbewegungen und Überkopfmanöver, dazu eine einseitige Belastung durch die Schlaghand – Tennis und Squash belasten die Wirbelsäule ganz schön. Wichtig sind deshalb Kräftigungsübungen, die Rücken und Oberkörper symmetrisch stabilisieren. Zudem sind besonders beim Squash Schuhe mit guter Dämpfung wichtig.

Ski Alpin und Snowboard: Besonders auf vereisten Hängen und holprigen Pisten sind die Bandscheiben hohen Druck- und Stoßbelastungen ausgesetzt, zudem steigt natürlich auf solchen Strecken die Verletzungsgefahr. Deshalb: Trainieren Sie während des Jahres Ihre allgemeine Ausdauer durch Schwimmen oder Laufen, schulen Sie Ihre Technik und fahren Sie defensiv. Bei vorhandenen Rückenproblemen sollten Sie auf Buckelpisten verzichten.

Golf: Die Bandscheiben müssen beim Golf einiges mitmachen: Schnelle Drehbewegungen, Verwringungen – und das meist einseitig. Wichtig zum Ausgleich: Trainieren Sie die Rumpfmuskulatur, dabei unbedingt auch die weniger beanspruchte Seite berücksichtigen. Sanfte Sportarten wie Yoga oder Pilates sorgen zudem für mehr Flexibilität in Rumpf und Schultergürtel, das schützt vor Verletzungen.

Ballsportarten: Einseitige Belastungen von Armen oder Beinen, schnelle Bewegungen, Stopps und Sprünge – all das belastet die Bandscheiben bei Fußball, Handball, Basketball und Co. enorm. Sorgen Sie durch Dehnungsübungen, aber auch Yoga und Ähnliches für eine gute Beweglichkeit. Und trainieren Sie unbedingt die Muskulatur der beim Ballsport vernachlässigten Seite.

2. Säule: Entspannung

Stress und Erschöpfung führen schnell in einen Schmerz-Teufelskreis aus Schlaflosigkeit, Fehl- bzw. Schonhaltung und Muskelschmerzen. Diesen Kreislauf können Sie aktiv durchbrechen – mit Übungen und Relax-Quickies, die zu mehr innerem Gleichgewicht und Entspannung führen.

Alltagstauglich: Progressive Muskelrelaxation

Egal, ob an der Kassenschlange im Supermarkt oder am Schreibtisch: Die progressive Muskelrelaxation (PMR) funktioniert überall und ist so simpel wie wirksam. Meiner Tochter hat sie geholfen, etwas entspannter in die von ihr so gefürchtete mündliche Abiturprüfung zu gehen. Und ein Freund kann dank ihr wieder relativ angstfrei in ein Flugzeug steigen, nachdem er jahrelang nur Bahn gefahren ist.

Das Besondere an dieser Methode: Sie können alle Muskelgruppen des Körpers nahezu unbemerkt von der Umwelt bearbeiten und bringen sich damit nach und nach in einen Zustand angenehmen Entspanntseins. Alles, was Sie tun müssen, ist, einen oder auch mehrere Muskeln mit aller Kraft rund vier Sekunden anzuspannen und dann abrupt loszulassen. Während der Anspannungsphase sollten Sie kurz die Luft anhalten und beim Entspannen des Muskels tief (und ruhig laut hörbar, wenn Sie alleine sind) mit einem langen »Pfffft« durch den Mund ausatmen. Machen Sie nach der Entspannungphase einer Muskelgruppe eine kurze Pause und gehen Sie dann erst zur nächsten Körperpartie über.

Den Körper neu wahrnehmen: Feldenkrais

Nach dem Motto »Das Unmögliche möglich, das Mögliche leicht und das Leichte angenehm machen« entwickelte der israelische Physiker Moshé Feldenkrais Mitte der 1950er-Jahre in Tel Aviv seine Feldenkrais-Methode. Dabei geht es darum, dass jede Bewegung eines Menschen immer auch ein Ausdruck seines Ich ist. In Einzel- und Gruppensitzungen lernt man fast spielerisch die eigenen Bewegungsabläufe richtig wahrzunehmen und einfache Alltagsbewegungen auf ungewohnte Weise zu variieren oder zu kombinieren. Das führt fast automatisch auch zu einer besseren Haltung – und damit zu einer Linderung von Rückenbeschwerden. Praktisch als Nebeneffekt. Zusätzlich lässt sich durch Feldenkrais die Koordination verbessern, Stress abbauen und sogar das Selbstbewusstsein stärken.

Die Kraft der Bilder nutzen: Autogenes Training

In meiner Praxis bin ich viel in Bewegung. Das tut auch meiner Wirbelsäule gut. Manchmal aber muss auch ich stundenlang am Computer sitzen. Etwa wenn ich einen längeren Vortrag für einen Kongress oder eine Rede für ein Symposium schreiben muss. Das nimmt mir mein Körper schnell übel. Am nächsten Tag rächt er sich dann auf seine Art: Mit Schulter- und Nackenschmerzen, gelegentlich kommen auch noch Kopfschmerzen hinzu. In solchen Fällen hilft mir autogenes Training oft erstaunlich schnell. Das kann man in Kursen erlernen. Als Kostprobe hier eine kleine Übung für verspannte Zeiten: Legen oder setzen Sie sich entspannt hin, schließen Sie die Augen und denken Sie sich folgende Sätze:

»Mein Nacken ist entspannt, weich und warm.«

»Meine Schultern hängen locker herunter und fühlen sich leicht an.«

»Meine Stirn ist angenehm kühl, mein Kopf leicht und klar.«

Wiederholen Sie das drei- bis viermal. Während des Übens atmen Sie bitte tief durch die Nase ein – und durch den geöffneten Mund wieder aus.

Druck machen, und zwar positiv: Shiatsu & Akupressur

Die Akupressur gehört zu den Methoden der Traditionellen Chinesischen Medizin (TCM). Die Japaner haben mit dem Shiatsu eine sehr ähnliche Technik. Beides sind Druckpunktmassagen, hinter denen ein ganzheitliches Bild des Körpers steht: Laut den asiatischen Lehren ist er mit Energiebahnen, Meridiane genannt, durchzogen. In ihnen fließt unsere Lebensenergie, Chi oder auch Qi genannt. Stress und andere schädliche Einflüsse von außen können diese Bahnen blockieren oder einengen. Dann kann die Lebensenergie nicht mehr richtig fließen und staut sich an einigen Stellen. Die Folge: Man fühlt sich unwohl, ausgepowert und ist irgendwie aus der Balance. Hält dieser Zustand lange an, kann man sogar ernsthaft krank werden. Mit speziellen Druckpunktmassagen bei einem erfahrenen Shiatsu- oder Akupressurspezialisten soll die Energie wieder in Fluss gebracht werden. In meiner Klinik am Jägerwinkel setzen wir diese jahrtausendealten asiatischen Heilverfahren gepaart mit modernem westlichen Medizin-Know-how unter Leitung der erfahrenen TCM-Ärztin und Akupunkteurin Dr. Gabriele Meditz bereits seit Jahren sehr erfolgreich gegen Rückenbeschwerden ein.

Es gibt auch Akupressurgriffe zur Selbstanwendung. Hier für Sie zum Ausprobieren drei Selbstakupressurübungen, mit denen Sie Rückenschmerzen im Nu lindern können:

▶ **Das Tal der Ruhe:** Akupressur ist eine ideale Methode, um auf die Schnelle den Körper mit neuer Energie zu versorgen. Versuchen Sie einmal den SOS-Griff gegen Stress: Drücken Sie dafür mit dem rechten Daumen auf dem linken Handrücken den Punkt unterhalb des Daumenknochens. Die Asiaten nennen ihn auch das »Tal der Ruhe«. Sie spüren ihn deutlich als kleine Einbuchtung unterhalb des Daumens. Drücken Sie diesen Punkt etwa zehn Sekunden, lassen Sie zwei Sekunden locker und pressen Sie für weitere zehn Sekunden. Wiederholen Sie das noch einmal und drücken Sie dann in der gleichen Weise dreimal mit dem linken Daumen den Punkt der rechten Hand.

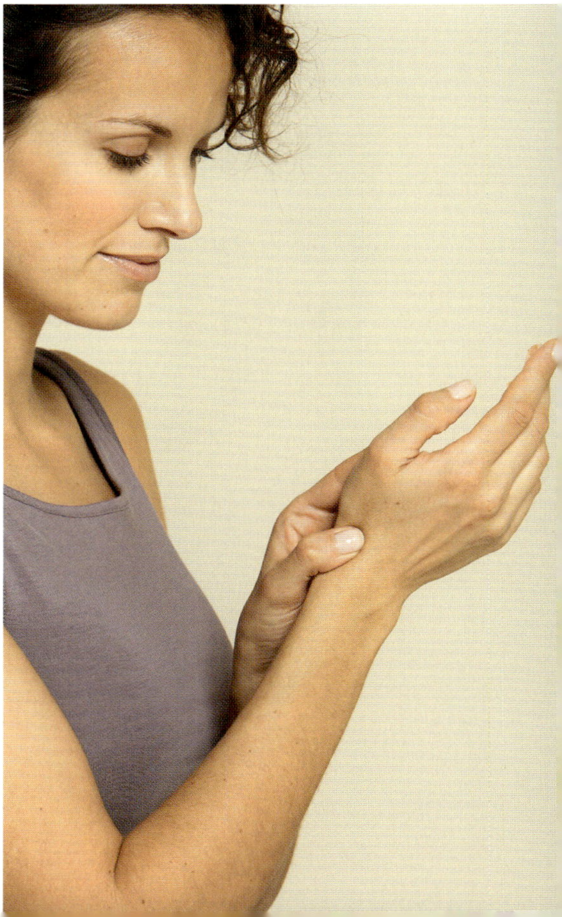

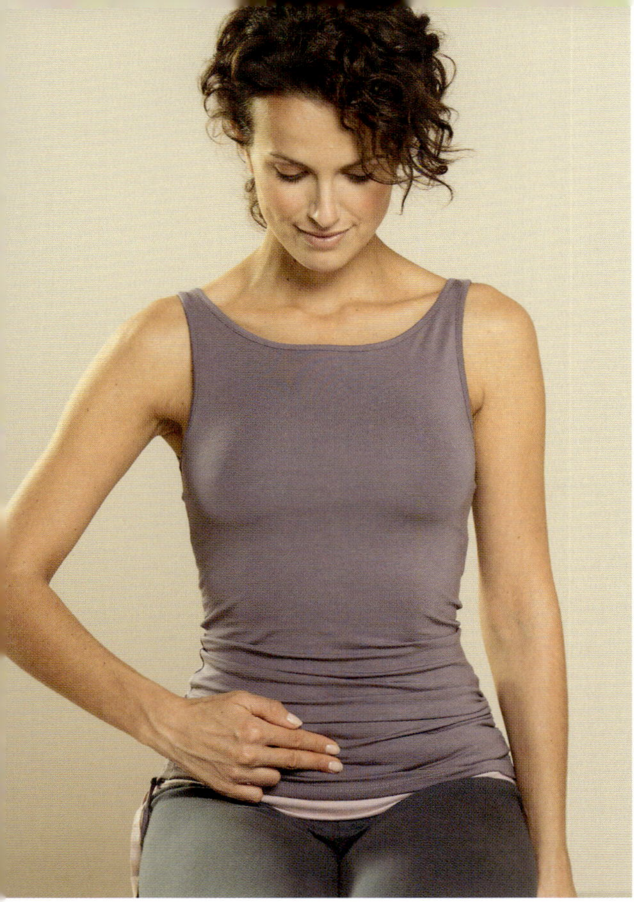

◀ **Das Meer der Kraft:** Ein anderer Druckpunkt hat den passenden Namen »Meer der Kraft«. Er liegt etwa drei Querfinger breit unter dem Nabel und kann Sie mit neuer Energie versorgen. Wann immer Sie sich ausgepowert und kraftlos fühlen, drücken Sie diesen Punkt drei bis fünf Minuten lang mit Zeige- und Mittelfinger. Atmen Sie dabei ganz normal weiter tief ein und aus und konzentrieren Sie sich auf den Atem, der bis tief in den Bauch fließen sollte.

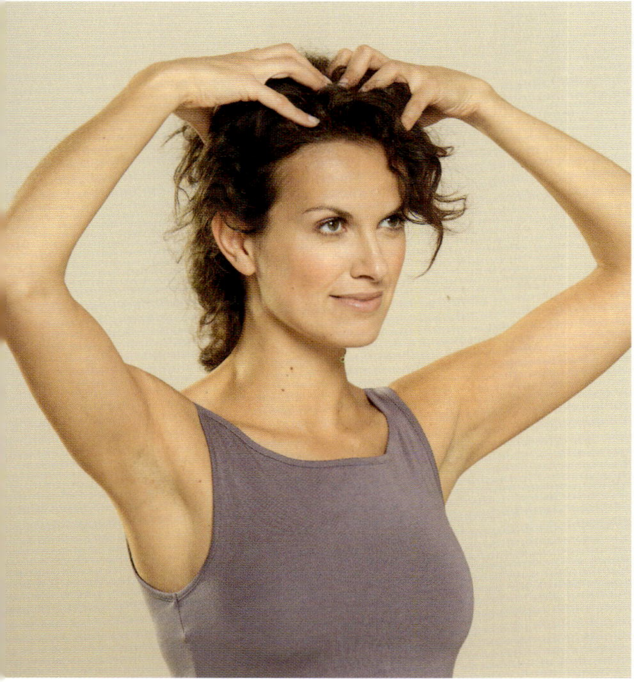

◀ **Tausend chinesische Trommelwirbel:** Wenn Sie im Büro einen schnellen Energieschub brauchen, helfen die tausend chinesischen Trommelwirbel. Setzen Sie dazu alle zehn Fingerspitzen rechts und links vom Scheitel an und massieren Sie die Kopfhaut in kreisenden Bewegungen. Trommeln Sie den Kopf dann sanft von vorn nach hinten und von oben zu den Seiten hin ab. Atmen Sie dabei tief durch die Nase ein und durch den geöffneten Mund laut hörbar wieder aus. Noch effektiver wird die Massage, wenn Sie einen Tropfen belebendes Rosmarin- oder Minzöl auf die Kopfhaut geben.

Bewegung in Zeitlupe: Qigong

Manchmal sehe ich in München im Englischen Garten Menschen auf einer Wiese Qigong üben. Diese zeitlupenartigen Bewegungen muten uns beim ersten Hinsehen etwas seltsam an. In einem chinesischen Park ist das ganz selbstverständlich. Dort finden Sie bereits früh am Morgen vor der Arbeit Menschen jeglichen Alters, die sich in Langsamkeit üben. Wie in Zeitlupe absolvieren sie eine Reihe von Übungen, sehr bewusst, sehr ruhig und sehr ausgeglichen. Selbst sehr alte Menschen haben eine unglaubliche Geschmeidigkeit und Harmonie in ihren Bewegungen – und üben nicht selten Seite an Seite mit ihren Enkeln. Nachahmenswert, wie ich finde ...

Die älteste und gleichzeitig sehr bekannte Übungsreihe des Qigong sind die »Acht Brokate«. Diese Übungen tauchten in China bereits während der Song-Dynastie (960–1279) auf. Woher der Name »Acht Brokate« kommt, ist allerdings nicht genau überliefert. Einige glauben, dass die Muster und Farben wertvoller, aus Seide gewebter Brokatstoffe, die zu der Zeit ein wichtiges Handelsgut waren, im übertragenen Sinne zu den Übungen angeregt haben. Andere gehen davon aus, dass die Übungen auf Brokatstoffen überliefert wurden. Aber egal, welche Theorie nun stimmt – diese Übungen können Ihnen helfen, Verspannungen und Blockaden, die aus dem täglichen Stress des Alltags entstehen, zu lösen, und so gleichzeitig dafür sorgen, dass Rückenschmerzen gar nicht erst chronisch werden.

Vorbereitung: Qigong hat viel mit Gefühl und Intuition zu tun und ist kein Sport, den man mal eben hektisch durchzieht wie die halbe Stunde auf dem Laufband. Nehmen Sie sich ganz bewusst 20 bis 30 Minuten täglich dafür und betrachten Sie Qigong als wichtigen Bestandteil des Lebens, der Ihnen guttut und essenziell ist. Auf Essen, Trinken oder Schlafen würden Sie ja auch nicht einfach verzichten. Bleiben Sie beim Üben möglichst locker und seien Sie möglichst genau in der Ausführung der Übung. Ein Qigong-Kurs hilft natürlich gerade am Anfang, Fehler zu vermeiden. Fürs Erste möchte ich Ihnen hier die wichtigsten drei Grundpositionen sowie die acht Brokate kurz vorstellen.

Drei Grundpositionen des Qigong

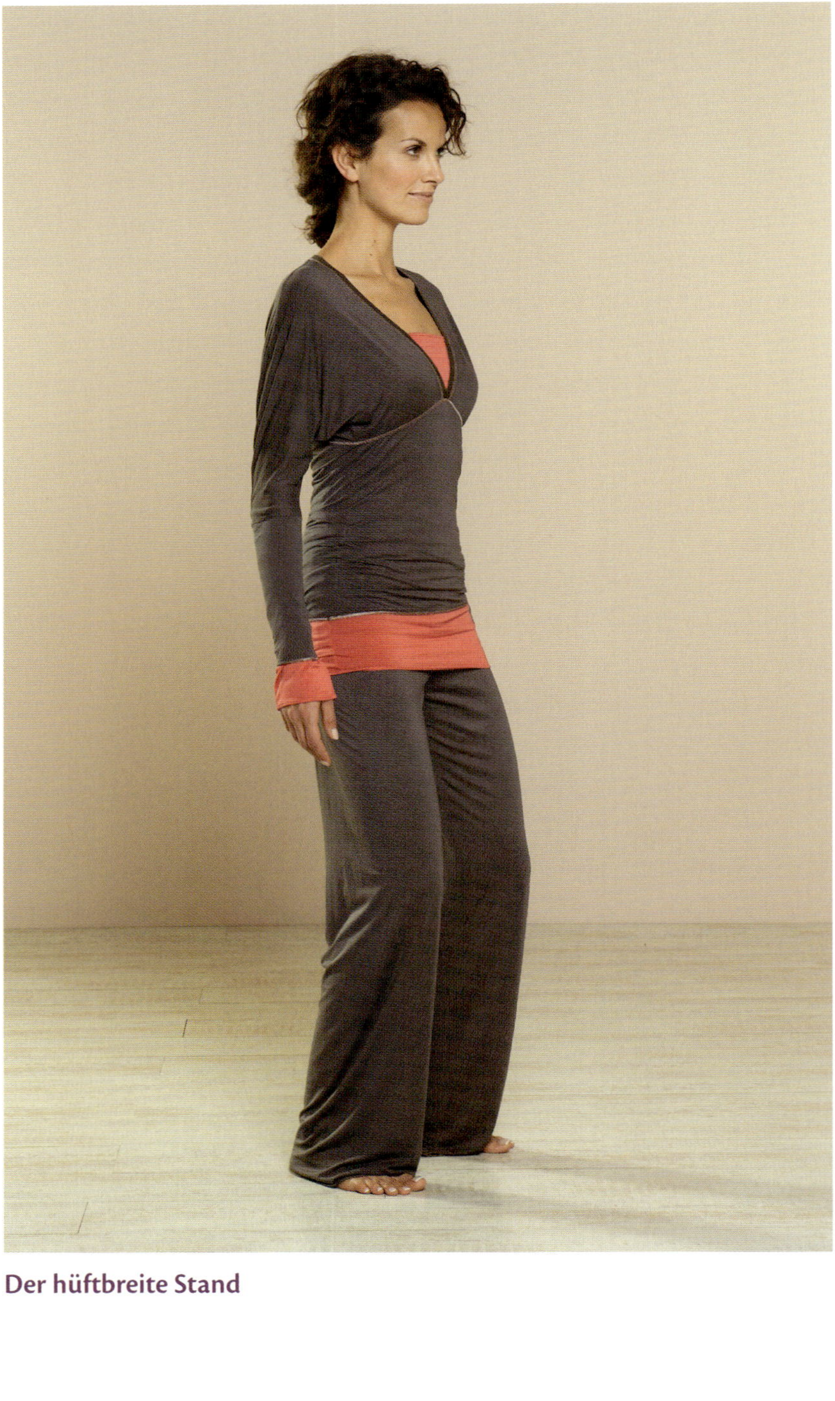

Der hüftbreite Stand

Der hüftbreite Stand: Diese Übung ist die Grundposition der meisten Qigong-Übungen im Stehen. Wenn man sie erst einmal verinnerlicht hat, geht sie ganz leicht. Anfangs mag Ihnen das Stehen auf diese Weise anstrengend oder ungewöhnlich vorkommen, das gibt sich jedoch nach kurzer Zeit. Und so geht's:

- Stellen Sie sich mit hüftbreit gespreizten Beinen hin, die Füße stehen parallel nebeneinander, die Fußspitzen zeigen nach vorne. Knie und Becken sind in einer Linie über den Füßen. Sie sollten auf beiden Füßen gleich fest stehen und nicht auf einem Bein mehr Körpergewicht haben.
- Gehen Sie dann leicht in die Knie. Der Rücken sollte dabei aber gerade bleiben, versuchen Sie, den Po nicht nach hinten hinauszustrecken. Sie werden merken, dass das Körpergewicht so nach unten sinkt und Ihnen einen sichereren Stand verleiht, als wenn die Knie durchgedrückt sind.
- Die Arme hängen locker seitlich am Körper herunter, sollten aber nicht eng an die Seiten gepresst werden, etwas Abstand ist gut.
- Der Blick geht geradeaus nach vorne, die Kinnspitze zeigt ebenfalls geradeaus, das Kinn bitte nicht auf die Brust pressen.
- Stellen Sie sich dann vor, dass Ihr gesamter Körper von einem imaginären Faden sanft nach oben in Richtung Decke gezogen wird.
- Schließen Sie ruhig die Augen, wenn Sie einen sicheren Stand spüren, und versuchen Sie, ganz entspannt ein- und auszuatmen. Spüren Sie, wie Ihr Atem durch den Körper fließt, wie sich Ihr Brustkorb hebt und senkt, wie sich Ihr Stand auf dem Boden anfühlt.
- Wenn sich die Übung anstrengend in den Beinen anfühlt, können Sie diese auch zwischendurch leicht ausschütteln.

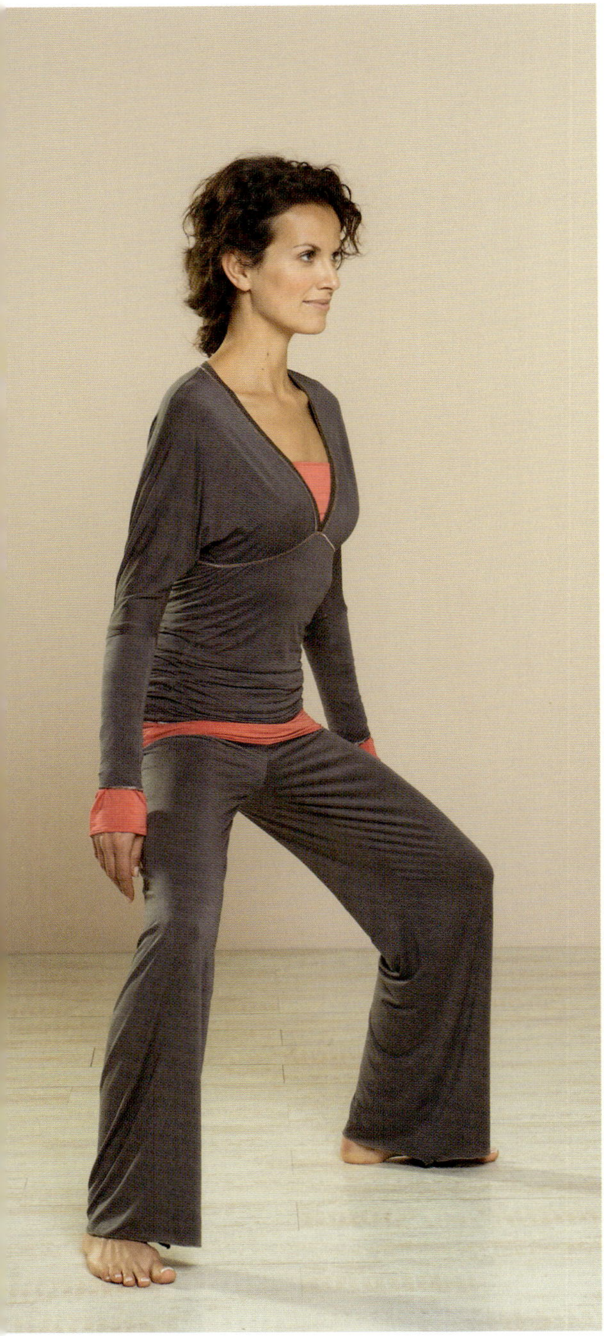

Der Reitersitz

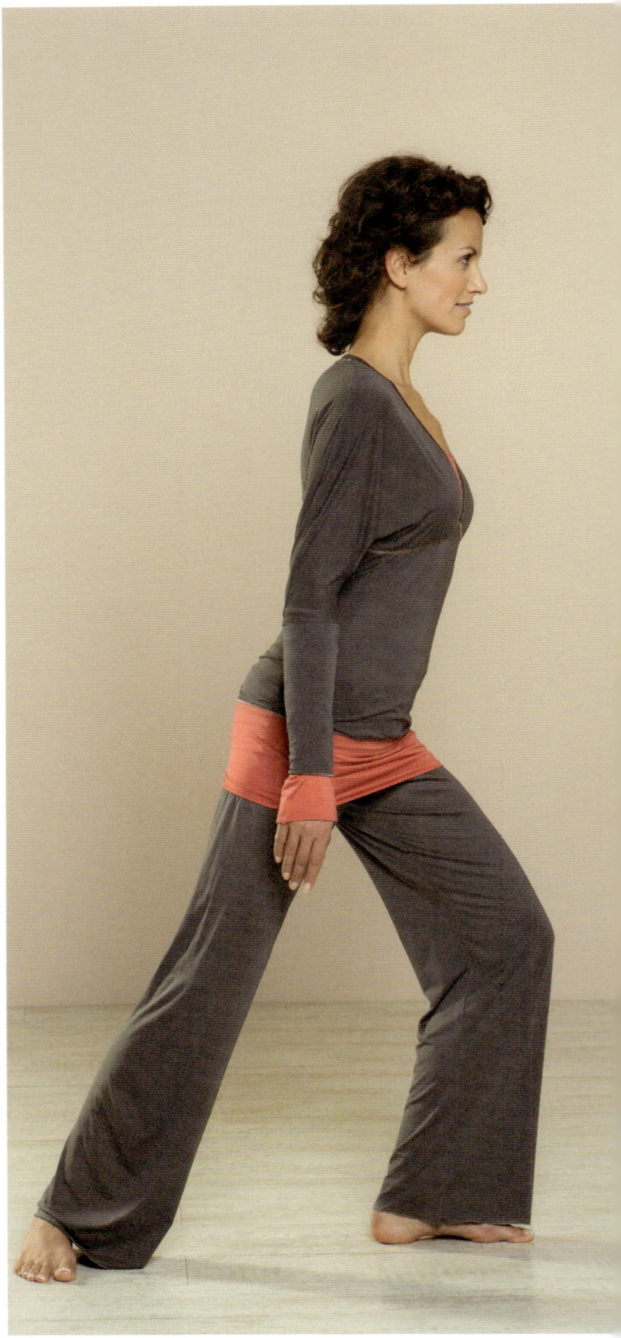

Die Schrittstellung

Der Reitersitz: Der Reitersitz ist im Grunde genommen, eine Abwandlung des hüftbreiten Standes. Durch ihn bekommen Sie sehr viel Stabilität im Unterkörper.

- Die Füße stehen fest auf dem Boden, und zwar in einem doppelt hüftbreiten Abstand.
- Gehen Sie dann etwas in die Knie. Stellen Sie sich einfach ein Pferd zwischen Ihren Beinen vor, und das hat ganz schön ausladende Flanken.
- Entspannen Sie dann im Bereich der Lendenwirbel ein wenig. In etwa so, als wollten Sie sich auf einen Stuhl setzen.
- Der Blick geht geradeaus nach vorne.
- Spannen Sie Hüfte und Rücken dabei nicht zu sehr an, so bleiben Sie beweglicher.

Die Schrittstellung: Die Schrittstellung ist normalerweise keine Ausgangsposition, sondern kommt innerhalb von Übungsfolgen vor, um eine Gewichtsverlagerung zu erreichen.

- Gehen Sie in den hüftbreiten Stand. Verlagern Sie dann das Körpergewicht auf das rechte Bein. Drehen Sie sich dabei leicht nach links in Richtung des linken, unbelasteten Beines. Der linke Fuß sollte dabei auf der Ferse leicht mitdrehen.
- Dann setzen Sie den linken Fuß um eine Fußlänge nach vorne. Sie sind jetzt in der Schrittstellung.
- Verfahren Sie genauso zur anderen Seite hin.

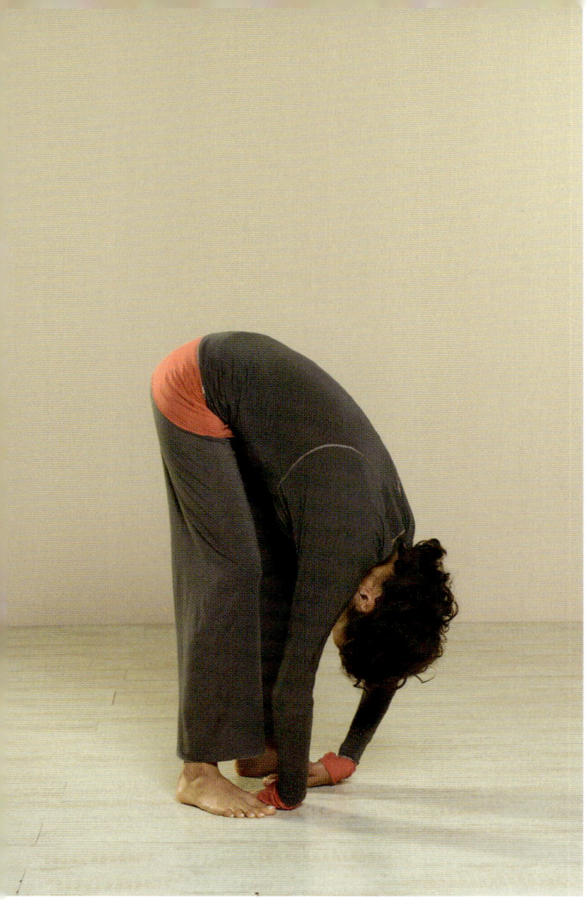

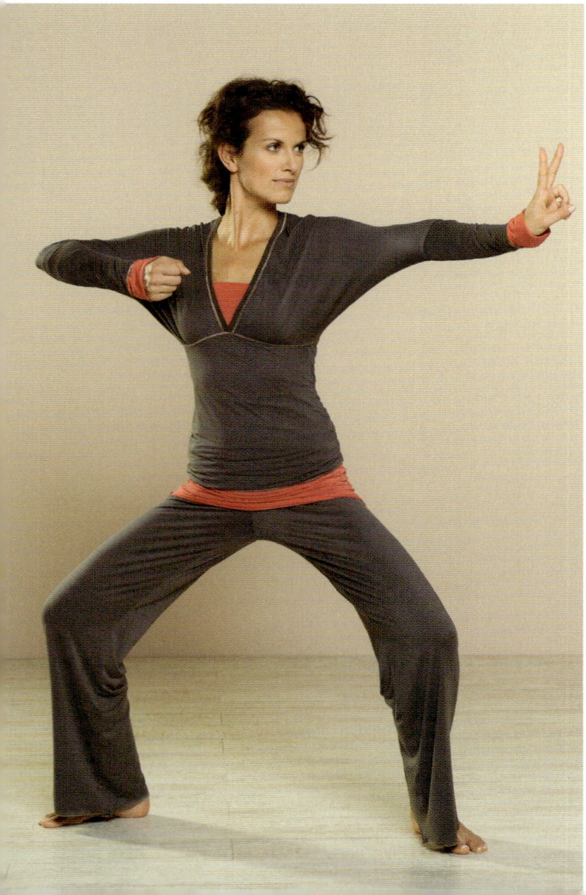

Die acht Brokate

Den Boden berühren: Stellen Sie sich hüftbreit fest auf den Boden. Beugen Sie dann den Oberkörper vor, indem Sie sich Wirbel für Wirbel langsam abrollen, bis Sie mit den Händen die Füße berühren können. Lassen Sie Kopf und Arme entspannt nach vorne baumeln, schütteln Sie die Arme dabei etwas aus. Beim Aufrichten sollten Sie das Becken ein wenig nach unten sacken lassen und dann Wirbel für Wirbel wieder nach oben aufrollen. Achten Sie bei dieser Übung bewusst darauf, dass die Füße fest auf dem Boden stehen und das Gewicht auf ihnen ruht. Wiederholen Sie die Übung einmal.

Den Bogen spannen und zielen: Nehmen Sie den Reitersitz ein und kreuzen Sie die Arme vor der Brust. Die Handflächen sind dem Körper zugewandt. Strecken Sie den linken Arm nach außen – der Kopf folgt der Bewegung – und bilden Sie mit Zeige- und Mittelfinger eine Kimme. Die rechte Hand spannt dabei einen imaginären Bogen. Peilen Sie durch die Kimme ein Ziel mit den Augen an. Dann sinken die Schulterblätter und bewegen sich aufeinander zu, die Ellenbogen ziehen nach unten. Lassen Sie nun die Arme sinken, drehen Sie den Kopf wieder zur Mitte. Gehen Sie erneut in die Bogenhaltung. Auf jeder Seite zwei Wiederholungen.

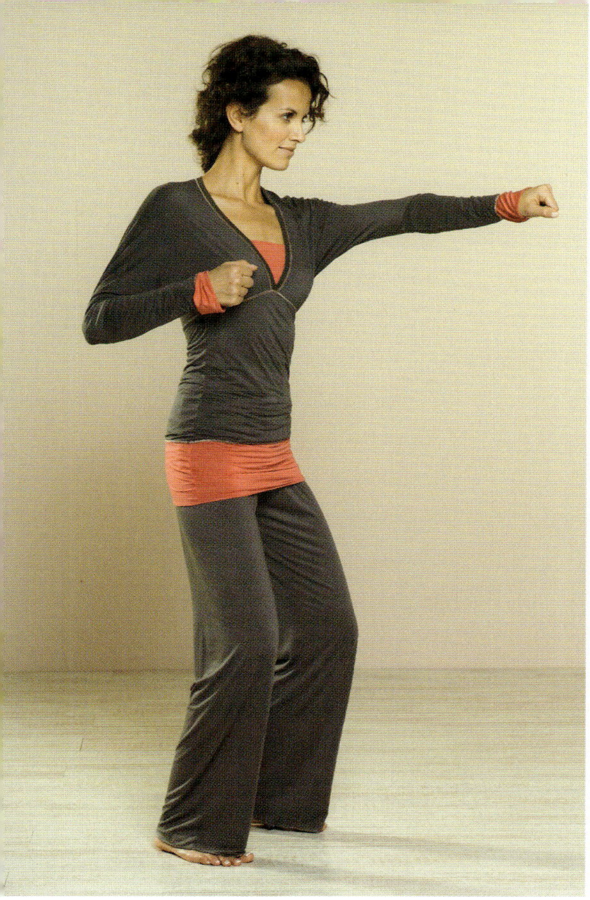

Mit den Fäusten schlagen: Stellen Sie sich hüftbreit mit leicht gebeugten Knien hin. Machen Sie zwei geschlossene, aber weiche Fäuste und heben Sie die Arme entspannt in Brusthöhe. Schlagen Sie erst mit der rechten, dann mit der linken Faust gerade nach vorne. Achten Sie auf langsame, kontrollierte, niemals ruckartige Bewegungen. Drehen Sie die Faust leicht, so dass die Fingerknöchel am Ende des Schlags nach oben zeigen. Schlagen Sie dann mit einer leichten Oberkörperdrehung zunächst mit der rechten Faust nach rechts, mit der linken Faust nach links. Zweimal auf jeder Seite.

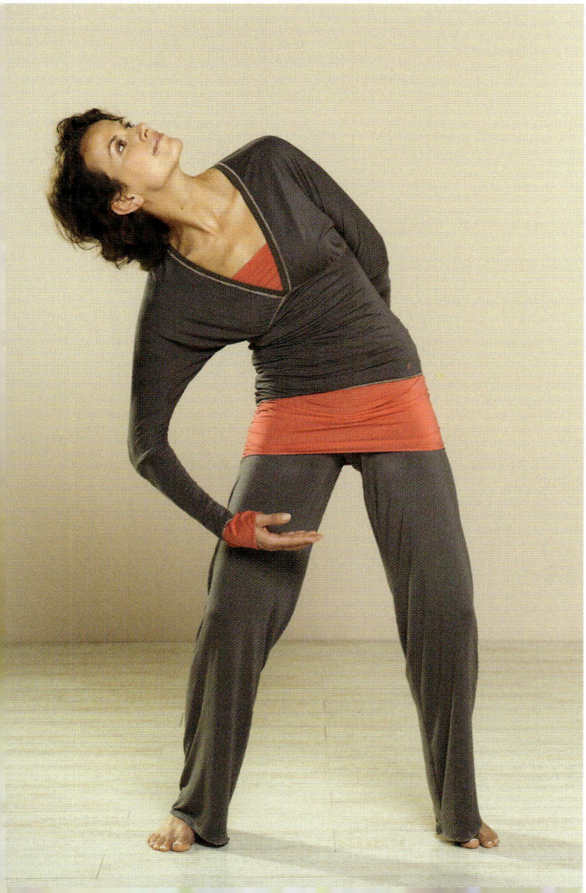

Den Mond anhimmeln: Stellen Sie sich mit hüftbreit geöffneten Beinen stabil hin. Beugen Sie den Oberkörper nach rechts, das Becken bleibt gerade und aufrecht. Drehen Sie dann den Kopf nach oben, und »himmeln« Sie mit Ihrem Blick den Mond an. Kommen Sie langsam wieder in die Ausgangsposition zurück, beugen Sie Oberkörper und Kopf nach links, und richten Sie Ihren Blick wieder auf den imaginären Mond. Üben Sie zu jeder Seite hin zweimal.

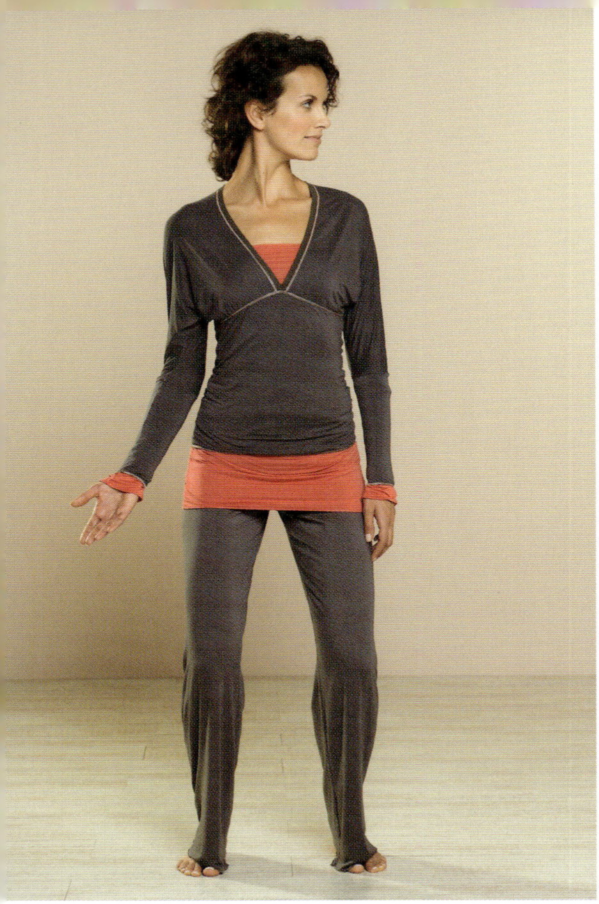

◀ **Alles hinter sich lassen:** Diese Übung wirkt entspannend auf Nacken, Schultern und Arme. Stellen Sie sich dazu hüftbreit hin und drehen Sie den Kopf langsam zur Seite, der Rumpf bleibt dabei stabil. Die Arme hängen entspannt seitlich am Körper herunter. Die Hand des Armes, der dem Blick abgewandt ist, dreht sich etwas nach vorne-oben. Kehren Sie dann in die Ausgangsstellung zurück, und drehen Sie den Kopf langsam zur anderen Seite. Pro Seite wiederholen Sie die Übung dreimal.

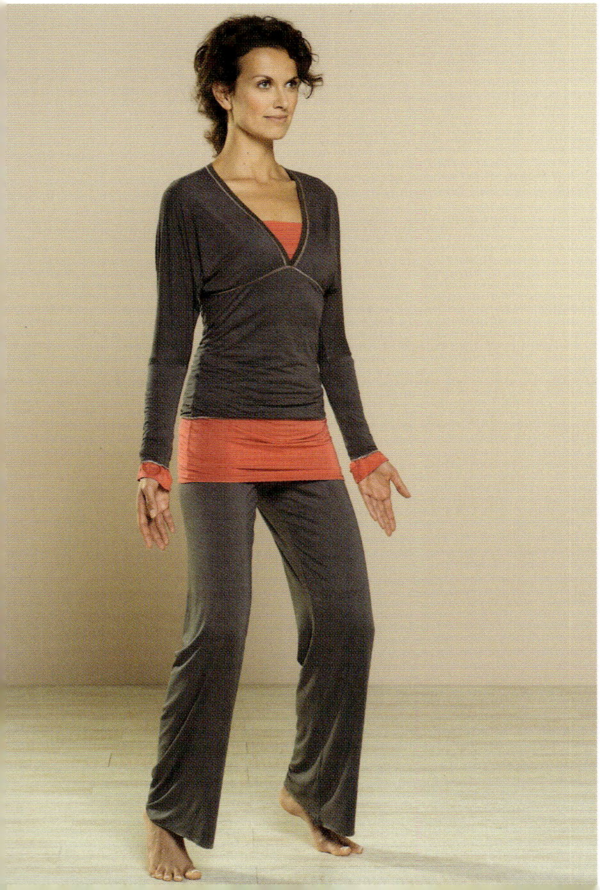

◀ **Die Füße heben:** Stellen Sie sich mit hüftbreit gespreizten Beinen hin. Die Arme hängen locker neben dem Körper, die Handflächen zeigen nach hinten. Verlagern Sie dann Ihren Schwerpunkt nach vorne auf die Zehenspitzen, die Ferse hebt vom Boden ab. Dabei drehen sich die Arme, bis die Handflächen nach vorne zeigen. Setzen Sie die Fersen wieder am Boden ab, und drehen Sie dabei die Arme wieder zurück, bis die Handflächen nach hinten zeigen. Wiederholen Sie diese Übung zehnmal.

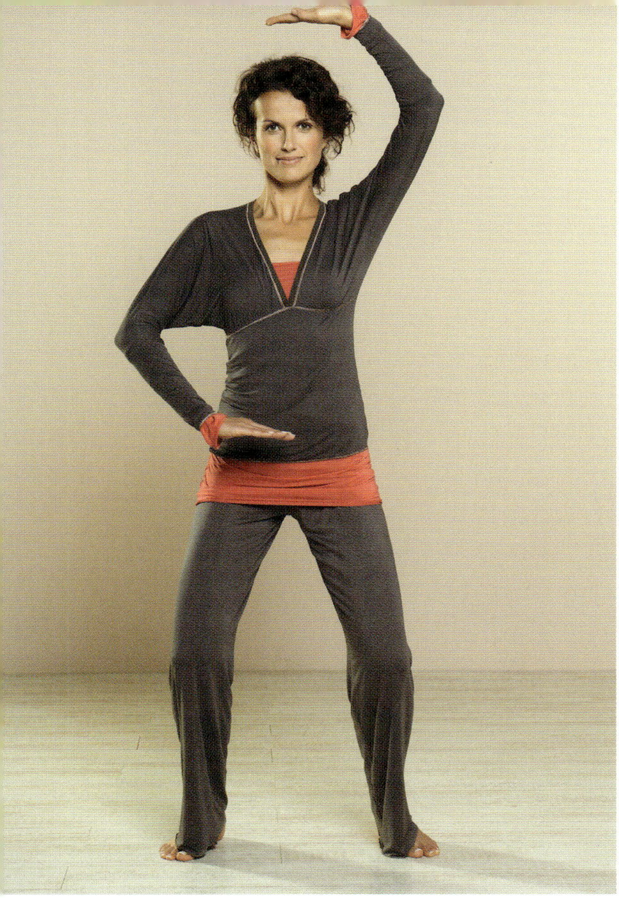

◀ **Den Himmel und die Erde stützen:** Stellen Sie sich hüftbreit auf den Boden. Heben Sie einen Arm im Bogen über den Kopf, die Handfläche zeigt dabei in Richtung Himmel. Der linke Arm sinkt zeitgleich im Bogen nach unten, winkeln Sie dabei das Handgelenk ab, so dass die Handfläche nach unten zeigt. Wichtig bei dieser Übung: Bleiben Sie so aufrecht wie möglich und verziehen Sie den Körper nicht seitlich. Wiederholen Sie die Übung zweimal auf jeder Seite.

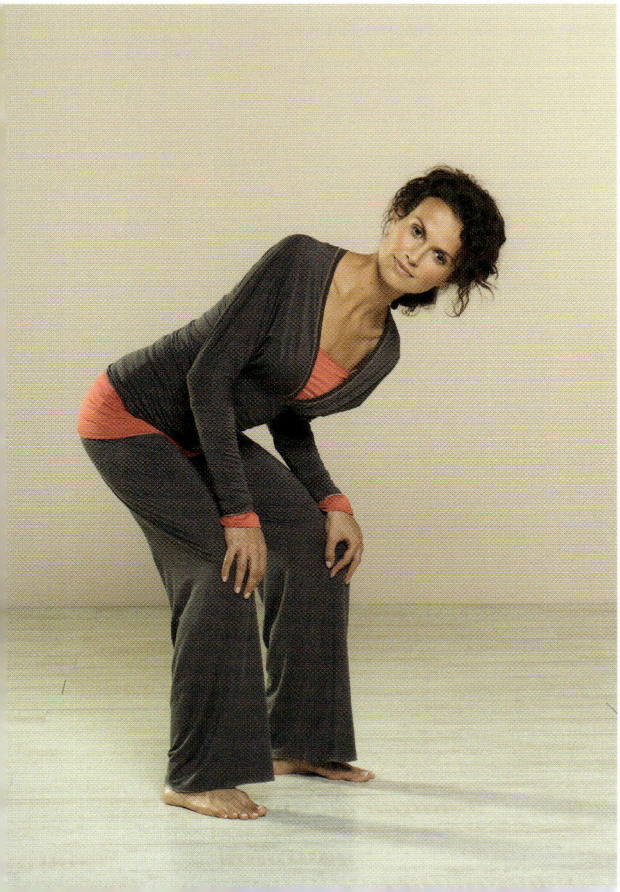

◀ **Schaukeln wie ein Fisch:** Stellen Sie sich gerade hin, die Füße stehen parallel im hüftbreiten Abstand zueinander. Der Oberkörper ist leicht nach vorne geneigt, so dass die Hände locker auf den Knien liegen können. Beschreiben Sie mit dem Oberkörper eine liegende Acht, die Augen sollten dabei der Bewegung folgen. Zur rechten Seite einatmen und zur linken ausatmen. Der Bewegungsimpuls geht dabei vom Rücken aus. Die Hüfte dreht mit, und auch der Po schwingt rhythmisch dabei. Sieben Wiederholungen. Langsam aufrichten.

Schnell mal entspannen: Relax-Quickies

Cheese, please! Lachen ist der schnellste Weg zu Entspannung. Wissenschaftler haben sogar herausgefunden, dass selbst eine künstliche Lächelgrimasse diese Relaxwirkung hat. Beim Lachen werden nämlich bestimmte Muskelgruppen aktiviert, die Signale ans Hirn senden. Dadurch werden Glücksbotenstoffe wie Endorphine und Serotonin ausgeschüttet. Deshalb: Nehmen Sie sich einfach zwischendurch immer wieder mal vor, die Mundwinkel hochzuziehen. Ein echtes Lachen ist natürlich noch schöner.

Grounding – mit beiden Beinen auf dem Boden: Stellen Sie sich mit hüftbreit gespreizten Beinen hin, lassen Sie die Arme locker hängen. Die Fußsohlen sollten fest auf dem Boden stehen. Stellen Sie sich dann vor, wie Sie ein imaginärer Faden am Kopf sanft in Richtung Decke zieht und dass Ihr Körper – unten fest am Boden verankert – unaufhaltsam Richtung Decke wächst. Bleiben Sie zwei Minuten so stehen und genießen Sie das starke Gefühl. Atmen Sie dabei tief durch die Nase ein und durch den geöffneten Mund wieder aus.

Feueratmung für neue Energie: Setzen Sie sich in den Schneidersitz, richten Sie die Wirbelsäule auf und strecken Sie den Nacken. Schließen Sie dann die Augen, und atmen Sie einmal tief durch die Nase ein und aus, legen Sie dabei die Hände auf den Bauch. Die Feueratmung ist ein kräftiges, schnelles Atmen durch die Nase, beim Ausatmen werden die Bauchmuskeln ruckartig in Richtung Wirbelsäule gezogen, wobei der Atem laut hörbar durch die Nase hinauszischt. Beim Einatmen den Bauch locker lassen. Üben Sie das Ganze dreimal 30 Sekunden lang.

Rückenmassage mit dem Igelball: Diese Mini-Massage hilft gegen einen verspannten Rücken und löst auch Blockaden im Nackenbereich. Besorgen Sie sich dafür einen großen Igelball aus Kunststoff. Stellen Sie sich an eine Wand und legen Sie den Ball zwischen Ihren Rücken und die Wand. Gehen Sie langsam in die Knie und wieder hoch und lassen Sie den Ball dabei sanft auf dem Rücken auf- und abgleiten. Bewegen Sie sich dann auch seitlich, so dass der Ball in waagrechten und schrägen Linien leicht kreist.

Weck das Alphatier in dir: Mönche schaffen es oft nach langer Übung, ihr Gehirn durch Meditation in einen fast tranceähnlichen Zustand zu bringen, den sogenannten Alphazustand. Musik kann dabei helfen, dass unser Gehirn stärker auf der Alphaebene, also in tiefer Ruhe, schwingt. Wissenschaftler haben zudem herausgefunden, dass ein Musikrhythmus, der dem Takt des Herzschlags ähnelt, ebenfalls zur Entspannung beiträgt. Im Fachhandel können Sie Entspannungs-CDs mit Musik kaufen, die Ihnen helfen, in den Alphazustand zu kommen. Das sorgt für Ausgeglichenheit und steigert zudem die Konzentration.

3. Säule: Ernährung

Futter für den Rücken

Hand aufs Herz: Wer ernährt sich schon immer ganz gesund?! Auch ich erwische mich manchmal dabei, wie ich mit wenig Zeit auf dem Weg von der Praxis in meine Klinik am Tegernsee einen Zwischenstopp beim Metzger mache – und die nicht allzu gesunde Leberkässemmel, hastig im Auto verschlungen, dann eben als Mittagessen herhalten muss. Sicherlich geht es Ihnen ähnlich. Morgens bleibt gerade noch Zeit für einen Espresso im Stehen, mittags ein schnelles Sandwich am Computer, zwischendurch ein paar Kekse als »Nervennahrung« und abends eine große Portion Trüffelpasta beim Italiener. Gerne natürlich begleitet von ein, zwei Gläschen Wein. Den hat man sich nach so viel Stress am Tag schließlich verdient …

Wer häufig so unausgewogen isst, bekommt leider irgendwann die Quittung des Körpers. Man fühlt sich dauermüde, kann sich nur schwer konzentrieren, und die Lieblingsjeans spannt irgendwann auch ganz bedenklich. Wie entscheidend der Zusammenhang zwischen Ernährung und Wohlbefinden ist, wissen inzwischen die meisten. Sie natürlich auch. Aber ist Ihnen auch klar, dass Ihr Speiseplan einen großen Einfluss auf Ihre Wirbelsäule hat? Denn auch Gelenke, Bandscheiben und Muskeln haben Appetit. Und zwar auf wertvolle Vitalstoffe aus der Nahrung, die sie gesund, elastisch und belastbar halten. Und die stecken leider nur in sehr geringen Mengen in Fast Food & Co. Kommt dann noch Übergewicht durch schlechte Fette und zu viel Zucker hinzu, macht das den Knochen und Gelenken zusätzlich das Leben schwer.

Doch was braucht der Rücken wirklich? Zunächst einmal Wasser, gerne zwei bis drei Liter pro Tag. Diese Flüssigkeit ist die Grundlage dafür, dass die Zellen der gesamten Wirbelsäule ausreichend mit Nährstoffen versorgt werden, und hält die Bandscheiben, also die Puffer zwischen den einzelnen Wirbeln, schön prall und elastisch. So bleiben sie besser vor Belastungen geschützt. Doch der Körper braucht natürlich mehr als nur

Flüssigkeit. Vitamine, Mineralien und Spurenelemente aus der Nahrung sind Vitalstoffe, die für neue Rückenpower sorgen können. Im Folgenden stelle ich Ihnen die wichtigsten vor.

Wichtige Vitalstoffe

Radikalfänger Vitamin E: Vitamin E zeigt freien Radikalen die Rote Karte. Dabei handelt es sich um hoch aggressive Sauerstoffmoleküle, die die Körperzellen attackieren, zerstören und Entzündungen auslösen können. Vitamin E wendet dafür einen cleveren Trick an: Es macht diese Zell-Randalierer unschädlich, indem es ihnen ein Elektron klaut und sie somit zu trägen, für die Zellen ungefährlichen Molekülen macht, die schließlich einfach von der körpereigenen Schutzpolizei abtransportiert werden. Vitamin E zerstört auch schädliche körpereigene Enzyme, die den Abbau von Knochengewebe fördern.

Deshalb ist es auch wenig verwunderlich, dass Patienten mit entzündlichen Rückenerkrankungen oft einen sehr niedrigen Spiegel dieses Schutzvitamins im Blut haben. Gemeinerweise werden durch den Entzündungsprozess vermehrt freie Radikale im Körper gebildet und das vorhandene Vitamin E zur Abwehr dieser Zellzerstörer deshalb noch schneller verbraucht – ein wahrer Teufelskreis. Vitamin E aus der Nahrung oder in Kapselform macht einerseits die freien Radikale unschädlich und senkt zusätzlich die Produktion von entzündungsauslösenden Stoffen, den sogenannten Prostaglandinen. Durch die Gabe von Vitamin E kann oft sogar die Dosis der nicht steroidalen Entzündungshemmer gesenkt werden. Das schont den Magen.

Viel Vitamin E steckt in hochwertigen kaltgepressten Pflanzenölen wie Oliven-, Sonnenblumen-, Kürbiskern-, Lein-, Traubenkern-, Sesam-, Raps- oder Walnussöl. Zu den Vitamin-E-reichsten Früchten gehören Avocados, Heidelbeeren sowie Schwarze Johannisbeeren. Bei Gemüse sind vor allem Schwarzwurzeln, Spargel, Wirsing und Grünkohl reich an dem Vitalstoff. Auch Nüsse, Keime und Vollkornprodukte sind gute Vitamin-E-Lieferanten.

Wer sich eher unausgewogen ernährt, kann auch zu Pillen mit Vitamin E greifen. Die sind meist hoch dosiert – mit bis zu 1000 I. E. (internationalen Einheiten), das entspricht rund 670 Milligramm – und sollten natürlichen Ursprungs sein. Denn im Gegensatz zu einigen anderen Vitaminen kann der Körper natürliches Vitamin E aus Pflanzenölen besser als synthetisch hergestelltes verwerten. Wer sicher sein möchte, dass er ein Produkt mit natürlichem Vitamin E kauft, sollte auf der Packung auf die Bezeichnung »RRR-alpha-Tocopherol« achten.

Zellschützer Vitamin C (Ascorbin-Säure): Tiere haben es gut. Sie können ihre benötigte Menge an Vitamin C aus Glucose, also Traubenzucker, selbst herstellen. Wir können das leider nicht und müssen das für das Immunsystem so wichtige Vitamin über die Nahrung aufnehmen. Vitamin C gehört zu den wasserlöslichen Vitaminen und arbeitet gerne mit seinem Verbündeten Vitamin E zusammen. Die beiden machen buchstäblich einen Knochenjob. Sie helfen beim Einbau von stärkendem Eiweiß in das Knochen- und Knorpelgewebe, sorgen so für starke und dichte Knochen und stabile Gelenke. Doch der Schutzstoff kann noch mehr: Er wirkt wie ein Schutzschild auf die Hautzellen und fängt freie Radikale ab, die die Zellkerne attackieren. Außerdem hilft Vitamin C bei der Bildung von neuem Kollagen im Bindegewebe und hält so die Haut straff.

Besonders reich an Vitamin C sind alle Zitrusfrüchte, Johannisbeeren, Sanddorn, Paprika, Kohl sowie Kartoffeln. Ansonsten lässt sich der Tagesbedarf von 150 Milligramm über Vitamin-C-Kapseln decken. Vitamin C kann man übrigens (fast) nicht überdosieren. Wenn man zu viel davon zu sich nimmt, wird der Überschuss innerhalb von 24 Stunden über den Urin ausgeschieden. Nur eine geringe Menge wird von den Nieren zurückgehalten und an den Stoffwechsel abgegeben. Übrigens: Stress ist ein wahrer Vitamin-C-Räuber, und auch Raucher sollten sich öfter eine Extraportion von Vitamin-C-haltigem Obst und Gemüse gönnen.

Muskel-Mann Vitamin B: Die B-Vitamine sind eine große Familie, deren einzelne Mitglieder im Körper gerne umringt von ihren Verwandten auftreten. Die verschiedenen B-Vitamine unterstützen sich nämlich in ihren Aufgaben, wenn auch die einzelnen unterschiedliche Schwerpunkte haben. Wichtig für den Rücken ist besonders Vitamin B_5, auch als Pantothensäure bezeichnet, sowie Vitamin B_{12} (Kobalamin).

Ein Vitamin-B_5-Mangel zeigt sich häufig in Gelenkschmerzen und -steifigkeit, aber auch durch Taubkeitsgefühle und Krämpfe in Armen und Beinen. Auch die meisten Arthritispatienten haben einen signifikant niedrigen Vitamin-B_5-Spiegel. 5 bis 10 Milligramm Vitamin B_5 pro Tag sind wichtig, Schwangere und Stillende sollten sogar 15 Milligramm zu sich nehmen. Der Powerstoff ist in Innereien wie Leber und Nieren enthalten, aber auch in Bierhefe, Eigelb und Produkten aus Vollkorngetreide.

Sein Verwandter Vitamin B_{12} dagegen ist entscheidend an der reibungslosen Weiterleitung von Nervenimpulsen in der Muskulatur beteiligt. Ist zu wenig davon da, kann das zu Taubheitsgefühlen in Armen und Beinen führen, da die Reize zurückgehalten werden. Vitamin B_{12} ist außerdem für den Knochenbau entscheidend. Die Knochenbildung funktioniert nämlich nur, wenn in den Osteoblasten, also den knochenbildenden Zellen, genug Vitamin B_{12} eingelagert ist.

Sonnenschein-Vitamin D: Vitamin D wird häufig auch als »Sonnenscheinvitamin« bezeichnet, da es nur mit Hilfe des Sonnenlichts unter der Haut gebildet wird. Über die Nahrung können wir es streng genommen nur als Vorstufe (Provitamin) aufnehmen, die später im Körper in Kombination mit Sonnenlicht in Vitamin D umgewandelt wird. Vitamin D, auch Calciferol genannt, fördert die Aufnahme von Kalzium aus dem Darm ins Blut und den Einbau der wichtigen Substanz in die Knochen.

Besonders im Winter enthält die Sonne in unseren Breitengraden allerdings einen geringeren UVB-Strahlen-Anteil, der für die Vitamin-D-Bildung wichtig ist. Deshalb ist es wichtig, sich gerade im Winter etwas länger draußen unter freiem Himmel aufzuhalten, um eine ordentliche Portion Licht zu tanken. Das freut übrigens auch die Psyche. Zusätzlich kann die Einnahme von Vitamin-D-Präparaten sinnvoll sein, die empfohlene

Dosis liegt bei mindestens 400 I. E. (internationalen Einheiten) pro Tag. Schlucken Sie Vitamin D jedoch nicht eigenmächtig, sondern lassen Sie sich von Ihrem Arzt beraten, da Überdosierungen den Kalziumhaushalt erheblich stören können.

Knochenspezialist Kalzium: »Trink deine Milch!« Wer erinnert sich nicht an solche mahnenden Sätze seiner Eltern, als er ein Kind war?! Und sie hatten nicht ganz unrecht mit ihrer Forderung. Denn mit der Kalziumpropyhlaxe sollte man unbedingt im Kindes- und Jugendalter beginnen. Je mehr Kalzium die Knochen nämlich bis zum Alter von 30 bis 35 einlagern und je besser sie durch Bewegung gestärkt werden, umso mehr Masse haben sie entgegenzusetzen, wenn der Abbauprozess beginnt. Achten Sie darauf, mindestens 1 Gramm Kalzium am Tag zu sich zu nehmen. Wenn Sie schwanger sind oder stillen, sogar 1,2 Gramm. Das ist gar nicht so schwer: Diese Menge steckt schon in 150 Milliliter Milch, einer Scheibe Käse und einem Becher Joghurt. Besonders gute Kalziumlieferanten sind Milch und Milchprodukte wie Joghurt oder Quark. Wenn Sie keine Milch mögen, sollten Sie verstärkt Käse essen. Besonders Hartkäse wie Parmesan, Emmentaler, Appenzeller oder Greyerzer haben Kalziumpower. Ansonsten steckt der Knochenfreund auch in Schalentieren, Nüssen, in grünem Gemüse und in Hülsenfrüchten. Notfalls können Sie Kalzium auch in Form von Tabletten oder Brausetabletten zu sich nehmen, am besten in der Kombination mit Vitamin D_3. So kann es der Körper besonders gut aufnehmen. Und denken Sie auch an Kalziumkiller, etwa eiweißreiche tierische Lebensmittel wie Wurst oder Fleisch, Süßigkeiten, Fertiggerichte, Softdrinks wie Cola oder Limonade, Kaffee und Tee. Wenn Sie ein Faible dafür haben, sollten Sie verstärkt Kalzium zu sich nehmen.

Antistress-Stoff Magnesium: Wenn Muskeln unter Daueranspannung stehen, kann das zu Rückenschmerzen führen. Dagegen hilft das Antistress-Mineral Magnesium. Es entkrampft die Muskulatur auf physiologische Weise. Magnesium hat zudem einen positiven Einfluss auf die Knochendichte und trägt zur Heilung von geschädigten Knorpeln bei. 300 bis

350 Milligramm Magnesium empfiehlt die Deutsche Gesellschaft für Ernährung, bei bereits vorhandenen Rückenproblemen kann die Dosis auch auf bis zu 1000 Milligramm pro Tag gesteigert werden. Das ist ungefährlich, die häufigste Nebenwirkung einer so hohen Dosierung ist Durchfall.

Viel Magnesium steckt in Vollkornprodukten, sattgrünem Gemüse wie Spinat, Mangold, Feldsalat, Schnittlauch, Petersilie, Hülsenfrüchten und Obst. Prall voll mit Magnesium sind auch Weizenkleie, Nüsse und Samen wie Cashewnüsse, Sesam und Sonnenblumenkerne.

Immunschützer Zink: Zink schützt die Körperzellen vor der Zerstörung durch freie Radikale und ist außerdem an der Zellneubildung beteiligt. Zink stärkt zudem das Immunsystem, beugt Entzündungen vor, verbessert die Wundheilung und sorgt für die Entgiftung des Körpers von Alkohol und Schwermetallen. Seefische, Austern, Fleisch, Milch und Käse sowie Hafer, Gemüse und Hülsenfrüchte enthalten viel von dem Powerstoff.

Entzündungshemmer Omega-3-Fettsäuren: Bei chronischen, entzündlichen Rücken- und Gelenkerkrankungen können Omega-3-Fettsäuren helfen. Durch diese Fette bildet der Körper sogenannte Eicosanoide (Gewebshormone), die die Entzündungsbotenstoffe in Schach halten, die Blutgefäße freiputzen und so zudem noch das Risiko von Arterienverkalkung, Schlaganfall und Herzinfarkt senken. Und sie können noch mehr: Sie schützen die Nervenzellen vor der Zerstörung und sind somit ein natürlicher Schutz vor Demenzerkrankungen wie Alzheimer.

Besonders reich an Omega-3-Fetten sind fettreiche Seefische wie Thunfisch, Lachs, Makrele oder Sardinen. Falls Sie kein Fischfreund sind: Auch Leinöl, Walnussöl, Hanföl, Rapsöl und Rapsmargarine enthalten reichlich Omega-3-Fettsäuren.

Gelenkfreund Lycopin: Wenn Tomaten, Paprika und Hagebutten schön rot leuchten, steckt der Pflanzenfarbstoff Lycopin dahinter. Er ist ein exzellenter Radikalfänger, reduziert das Krebsrisiko und hilft sogar bei

Rheuma und anderen Gelenkerkrankungen. Außerdem fungiert Lycopin wie ein natürlicher UV-Filter und wirkt so der frühzeitigen Hautalterung entgegen. Reife Tomaten enthalten besonders viel Lycopin. Noch besser sind übrigens Dosentomaten, Tomatenmark und (Bio-)Ketchup. Das Lycopin aus verarbeiteten und erhitzten Tomatenprodukten (Mark, Saft) soll für den Körper laut neuesten Studien leichter verwertbar sein als das aus rohen Tomaten. Und: Ein Schuss Öl oder ein Klecks Butter verbessern die Aufnahme in den Körper.

Entgiftungsexperte Selen: Das Spurenelement Selen hat eine stark entgiftende Wirkung und hilft dem Körper so, mit Umweltbelastungen besser fertigzuwerden. Zudem schützt es vor freien Radikalen, jenen aggressiven Sauerstoffmolekülen, die die Zellen angreifen und sie zerstören. Die Folgen: vorzeitige Alterung, Rheuma, Arteriosklerose und möglicherweise auch Krebserkrankungen.

Viel Selen steckt in Seefischen, Austern, Garnelen und Algen. Auch Reis, Nudeln und Brot aus Vollkorn enthalten Selen, ebenso Fleisch und Eier von selenhaltig gefütterten Tieren. Wichtig: Selen und Vitamin E ergänzen sich in ihrer antioxidativen Wirkung, Vitamin C dagegen behindert die Aufnahme von Selen im Körper.

Wenn der Rücken schwer zu tragen hat

Zwei, drei Kilo Übergewicht sind noch kein Drama. Wer aber 30 oder 40 Kilo über seinem Normalgewicht liegt, sollte auf die Bremse treten und die Ernährung umstellen. Besonders dann, wenn man unter Rückenproblemen leidet. Denn: Jedes Pfund Fett, dass Sie zu viel auf die Waage bringen, muss die Wirbelsäule mittragen. Ist sie sowieso geschädigt oder wenigstens sensibilisiert, kann das fatale Auswirkungen haben. Achten Sie deshalb auf eine ausgewogene Ernährung.

Den meisten von uns fällt da wohl zunächst das »böse« Fett ein. Denn Fett gilt als der Dickmacher schlechthin. Das stimmt und stimmt auch wieder nicht. Fett kann sogar ein Fatburner sein, weil es an der Bildung von bestimmten Hormonen und Gallensalzen beteilig ist, die für eine gute Verdauung sorgen. Wichtig ist allerdings das richtige Fett. Es gibt sogenannte gesättigte Fette, das sind meist tierische Fette. Sie sind enthalten in rotem Fleisch, Butter, Käse, Wurst, Sahne, aber auch in harten Fetten wie Kokos- oder Palmfett. Gesättigte Fette erhöhen den Cholesterinspiegel, verstopfen die Blutgefäße und können zu Herzerkrankungen führen. Gute Fette sind dagegen sogenannte einfach ungesättigte Fette. Sie können vom Körper genau wie Vitamine nicht selber hergestellt werden, ihre Zufuhr ist daher lebenswichtig. Ungesättigte Fette stecken beispielsweise in Oliven-, Raps- und Avocadoöl, in Nüssen, Samen und Fisch – nicht umsonst haben die Menschen in Mittelmeerregionen weniger Herzinfarkte als im übrigen Europa. Und falls Sie den Geschmack »guter« Butter vermissen: Es gibt inzwischen sogar Rapsöle mit Buttergeschmack.

Das dürfen Sie wiegen: Früher errechnete man das Idealgewicht aus Körpergröße minus 100 minus 10 Prozent. Das ist heute passé, genauer ist der Body-Mass-Index (BMI) oder, ganz aktuell, auch die sogenannte Waist-to-Height-Ratio. Dabei kommt es auf den Bauchumfang in Relation zu Ihrer Körpergröße an.

Ihren persönlichen BMI können Sie mit einem Taschenrechner ganz einfach ausrechnen, oder Sie nutzen die folgende Tabelle. Legen Sie ein Lineal an Ihre Körpergröße und Ihr Gewicht, die Verbindungslinie ergibt dann Ihren ganz persönlichen BMI.

BMI = Körpergewicht in Kilogramm
dividiert durch Körpergröße in Meter
mal Körpergröße in Meter

Beispiel: Eine 1,60 Meter große Frau wiegt 55 Kilogramm. Damit hat sie einen BMI von 21,5, liegt also im Idealbereich.

$$\text{BMI} = \frac{55\ \text{kg}}{1{,}60\ \text{m} \times 1{,}60\ \text{m}} = 21{,}5$$

Die Zahl, die Sie für sich herausfinden, besagt Folgendes:

- **BMI unter 19:** Sie haben Untergewicht. Gesund zulegen können Sie, indem Sie täglich eine Handvoll ungesalzener Nüsse knabbern, Vollmilch- statt Magermilch-Produkten zu sich nehmen und öfter Käse mit einer höheren Fettstufe aufs Brot legen.
- **BMI zwischen 19 und 25:** Ihr Gewicht liegt im Idealbereich. Bleiben Sie dennoch aktiv und ernähren Sie sich so ausgewogen wie möglich.
- **BMI zwischen 25 und 30:** Sie haben bereits ein leichtes bis deutliches Übergewicht. Tun Sie etwas dagegen, am besten noch heute. Auf den vorangegangen Seiten steht, was auf den Speiseplan in Richtung Schlank gehört.
- **BMI über 31:** Sie haben starkes Übergewicht. Versuchen Sie, es möglichst langsam durch eine Ernährungsumstellung und mehr Bewegung zu reduzieren. Crashdiäten, bei denen man viele Kilos innerhalb kürzester Zeit verliert, führen im Endeffekt nur zu Frust und einem Jojo-Effekt. Denn: Wer abnehmen will, muss essen und nicht hungern. Wichtig ist allerdings die richtige Nahrung. Wenn Sie den Kampf gegen den inneren Schweinehund alleine nicht schaffen, sprechen Sie ruhig Ihren Hausarzt darauf an. Er kann Ihnen mit Ernährungsprogrammen, aber auch möglichen unterstützenden Maßnahmen wie einem Magenband oder Medikamenten, die in den Fettstoffwechsel eingreifen, zur Seite stehen.

Waist-to-Height-Ratio (WHtR): Fett im Bauchbereich scheint nach neuesten Erkenntnissen besonders schädlich zu sein und beispielsweise das Risiko für Herz-Kreislauf-Erkrankungen deutlich zu erhöhen. Deshalb ist die Relation von Bauchumfang und Körpergröße eine sehr aussagekräftige Methode, um Gesundheitsgefahren durch Übergewicht zu bestimmen. Dazu müssen Sie einfach mit einem Maßband Ihren Bauchumfang an der breitesten Stelle Ihres Bauches messen, das ist meist der Bereich in Nabelhöhe. Diesen Wert in Zentimetern teilen Sie dann durch

BMI-Tabelle

- starke Adipositas
- Adipositas
- Übergewicht
- Normalgewicht
- Untergewicht

Größe in Meter

Gewicht in Kilogramm	1,48		1,52		1,56		1,60		1,64		1,68		1,72		1,76		1,80		1,84		1,88		1,92		1,96		2,00
120	55	53	52	51	49	48	47	46	45	44	43	42	41	40	39	38	37	36	35	35	34	33	33	32	31	31	30
118	54	52	51	50	48	47	46	45	44	43	42	41	40	39	38	37	36	36	35	34	33	33	32	31	31	30	30
116	53	52	50	49	48	46	45	44	43	42	41	40	39	38	37	37	36	35	34	34	33	32	31	31	30	30	29
114	52	51	49	48	47	46	45	43	42	41	40	39	39	38	37	36	35	34	34	33	32	32	31	30	30	29	29
112	51	50	48	47	46	45	44	43	42	41	40	39	38	37	36	35	35	34	33	32	32	31	30	30	29	29	28
110	50	49	48	46	45	44	43	42	41	40	39	38	37	36	36	35	34	33	32	32	31	30	30	29	29	28	28
108	49	48	47	45	44	43	42	41	40	39	38	37	37	36	35	34	33	33	32	31	31	30	29	29	28	28	27
106	48	47	46	45	44	42	41	40	39	38	38	37	36	35	34	33	33	32	31	31	30	29	29	28	28	27	27
104	47	46	45	44	43	42	41	40	39	38	37	36	35	34	34	33	32	31	31	30	29	29	28	28	27	27	26
102	47	45	44	43	42	41	40	39	38	37	36	35	34	34	33	32	31	31	30	29	29	28	28	27	27	26	26
100	46	44	43	42	41	40	39	38	37	36	35	35	34	33	32	32	31	30	30	29	28	28	27	27	26	26	25
98	45	44	42	41	40	39	38	37	36	36	34	34	33	32	32	31	30	30	29	28	28	27	27	26	26	25	25
96	44	43	42	40	39	38	38	37	36	35	33	33	32	32	31	30	30	29	28	28	27	27	26	26	25	24	24
94	43	42	41	40	39	38	37	36	35	34	33	33	32	31	30	30	29	28	28	27	27	26	25	25	24	24	24
92	42	41	40	39	38	37	36	35	34	33	32	32	31	30	30	29	28	28	27	27	26	25	25	24	24	23	23
90	41	40	39	38	37	36	35	34	33	33	31	31	30	30	29	28	28	27	27	26	25	25	24	24	23	23	23
88	40	39	38	37	36	35	34	34	33	32	30	30	30	29	28	28	27	27	26	25	25	24	24	23	23	22	22
86	39	38	37	36	35	34	34	33	32	31	30	30	29	28	28	27	27	26	25	25	24	24	23	23	22	22	22
84	38	37	36	35	35	33	33	32	31	30	29	29	28	28	27	27	26	25	25	24	24	23	23	22	22	21	21
82	37	36	35	35	34	33	32	31	30	30	28	28	28	27	26	26	25	25	24	24	23	23	22	22	21	21	21
80	37	36	35	34	33	32	31	30	30	29	28	28	27	26	26	25	25	24	24	23	23	22	22	21	21	20	20
78	36	35	34	33	32	31	30	30	29	28	28	27	26	26	25	25	24	24	23	23	22	22	21	21	20	20	20
76	35	34	33	32	31	30	30	29	28	28	27	26	26	25	25	24	23	23	22	22	22	21	21	20	20	19	19
74	34	33	32	31	30	30	29	28	28	27	26	26	25	24	24	23	23	22	22	21	21	20	20	20	19	19	19
72	33	32	31	30	30	29	28	27	27	26	26	25	24	24	23	23	22	22	21	21	20	20	20	19	19	18	18
70	32	31	30	30	29	28	27	27	26	25	25	24	24	23	23	22	22	21	21	20	20	19	19	19	18	18	18
68	31	30	29	29	28	27	27	26	25	25	24	24	23	22	22	21	21	21	20	20	19	19	18	18	18	17	17
66	30	29	29	28	27	26	26	25	25	24	23	23	22	22	21	21	20	20	19	19	19	18	18	18	17	17	17
64	29	28	28	27	26	26	25	24	24	23	23	22	22	21	21	20	20	19	19	18	18	18	17	17	17	16	16
62	28	28	27	26	25	25	24	24	23	22	22	21	21	20	20	20	19	19	18	18	18	17	17	16	16	16	16
60	27	27	26	25	25	24	23	23	22	22	21	21	20	20	19	19	19	18	18	17	17	17	16	16	16	15	15
58	26	26	25	24	24	23	23	22	22	21	21	20	20	19	19	18	18	18	17	17	16	16	16	15	15	15	15
56	26	25	24	24	23	22	22	21	21	20	20	19	19	18	18	18	17	17	17	16	16	16	15	15	15	14	14
54	25	24	23	23	22	22	21	21	20	20	19	18	18	18	17	17	17	16	16	16	15	15	15	14	14	14	14
52	24	23	23	22	21	21	20	20	19	19	18	18	18	17	17	16	16	16	15	15	15	14	14	14	13	13	13
50	23	22	22	21	21	20	20	19	19	18	18	17	17	17	16	16	15	15	15	14	14	14	14	13	13	13	13
48	22	21	21	20	20	19	19	18	18	17	17	17	16	16	15	15	15	14	14	14	14	13	13	13	12	12	12

die Körpergröße in Zentimetern. Die Zahl, die dabei herauskommt, sollte zwischen 0,32 und 0,50 liegen und möglichst 0,53 nicht überschreiten.

Beispiel: Eine Frau ist 165 Zentimeter groß und hat einen Bauchumfang von 80 Zentimetern, dann liegt ihr WHtR bei 0,48 und ist somit im grünen Bereich. Zum Abnehmen würde man spätestens raten, wenn ihr Bauchumfang bei mehr als 88 Zentimetern läge.

Rauchen macht Rücken

Nikotin führt nicht nur zu vermehrten Rückenschmerzen, sondern macht zudem noch vergesslich: Das ist das Ergebnis einer Studie der Universitätsklinik Heidelberg und des Mannheimer Instituts für Public Health, Sozial- und Präventivmedizin. Bei Rauchern unter den 7000 Probanden der Studie traten Rückenschmerzen überdurchschnittlich häufig auf. Die Forscher vermuten als Grund dafür eine Verengung der Blutgefäße durch das Nikotin und eine daraus resultierende schlechtere Versorgung der Knochen und Bandscheiben mit Nährstoffen. Diese Vermutung bestätigt auch eine Versuchsreihe von japanischen Forschern an Kaninchen. Ein ansteigender Nikotinspiegel im Blut der Nager führte zu Gewebeveränderungen im Gallertkern der Bandscheiben. Die Blutzufuhr zu den Wirbeln wurde eingeschränkt, der Stoffwechsel war verlangsamt.

6 Mein 5-Stufen-Plan gegen den Schmerz

Kein Rückenschmerz gleicht dem anderen. Weder in Bezug auf die Ursache noch auf das persönliche Empfinden des Leids. Ich habe deshalb zusammen mit meinen Kollegen in der Münchner Praxis, im Diagnosezentrum und in meiner Klinik Jägerwinkel am Tegernsee einen 5-Stufen-Schmerz-Plan entwickelt, der sich für jeden Patienten individuell anpassen lässt. *Das* Beste für einen Ischiasschmerz oder *die* Therapie beim Bandscheibenvorfall gibt es also nicht.

Der Ursache auf der Spur

»Wenn man einen Patienten 20 Minuten reden lässt, erzählt er einem die Diagnose.« Dieser Satz stammt nicht von mir, sondern von William Osler, einem kanadischem Mediziner, der Ende des 19. Jahrhunderts einer der renommiertesten Ärzte im englischsprachigen Raum war und häufig als Vater der modernen Medizin bezeichnet wird. Seine These ist für mich bis heute *der* Schlüsselsatz, wenn es um eine Diagnosefindung geht. Viele Patienten kommen nämlich zu mir und drücken mir sofort ihre Kernspin- oder die Röntgenbilder in die Hand. Die will ich aber zunächst gar nicht sehen, lieber lasse ich den Patienten erst einmal erzählen. Natürlich unterstützt von gezielten Fragen meinerseits. Fragen wie: Wie begann das Geschehen? Wie lange bestehen die Schmerzen? Ist es immer gleich? Verändert es sich? Wo genau sitzt der Schmerz? Wo zieht er hin? Wodurch wird er schlimmer? Wodurch besser? Schmerzt es beim Husten, Niesen, Pressen? Ist Sitzen oder Gehen besser? Dadurch setzt sich das Bild der Erkrankung wie ein Mosaik zusammen. Ich behaupte, alleine durch dieses Gespräch kann ich bei etwa 90 Prozent meiner Patienten eine ziemlich genaue Verdachtsdiagnose stellen – das sind die sogenannten Klassiker, die nicht »exotisch« sind. Erst danach schaue ich mir die Körperhaltung des Patienten an, seinen Gang, die Beinlänge. Dazu taste ich die Muskulatur des Rückens ab, prüfe Muskelkraft, Sensibilität sowie Reflexe und entscheide dann, ob man eventuell einen Neurologen zu Rate ziehen sollte. Und erst dann sollten bildgebende Verfahren zum Einsatz kommen, die meine Verdachtsdiagnose untermauern. Hier eine Übersicht der wichtigsten Diagnoseverfahren:

Ansehen & Abtasten: Neben dem ausführlichen Gespräch ist das Anschauen und die Untersuchung des Patienten die zweite tragende Säule der Diagnostik. Der Arzt guckt sich dabei die Körperhaltung, die Wirbelsäule, das Gangbild, Beine und Füße an. Er tastet die Wirbelsäule und die Muskulatur ab, prüft die Muskelkraft, Reflexe und die Hautsensibilität. All diese Untersuchungen sollten immer vor den bildgebenden Verfahren wie Röntgen, MRT oder CT eingesetzt werden.

Gangbild-Analyse: Bei der Gangbildbeurteilung wird besonderes Augenmerk auf die Fußstatik in der Auftritts-, Stabilisierungs- und Abstoßphase sowie auf den gesamten Bewegungsapparat gerichtet. Geht der Patient beim Abrollen mit dem Fersenbein in eine ruckartige Innenrotation, ausgelöst durch eine Verkürzung des Waden-, Oberschenkel- und meistens auch des Hüftbeugemuskels, führt das zu muskulären Dysbalancen. Und in vielen Fällen zu einer Fehlbelastung auf die gesamte Beinachse, das Becken und die Wirbelsäule. Zusätzlich kann diese Gangbildbeurteilung, die visuell oder per Video erfolgt, mit einer Fußdruckmessung im Schuh kombiniert werden. Die gewonnenen Daten geben Aufschluss über erhöhte Druckwerte in der Dynamik in den jeweiligen Schuhen sowie über ein Nach-außen- oder Nach-innen-Kippen der Füße. Mit diesen Daten können Einlagen gefertigt und gezielte Behandlungsmaßnahmen wie Physiotherapie, Massagen oder Stretching eingeleitet werden.

Manualtherapeutische Differentialdiagnose: Sie geht immer einer möglichen manualtherapeutischen Behandlung wie beispielsweise der Chirotherapie voraus. Dabei werden Gelenke, Muskeln und die Wirbelsäule genau angesehen und betastet, Funktionstests durchgeführt und Gelenke zur Probe mobilisiert, um in dem physiologischen Bewegungsablauf festzustellen, wo eventuelle Blockierungen sitzen.

Blutuntersuchung: Hat der Arzt einen Verdacht auf eine Infektion oder rheumatische Beschwerden, kann eine Blutuntersuchung sinnvoll sein. Sie deckt auch auf, ob eine Stoffwechselstörung wie etwa Gicht hinter den Schmerzen steckt. Blut- und Urinuntersuchungen können bei der Einschätzung des Zustandes der Wirbelsäule sehr aussagekräftig sein. Sie dienen zur Beurteilung des Knochenstoffwechsels (wichtig für die Osteoporose-Diagnostik), der Blutbildung innerhalb der Knochen, eventueller Gelenkentzündungen wie Gicht, die es auch an der Wirbelsäule gibt, oder auch der Aktivität möglicher Tumoren, die an der Wirbelsäule aber sehr selten sind.

Computertomographie (CT): Sie wird neben der Diagnostik vorwiegend für die interventionelle Schmerztherapie verwendet. Gerade im Bereich der Brust- und Halswirbelsäule ist die Methode hilfreich für die zusätzliche Darstellung von Weichteilen wie Lunge oder Gefäßen. Bei einer Computertomographie wird der zu untersuchende Körperteil von einem rotierenden Röntgenstrahl abgetastet und in vielen einzelnen Schichtbildern darstellt. Das Verfahren ist wesentlich genauer als eine normale Röntgenuntersuchung, da die Organe ohne Überlagerungen und vor allem in einer besseren Qualität zu sehen sind. Bei einer Computertomographie stellen sich die unterschiedlichen Gewebearten je nach Dichte in verschiedenen Graustufen da. Knochen sind weiß, Luft ist schwarz.

Eine Computertomographie ist eine völlig schmerzlose Untersuchung, die nur rund zehn Minuten dauert. Bei manchen Fragestellungen werden zwei Bildserien angefertigt, eine ohne und eine mit einem jodhaltigen Kontrastmittel, das in die Vene injiziert wird. Durch dieses Kontrastmittel kann es kurzzeitig zu einem völlig ungefährlichen Wärmegefühl im ganzen Körper kommen, ansonsten ist es jedoch sehr gut verträglich. Diagnostischer Schwerpunkt im Bereich der Wirbelsäule sind knöcherne Einengungen bei älteren Patienten.

EMG (Elektromyografie): Mit dem EMG nutzt der Neurologe die Tatsache aus, dass jeder Muskel von einem bestimmten Spinalnerv versorgt wird oder umgekehrt jede Nervenwurzel eine bestimmte Anzahl von Muskeln motorisch versorgt. Beim EMG nimmt der Neurologe Nadeln, die eigentlich die Funktion von Antennen haben, und sticht sie in die Muskeln. Dadurch wird durch gezieltes Aktivieren der Muskulatur durch den Patienten die Art und die Stärke der elektrischen Reaktionen gemessen. So kann der Arzt feststellen, ob der Nerv geschädigt ist und wie viele Impulse in der Muskulatur ankommen, ob er sich nach einer Schädigung bereits regeneriert hat, oder auch, ob er gerade stirbt.

Epiduroskopie: Dahinter verbirgt sich eine Spiegelung des Wirbelsäulenkanals. Diese noch relativ junge Methode erlaubt einen genauen Einblick in das Schmerzgeschehen bei akuten Bandscheibenvorfällen, Spinalstenosen, aber auch Verwachsungen nach Operationen und Entzündungen im Bereich der Lendenwirbelsäule. Ähnliche Untersuchungen mit Mini-Kameras sind beispielsweise Magen-Darm-Spiegelungen. Unter lokaler Betäubung wird bei der Epiduroskopie eine spezielle, nur 2,3 Millimeter dicke Sonde durch eine natürliche Knochenöffnung im Steißbein (Cauda) eingeführt. An der Spitze dieser Sonde sitzt eine winzige Kamera, die einen direkten Einblick in das Schmerzgeschehen erlaubt.

Das Besondere: Neben der Kamera enthält diese Sonde gleichzeitig einen Arbeits- und einen Spülkanal. So können unter Sicht am Bildschirm Verwachsungen gelöst, verändertes Gewebe ausgespült und Medikamente direkt an den Entzündungsherd gebracht werde. Der Eingriff selbst dauert rund eine halbe Stunde; über einen liegenden Katheter können über zwei bis drei Tage dann zusätzlich täglich zweimal Spülungen vorgenommen werden.

Kernspintomographie bzw. Magnetresonanztomographie (MRT): Im Gegensatz zu einer Computertomographie (CT) kommt die Magnetresonanztomographie ohne Röntgenstrahlung oder radioaktive Substanzen aus und ist daher ein sehr unschädliches Diagnoseverfahren. Bei der Untersuchung liegt der Patient auf einer beweglichen Liege, die in einen hinten und vorne offenen röhrenförmigen Magneten geschoben wird. Die Untersuchung dauert zwischen 20 und 40 Minuten, manchmal auch länger. Währenddessen sollte der Patient möglichst ruhig liegen, da es sonst zu unscharfen Bildern kommen kann. Diese Ruhestellung ist zusammen mit den teilweise sehr lauten Geräuschen des MRT-Gerätes auch schon das Unangenehmste der Untersuchung. Gegen die Lautstärke trägt der Patient Kopfhörer, über eine Videokamera und eine Sprechanlage hat der Arzt jederzeit Kontakt zum Patienten.

Wichtigste Regel vor der Untersuchung: Alle Metallgegenstände wie Münzen, Brille, Schmuck, Piercings oder Ähnliches müssen entfernt werden. Auch Gegenstände, die durch das starke Magnetfeld beschädigt werden könnten, wie Mobiltelefone, Kreditkarten oder Hörgeräte sollte der Patient nicht dabeihaben. Fest implantierte Fremdkörper wie Herz- oder Hirnschrittmacher, Insulin- oder Schmerzmittelpumpen stellen ebenfalls ein Risiko dar; das sollte mit dem Arzt vor der Untersuchung genau abgeklärt werden. Gefahrlos sind dagegen Hüft- und Kniegelenkprothesen, Zahnfüllungen, Kronen und Implantate, Herz-Stents sowie Metallschienen nach Knochenbrüchen.

Das MRT oder Kernspin wird neben der Diagnostik mit den gleichen Indikationen wie das CT verwendet, allerdings mit neuartigen Nadeln, die wegen des starken Magnetfelds aus nicht metallischen Kohlenstofffasern hergestellt sind, da es sonst zu Fehldarstellungen auf den Bildern kommen kann. Diagnostischer Schwerpunkt sind Bandscheibenerkrankungen, Knorpelverschleiß, Weichteil- und Nervenerkrankungen.

Für Patienten mit Platzangst gibt es heute übrigens auch offene MRT-Geräte, in denen man sich bei der Untersuchung weniger eingeengt fühlt.

Knochendichtemessung: Diese Untersuchung heißt in der Fachsprache Osteodensitometrie. Dabei wird mit unterschiedlichen Verfahren der Mineralsalzgehalt und damit die Dichte und Festigkeit der Knochen gemessen. Das gebräuchlichste Verfahren ist die Röntgenmethode DXA (Dual X-ray Absorptiometry). Dabei werden zwei Röntgenstrahlen durch je einen Knochen am Oberschenkel und an der Lendenwirbelsäule geschickt. Je nach Knochendichte wird der Röntgenstrahl mehr oder weniger abgeschwächt. Aus diesem Ergebnis wird ein sogenannter T-Wert bestimmt, der Auskunft über das Risiko eines Knochenbruchs durch Osteoporose gibt. Die Knochendichte kann am besten mit einer quantitativen Computertomografie (QCT) oder orientierend durch einen quantitativen Ultraschall (QUS), der ohne Röntgenstrahlung auskommt, ermittelt werden.

Myelographie: Bevor es hochmoderne nicht invasive bildgebende Verfahren wie die Magnetresonanztomographie (MRT) oder die Computertomographie (CT) gab, war da die Myelographie, eine Untersuchung mit Röntgenstrahlen. Sie war oft die einzige Möglichkeit, Bandscheibenvorfälle oder andere unklare Raumforderungen im Wirbelkanal genauer unter die Lupe zu nehmen. Heute wird sie seltener eingesetzt, hat jedoch bei bestimmten Fragestellungen durchaus Vorteile gegenüber MRT oder CT. Beispielsweise dann, wenn man wissen möchte, wie die Wirbelsäule in Aktion, etwa beim Vorbeugen, reagiert. Manchmal muss man nämlich das Zusammenspiel von Bandscheiben und Nervenwurzeln in Bewegung betrachten. Das gelingt nicht mit MRT oder CT, weil der Patient während dieser Untersuchungen ganz ruhig liegen muss, damit die Bilder nicht unscharf werden.

Bei einer Myelographie wird über eine dünne Nadel ein Kontrastmittel in den Rückenmarkskanal gespritzt und dann geröntgt. Durch den guten Kontrast lassen sich so die Nerven und ihre Lage gegenüber den anderen Strukturen sehr genau abgrenzen. Neben einer möglichen, sehr seltenen Infektionsgefahr ist eine Nebenwirkung bei der Myelographie häufig: Durch den Verlust von Rückenmarksflüssigkeit durch die Punktion kommt es im Kopf zu einem Unterdruck. Das kann vorübergehend zu starken Kopfschmerzen führen.

NLG (Messung Nervenleitgeschwindigkeit): Jeder Nerv unseres Körpers hat eine bestimmte Nervenleitgeschwindigkeit (NLG). Ist diese verlangsamt oder ist die Reizleitung völlig unterbrochen, bedeutet das, dass der Nerv geschädigt oder gar abgestorben ist. Das führt dann als Folge einer Rückenerkrankung zu Kribbeln und Taubheitsgefühlen in Armen oder Beinen. Die Methode, mit der die Nervenleitgeschwindigkeit gemessen wird, nennt sich Elektro-Neurographie (ENG) und wird in der Regel von einem Neurologen vorgenommen. Die Elektro-Neurographie wird an den peripheren Nerven angewendet. Das ist der außerhalb von Gehirn und Rückenmark liegende Teil des Nervensystems. Er besteht aus den Nerven, die als »Wurzeln« aus dem Rückenmark austreten, sich in Nervengeflechten rechts und links der Wirbelsäule gruppieren, und aus Nerven, die für Bewegung oder Gefühl die Haut, die Muskeln und die (Sinnes-)Organe des ganzen Körpers versorgen.

Bei einer Messung der Nervenleitgeschwindigkeit arbeitet der Arzt mit kurzen, sehr schwachen Stromstößen. Damit nutzt man die Tatsache aus, dass Nerven ähnlich wie Stromkabel funktionieren und ihre Impulse über elektrischen Strom weiterleiten. Bei der Messung wird der betroffene Nerv an mindestens zwei Stellen elektrisch gereizt. Gemessen wird dann der Zeitraum, der zwischen der Nervenreizung und dem Zusammenziehen des dazugehörigen Muskels liegt. Da diese Zeit nur wenige Tausendstel Sekunden beträgt, wird die Muskelreaktion über Oberflächenelektroden von einem Computer gestoppt und ausgewertet. Die Nervenleitgeschwindigkeit ergibt sich aus der Differenz der Zeiten und der Strecke zwischen den beiden Reizungsorten. An der Auswertung dieses Ergebnisses kann der Arzt auch erkennen, ob es sich eher um eine Erkrankung handelt, die die Umhüllung der Nerven, die sogenannten Markscheiden, betrifft oder ob das Problem eher im Inneren der Nerven liegt.

NLG-Messungen werden beispielsweise bei einer Polyneuropathie, das ist eine degenerative Erkrankung des peripheren Nervensystems, aber auch zur Diagnose bei Engpässen wie beispielsweise dem Karpaltunnelsyndrom eingesetzt.

Röntgen: Röntgenaufnahmen sind für die Diagnostik von degenerativen Rückenbeschwerden ungeeignet, denn es besteht keine Korrelation zwischen Röntgenbefunden und den schmerzverursachenden Entzündungen. Röntgenbilder sind wichtig zur Diagnose bei knöchernen Verletzungen nach Stürzen oder Unfällen, bei Fehlstellungen wie Skoliosen, aber auch bei Verdacht auf Tumoren.

SEMG (Oberflächen-Elektromyographie): Das SEMG ist eine Form der Elektromyografie, das S steht für Surface, also Oberfläche. Bei dieser Methode nutzt der Arzt keine Nadeln, um die Aktivität der Muskeln zu messen, sondern klebt lediglich Elektroden auf die Hautoberfläche. Zudem wird nicht die Aktivität einzelner Muskelfasern wie beim EMG gemessen; die Methode erlaubt einen Überblick über die gesamte Muskelfunktion und den Zustand in einem Bereich, dient darüber hinaus zur Therapieplanung sowie zur Erfolgskontrolle des Muskelaufbaus. Außerdem ist sie im Vergleich zum EMG völlig schmerzlos für den Patienten.

Somatisch evozierte Potenziale (SEP): Mit dieser neurologischen, rund einstündigen Untersuchung lässt sich beispielsweise der Grad einer Spinalstenose feststellen. Dabei werden verschiedene Nerven an Armen und Beinen durch wiederholte Stromimpulse gereizt. Die sensiblen Bahnen leiten diese über die peripheren Nerven und das Rückenmark zum Gehirn. Über Elektroden an Oberarm, Wirbelsäule und Kopf werden diese gemessen und ausgewertet. So kann festgestellt werden, ob eine Leitungsverzögerung im Verlauf der Nervenbahn peripher oder zentral im Bereich des Rückenmarks oder des Gehirns liegt.

Da die Muskeln während der Untersuchung entspannt sein müssen, bekommt man vorher häufig ein muskelentspannendes Medikament, das etwas müde machen kann.

Szintigrafie: Die Szintigrafie ist ein nuklearmedizinisches Verfahren, bei dem radioaktiv markierte Stoffe gespritzt werden, die sich beispielsweise im Skelett anreichern. Die von den radioaktiven Stoffen ausgehende

Gammastrahlung fängt ein Scanner oder eine Kamera auf und setzt sie in ein Bild, das sogenannte Szintigramm um. An Entzündungsherden etwa läuft der Stoffwechsel schneller ab, an diesen Stellen sind die radioaktiven Stoffe anders verteilt als im übrigen Gewebe. Sie erscheinen auf dem Szintigramm dann dunkler oder bei einem Farb-Szintigramm auch in roter Farbe, was auf viel Aktivität, also Verschleiß, Entzündungsreaktionen oder Tumoren, hinweist. Die Methode dient zudem der Feststellung einer Lockerung von Endoprothesen (künstlichen Hüft-, Knie- oder Schultergelenken).

Ultraschall: Ärzte mit geübtem Blick in Sachen Ultraschall können mit dieser für den Patienten völlig schmerzfreien und unbelastenden Methode einige Rückenprobleme, die auf Veränderungen der Weichteile zurückgehen, erkennen. Dazu gehören Blutergüsse nach Unfällen und Verletzungen, Entzündungen und Reizungen des Iliosakralgelenks und der Muskelansätze, aber auch Ödeme, Sehnenrisse sowie Verdickungen durch entzündetes Gewebe.

Videolaufanalyse: Bei der Videolaufanalyse wird mit bis zu vier Kameras gearbeitet, der Patient steht dabei auf einem Laufband. Dabei kann das Gangbild durch eine Umstellung der Laufrichtung des Laufbands in acht verschiedenen Perspektiven unter die Lupe genommen werden. Bei der Ansicht von hinten etwa sieht man, in welcher Anordnung die Füße auftreten. Bei einem Überkreuzen der Füße spricht man von »Overcrossing«, ausgelöst durch eine zu schwache Hüft-Gesäß-Muskulatur. Dabei kippt jeweils in der Stabilisierungsphase das Becken ab, und das durchschwingende Bein geht über die Achse des anderen Fußes hinaus, so dass eine ständige Fehlbelastung entsteht. Das kann auf Dauer zu Schädigungen an den Kniegelenken führen. Ein Abkippen des Beckens verursacht zudem eine Fehlbelastung der Wirbelsäule. Durch diese Verdrehung der Wirbelsäule kann es zu einer funktionellen Skoliose bis hin zu einem Schulterschiefstand kommen.

Spezielle Stretchingmethoden sowie ein gezieltes Work-out können helfen, das »Overcrossing« künftig zu vermeiden.

Bei der Seitenansicht bekommt der Arzt bei der Videolaufanalyse die Information, ob es sich um einen Rückfuß-, Mittelfuß- oder Vorfußläufer handelt. Das erleichtert die Auswahl des richtigen Laufschuhs und die Konstruktion der orthopädischen oder funktionellen Einlage.

Durch eine Umstellung der Laufrichtung des Laufbandes kann der Patient auch in der Frontalansicht begutachtet werden. Durch Markieren der Kniescheibe gibt das Ganze dann Aufschluss darüber, ob der Patient eine X-Bein- oder eine O-Bein-Stellung hat. Das kann zu Kraftverlust, aber auch zu einer massiven Fehlbelastung der Knieachsen und somit zu einer dauernden Überlastung der Bänder, Menisken und des Knorpels führen. Alle Messergebnisse werden dann zu einem Bericht zusammengefasst und erleichtern eine integrierte, ganzheitliche Versorgung des Patienten, eventuell auch mit zusätzlichen Schmerztherapien oder maßgeschneiderter Physiotherapie, Massagen oder Osteopathie.

4-D-Gesamtkörperstatikvermessung: Diese Diagnosemethode wird auch als Video-Raster-Stereografie (VRS) bezeichnet und ermöglicht eine Abklärung von Formveränderungen oder Fehlhaltungen der Wirbelsäule völlig ohne Röntgenstrahlung. Das ist gerade bei Kindern in der Wachstumsphase mit Skoliose oder Morbus Scheuermann wichtig, die regelmäßig vermessen werden müssen. Wichtig ist sie auch zur Ermittlung von Beinlängendifferenzen. Und die sind gar nicht selten: 70 Prozent aller Menschen haben verschieden lange Beine. Ausgeglichen werden muss das bei Erwachsenen allerdings erst ab einem Unterschied von einem Zentimeter, bei Kindern auch schon bei geringeren Differenzen.

Die 4-D-Gesamtkörperstatikvermessung kann die Wirbelsäule im Vergleich zu anderen bildgebenden Verfahren dreidimensional darstellen. Ein Projektor wirft bei dieser berührungslosen Untersuchung parallele Messlinien mit weißem Licht auf den Rücken des Patienten, eine Videokamera gibt das Muster an einen Computer weiter. Eine Software wandelt das Ganze schließlich in ein dreidimensionales Bild um. Auch Korrekturmaßnahmen können bei dieser Methode am Bildschirm simuliert werden, um die maßgeschneiderte Therapie für den jeweiligen Patienten zu finden.

1. Stufe: Sanfte Methoden

Muskeltraining

Auch wenn Sie es in diesem Buch schon mehrfach gelesen haben – ich kann es gar nicht oft genug betonen: Muskeltraining ist das A und O zur Vorbeugung von Wirbelsäulenproblemen, und es ist ebenfalls wichtig, schnell wieder damit in der Rehabilitationsphase nach einer Rückenerkrankung zu starten. Denn eine starke Muskulatur von Rücken, Bauch, aber auch allen anderen Regionen ist der beste Schutz vor Rückenproblemen. Moderates Krafttraining hilft bei bereits vorhandenen Schmerzen, aus einer ungesunden Schonhaltung herauszukommen und den Schmerz zu lindern. Ob Sie an Geräten oder mit Hilfsmitteln wie Hanteln, Theraband, Ball oder Flexi-Bar trainieren, ist Geschmackssache. An Geräten kann man einerseits wenig falsch machen, weil der Bewegungsweg vorgegeben ist. Andererseits lässt sich daran nicht die Bewegung schulen, und auch muskuläre Fehlhaltungen lassen sich nicht ausgleichen. Ganz wichtig, egal ob beim Training an Geräten oder bei freien Übungen mit Hilfsmitteln, ist ein gezieltes, für Ihr Problem maßgeschneidertes Trainingsprogramm, das Sie bei einem Physiotherapeuten oder ausgebildeten Sportlehrer erlernen. Entscheidend ist auch, dass die Bewegungen zwischendurch immer wieder durch einen qualifizierten Trainer oder Therapeuten korrigiert werden, damit sich keine Fehlhaltungen einschleichen, die eventuell zu neuen Problemen führen können.

Dorn-Methode & Breuß-Massage

Es war das eigene Leiden, das den Allgäuer Landwirt und Sägewerksbetreiber Dieter Dorn zur Entwicklung der Dorn-Methode brachte. Er erlitt 1975 bei der Arbeit einen äußerst schmerzhaften Hexenschuss, weigerte sich aber, zum Arzt zu gehen. Stattdessen suchte er einen betagten »Knocheneinrenker« im Nachbardorf auf – und ging nach einem gezielten Daumendruck auf die Wirbelsäule so gut wie schmerzfrei zur Tür hinaus.

Dorn perfektionierte die Methode und konnte recht schnell auch seine Frau von ihren rückenbedingten, Jahrzehnte währenden starken Kopfschmerzen heilen.

Die Dorn-Methode geht davon aus, dass die meisten Rückenbeschwerden durch Beinlängenunterschiede, die wiederum zu einem Beckenschiefstand führen, zustande kommen. Mittels eines gezielten seitlichen Daumendrucks sollen die dadurch verschobenen Wirbel wieder ins Lot gebracht werden. Bewährt hat sich die Dorn-Methode bei Beckenschiefstand, Skoliose, Ischias und Hexenschuss, Iliosakralgelenkproblemen, Schulterschmerzen, Tennisarm, Bandscheibenvorfall, Empfindungsstörungen an Händen oder Füßen, aber auch bei Rückenproblemen nach Operationen.

Kombiniert wird die Dorn-Methode häufig mit der Breuß-Massage, deshalb wird die Behandlung oft auch als Dorn-Breuß-Methode bezeichnet. Die Breuß-Massage wird idealerweise vor dem Daumendrücken nach Dorn angewandt. Dabei wird die Wirbelsäule mit Johanniskrautöl sanft massiert. Das regt die Durchblutung an, entspannt die Muskulatur und fördert die Regeneration von unterversorgten Bandscheiben.

Phytotherapie & Aromatherapie

»Sollte ich es statt mit starken Schmerzmitteln nicht erst einmal mit etwas ganz Natürlichem versuchen?« Diese Frage stellen mir manchmal Patienten. Für mich gibt es da kein Schwarz oder Weiß. Und deshalb steht zwischen chemischen Schmerzmitteln und Phytotherapeutika, also pflanzlichen Heilmitteln, für mich auch kein *Oder*, sondern ein *Und*. Beide haben ihre Berechtigung und ihre Einsatzgebiete. Phytotherapeutika sind immer einen Versuch wert, wenn es sich um leichtere akute Rückenprobleme wie Verspannungen oder Blockierungen handelt. Dann können sie Linderung bringen – ganz ohne Chemie und Nebenwirkungen. Bei starken, stärksten und chronischen Schmerzen sollte man jedoch zu anderen Mitteln greifen, damit keine wertvolle Zeit verrinnt und sich der Schmerz nicht ins Gedächtnis einbrennt.

Die folgenden Mittel und Methoden gehören traditionell zu den Rückenfreunden, weil sie eine entzündungshemmende und/oder eine schmerzlindernde Wirkung haben.

Arnika: Sie wurde schon ab dem 17. Jahrhundert zur Behandlung von stumpfen Verletzungen eingesetzt. Heute weiß man auch, warum: Die gelben Blüten enthalten ätherische Öle, Flavonoide sowie Cumarine, die entzündungshemmend und schmerzlindernd wirken. Der Inhaltsstoff Helenalin stoppt zudem Entzündungen und Ödeme. Arnika darf nicht innerlich, sondern nur äußerlich angewandt werden. Fertige Salben, Tinkturen oder Öle mit Arnika-Extrakt werden direkt auf die schmerzenden Stellen aufgetragen und leicht einmassiert. Allergiker sollten mit Arnika jedoch vorsichtig sein, denn die Pflanze hat ein relativ hohes Allergiepotenzial. Wenn Sie allergisch gegen Korbblütler (Kamille, Beifuß, Schafgabe) sind, sollten Sie keine Arnika-Präparate verwenden. Unverdünnte Arnika-Tinktur kann außerdem Reizungen und Ekzeme hervorrufen.

Aromatherapie: Aromatherapie wirkt, das ist inzwischen wissenschaftlich bewiesen. Krankenhäuser beispielsweise nutzen die unterschiedliche Wirkung von Düften, um etwa Krebskranken während einer Chemo- oder Strahlentherapie ein wenig von ihrer Angst zu nehmen. Frauen bringen mit dem Duft von ätherischen Ölen im Kreißsaal ihre Kinder schmerzfreier auf die Welt. In japanischen Firmen werden Zitrusaromen in die Luft geblasen, um die Konzentrationsfähigkeit der Angestellten zu steigern. Und Kaufhäuser und viele Mode-Ketten beduften ihre Räume und Umkleidekabinen ganz dezent, um Kunden in Kauflaune zu bringen. Die Wirkung der Aromatherapie geht buchstäblich von der Nase in den Kopf. Über die Riechzellen in der Nase gelangen die Duftmoleküle ins limbische System im Gehirn. Dieser älteste Teil ist unter anderem zuständig für die Verarbeitung von Gefühlen. Hirnforscher sprechen auch gerne vom »Vergnügungspark im Kopf«. Signalisiert ein Duftmolekül dem Hirn »Entspannung«, fühlen wir uns innerhalb kürzester Zeit auch gleich viel gelassener.

Diese beruhigende Wirkung von ätherischen Ölen lässt sich auch bei stressbedingten Rückenschmerzen nutzen. Eine Relaxwirkung haben beispielsweise ätherische Öle wie Lavendel, Neroli, Kamille, Vanille oder Melisse. Doch Aromaöle wirken nicht nur durchs Einatmen, sie können auch bei direkter Anwendung auf der Haut helfen. Durchblutungsfördernd bei Verspannungen wirken beispielsweise Öle wie Rosmarin, Majoran, Geranie, Koriander oder Pfefferminz. Sie sollten allerdings – wie fast alle ätherischen Öle mit Ausnahme von Lavendel und Teebaum – nicht direkt auf die Haut aufgetragen werden, sondern immer mit einem neutralen hautfreundlichen Basisöl (Jojoba-, Mandel-, Avocado-, Macadamianuss- oder Oilvenöl) in einem Verhältnis von 100 Milliliter Basisöl und maximal 20 Tropfen ätherischem Öl gemischt werden. Wichtig: Nicht bei Kindern anwenden, in der Schwangerschaft sollten Sie Rücksprache mit Ihrem Arzt oder der Hebamme halten.

Beinwell: Schon römische Ärzte in der Antike und die Benediktinerin Hildegard von Bingen setzten diese Pflanze zur Heilung von Knochenbrüchen, Prellungen und Zerrungen ein. Beinwell wird traditionell, wie der Name schon sagt, auch bei Venenproblemen und schweren Beinen eingesetzt. Die Pflanze mit den auffälligen purpurfarbenen glockenförmigen Blüten hat eine durchblutungsfördernde, abschwellende Wirkung, außerdem wirkt Beinwell antientzündlich und fördert die Neubildung von Gewebe. Das macht die Pflanze auch zum idealen Therapeuten bei Rückenproblemen, Verspannungen und Verstauchungen. Ihre Hauptwirkstoffe sind Rosmarinsäure, Cholin, Allantoin und spezielle Schleimstoffe. Aktuelle Studien haben sogar ergeben, dass Salben mit Beinwellextrakt eine ähnliche Wirksamkeit wie Salben mit dem chemischen Wirkstoff Diclofenac haben. Und in einer placebokontrollierten Studie verspürten Patienten mit Problemen im Sprunggelenk nach einer einwöchigen Behandlung mit Beinwellsalbe einen Rückgang der Schmerzen um 63 Prozent. Schmerzgeplagte, die ihr Gelenk mit einer Salbe mit einem Placebowirkstoff behandelten, spürten nur eine Schmerzlinderung von 25 Prozent. Beinwell hat zudem eine wärmende Wirkung, das tut bei Verspannungen doppelt gut. Wichtig: Beinwell sollte ausschließlich äußerlich angewandt werden. Da der Extrakt aber auch in geringen Mengen eine leberschädigende Substanz (Pyrrolizidinalkaloide) enthält, sollten Salben mit diesem Wirkstoff nach Empfehlung des Bundesinstituts für Arzneimittel nur vier bis sechs Wochen im Jahr angewendet werden.

Bockshornklee: Wenn Sie gerne indisch essen, kennen Sie Bockshornklee garantiert. Denn er ist Bestandteil jedes guten Currypulvers. Schon Hippokrates war ein Fan von Bockshornklee. Er verwendete ihn damals bei Frauen zur Geburtserleichterung. Heute wissen Botaniker und Arzneimittelforscher wesentlich mehr über die Pflanze und stellten in zahlreichen Studien fest, dass sie auch bei entzündlichen Rückenschmerzen hilfreich sein kann. Bockshornklee enthält Stoffe wie Schleimstoffe, Flavonoide und Steroide, die den Körper zur Bildung von entzündungshemmenden Botenstoffen anregen. Außerdem stecken in dem heuartig duftenden Kraut Saponine, die dafür sorgen, dass die Wirkstoffe auch in tiefere Gewebeschichten gelangen und dort besonders effektiv wirken können. Gemahlene Bockshornkleesamen eignen sich besonders für Umschläge. Dabei werden 50 Gramm des Bockshornklee-Pulvers in ¼ Liter Wasser für fünf bis zehn Minuten aufgekocht und nach dem Abkühlen noch warm auf die Haut gestrichen. Mindestens 30 Minuten einwirken lassen. Besonders wirksam ist es, wenn Sie diese Auflage über etwa zwei Wochen täglich konsequent durchführen.

Borretschöl: Borretsch kennen Sie vielleicht aus der Küche, er ist ein wichtiger Bestandteil der klassischen Frankfurter grünen Soße. Kaum zu glauben, dass das Öl dieses Krautes zum Verbündeten bei Rückenschmerzen und rheumatischen Erkrankungen werden kann. Das liegt an seinen Hauptinhaltsstoffen: wertvolle ungesättigte Fettsäuren wie die Omega-6-Fettsäure Gamma-Linolensäure. Diese Säuren haben einen Einfluss auf den Prostaglandinspiegel und können so entzündliche Prozesse im Körper unterdrücken. In mehreren klinischen Studien konnte nachgewiesen werden, dass die längerfristige Einnahme von Borretschöl zu einer deutlichen Verbesserung der Symptome bei rheumatoider Arthritis führt. In einer anderen Studie wurde bei den Probanden eine deutliche Verringerung von entzündungsfördernden Stoffen im Blut wie Leukotrien B4 und C2 oder Prostaglandin E festgestellt. Borretschöl lässt sich zum Einreiben verwenden, es kann aber auch zur Zubereitung von Speisen verwendet werden. Wer unter Rheuma und entzündlichen Rückenerkrankungen leidet, sollte bis zu 7 Gramm des Öls am Tag zu sich nehmen. Übrigens: Borretschkraut enthält Pyrrolizidinalkaloide, die eine leberschädigende Wirkung haben können, deshalb sollten Sie das Kraut nicht längerfristig verwenden. Borretschöl dagegen enthält diese Alkaloide nicht oder höchstens in sehr geringen Spuren und kann deshalb unbedenklich auch über einen längeren Zeitraum verwendet werden.

Brennnessel: Im Mittelalter wurden Menschen mit Ischiasbeschwerden und Hexenschuss gerne mit Brennnesselzweigen gepeitscht. Durch das enthaltene Nesselgift kam es zu einer verstärkten Durchblutung der Haut, das daraus entstehende Wärmegefühl linderte die Beschwerden und Verspannungen. Derart martialisch müssen Sie heute nicht mehr vorgehen, wenn Sie Ihrem Rücken etwas Gutes tun möchten. Neue Studien haben nämlich gezeigt, dass Brennnesselextrakt in Form von Frischsaft, Tee oder Kapseln eine ähnlich gute und völlig schmerzfreie Wirkung auf geschundene Bandscheiben, abgenutzte Knorpel und Verspannungen hat. Der Extrakt enthält Mineralsalze, ungesättigte Fettsäuren und Kieselsäure und hat eine abschwellende sowie entzündungshemmende Wirkung. Studien an Patienten mit rheumatischen oder arthritischen Beschwerden in einem Zeitraum von drei bis sechs Wochen haben gezeigt, dass 80 bis 95 Prozent der Probanden die Wirksamkeit des Brennnesselextrakts als gut oder sogar sehr gut bewerteten.

Cayennepfeffer: Wer gerne thailändisch oder mexikanisch isst, kennt dieses Brennen auf der Zunge durch Cayennepfeffer und Chilischoten. Was da für das Prickeln auf der Zunge sorgt, ist der Scharfmacher Capsaicin. Und genau mit diesem Wirkstoff oder seinem chemischen Verwandten Nonivamid arbeiten Wärmepflaster und -salben gegen Muskelverspannungen. Capsaicin hemmt die Freisetzung eines Schmerzbotenstoffes namens Substanz P. So kommen keine Schmerzsignale mehr im Gehirn an, der Muskel kann sich entspannen. Wärmepflaster und Salben werden auf die schmerzenden Stellen aufgeklebt oder einmassiert und entfalten ihre muskelentspannende Wirkung dort über Stunden. Wer sehr empfindliche Haut hat, sollte mit Wärmepflastern allerdings vorsichtig sein, manchmal ist die Reizwirkung zu stark. Nonivamid ist generell ein wenig sanfter als Capsaicin und wird oft als sogenanntes Sensitivpflaster angeboten. Bei offenen Wunden oder ansonsten geschädigter Haut sind Wärmepflaster und -salben allerdings tabu, auch in der Schwangerschaft sollten sie nicht angewendet werden.

Enzyme: Enzyme sind die Katalysatoren für fast alle Vorgänge im Körper, sie haben eine entzündungshemmende, reinigende und abschwellende Wirkung, unterstützen aber auch das Immunsystem in positiver Weise. Man setzt sie deshalb beispielsweise nach kleineren Operationen ein, da sie die Wundheilung beschleunigen. Hilfreich können sie auch bei Ischiasbeschwerden und einem akuten Hexenschuss sein. Enzympräparate wirken bei akuten Schmerzen am besten in einer Art Stoßtherapie. Über einen kurzen Zeitraum von einer Woche sollte man möglichst hohe Dosen (siehe Anwendungshinweis auf dem Beipackzettel) einnehmen. Als Langzeittherapie zur Vorbeugung von Beschwerden – beispielsweise von Sportlern gerne genutzt – werden sie niedrig dosiert. Enzyme können auch per Spritze injiziert werden.

Herbstzeitlose: Vom Gift zur Gicht – im Altertum wurde die Herbstzeitlose sowohl für Heilzwecke als auch für Giftmorde verwendet. Heute nutzt man glücklicherweise nur noch ihre legale Seite und setzt sie bei Rücken- und Gelenkbeschwerden ein, die durch Gicht ausgelöst werden. Gicht ist eine erblich bedingte Stoffwechselstörung, bei der sich Harnsäurekristalle in den Gelenken ablagern. Zu 95 Prozent trifft diese Erkrankung Männer, meist im mittleren Alter. Durch die Ablagerung dieser Harnsäure kommt es im akuten Stadium zu Entzündungen und starken Schmerzen. Die chronische Gicht führt zu Knochenabbau, Gelenkdeformierungen, Schädigungen der Niere sowie Nierensteinen. Die Herbstzeitlose enthält einen Wirkstoff namens Colchinin, der hochgiftig ist, in Fertigpräparaten aber in einer standardisierten, ungiftigen Dosis vorhanden ist. Er unterbricht die Kettenreaktion bei einem akuten Gichtanfall schnell. Präparate mit Herbstzeitlosenextrakt sind rezeptpflichtig. Selbst experimentieren sollte man mit der Pflanze keinesfalls, da sie in allen Teilen stark giftig ist.

Johanniskraut: Johanniskraut ist eine relativ nebenwirkungsarme Alternative zu chemischen Antidepressiva. Doch die Pflanze mit den goldgelben Blüten kann noch mehr: Sie wirkt auch schmerzhemmend und entspannt die Muskulatur, ist deshalb auch ideal bei Verspannungen. Und da bei chronischen Schmerzen oft ein allgemeines Stimmungstief dazukommt, kann die Anwendung in doppelter Weise hilfreich sein. Das Öl aus den Johanniskrautblüten, aufgrund seiner tiefroten Farbe auch »Rotöl« genannt, eignet sich bestens zur äußerlichen Behandlung von Muskelverspannungen und Gelenkbeschwerden. Kommen aufgrund der Schmerzen auch Schlaflosigkeit, Unruhe und Konzentrationsschwierigkeiten hinzu, kann man die Wirkung durch die Einnahme von Johanniskrauttabletten noch unterstützen. Wichtig ist eine ausreichend hohe Dosis von 900 Milligramm pro Tag, am besten verteilt auf dreimal 300 Milligramm. Wichtig: Johanniskrauttabletten und auch das Rotöl machen die Haut deutlich lichtempfindlicher. Wenn Sie während der Behandlung in die Sonne gehen, dann bitte nur mit einem sehr hohen Lichtschutzfaktor von 50 plus, auch Sunblocker genannt.

Kampfer: Er war einst das Werd-wieder-wach-Mittel, wenn feine Damen aufgrund viel zu eng geschnürter Korsetts in Ohnmacht fielen. Kein Wunder, sein streng-scharfer, an Eukalyptus erinnernder Duft macht sofort munter. Doch der Stoff aus Blättern und Holz des asiatischen Kampferbaumes kann auch einem geschundenen Rücken wieder neue Lebenskraft einhauchen. Seine ätherischen Öle haben eine positive Wirkung bei

Verspannungen und Gelenkschmerzen. Kampfer steckt daher in Salben mit durchblutungsfördernder Wirkung, oft in Kombination mit anderen ätherischen Ölen wie Eukalyptus, Nelke, Rosmarin oder Menthol. Gut für Einreibungen ist auch Kampferspiritus, den Sie in der Apotheke bekommen. Damit kann man die schmerzenden Stellen zweimal pro Tag leicht massieren. Wichtig: Wer an Asthma, Keuchhusten oder Pseudokrupp leidet, sollte Kampfer meiden. Er kann nämlich zu allergischen Symptomen mit Hautausschlägen, Schwellungen und einer Verkrampfung der Bronchialmuskeln verbunden mit Atemnot führen. Auch für Kinder und Schwangere ist Kampfer nicht geeignet.

Roter Sonnenhut oder Purpursonnenhut: Sonnenhut, auch als Echinacea purpurea bekannt, stärkt vor allem das Immunsystem und kommt deshalb auch in Fertigarzneien zur Vorbeugung von Erkältungen und anderen Infekten zum Einsatz. Und er ist ein guter Helfer bei chronischen Rückenschmerzen in Kombination mit einer Entzündung. Echinacea gibt es auch als homöopathischen Inhaltsstoff in Globuli oder als alkoholhaltige Tinktur. Achtung: Der Rote Sonnenhut hat ein gewisses Allergiepotenzial. Wenn Sie allergisch auch auf andere Korbblütler wie Arnika, Ringelblume, Kamille, Estragon oder Beifuß reagieren, sollten Sie auch den Sonnenhut besser meiden.

Schwarzkümmel: Sicherlich kennen Sie diese kleinen schwarzen Samen, die beispielsweise dem türkischen Fladenbrot den so besonderen Geschmack verleihen. Das ist Schwarzkümmel, übrigens nicht mit Kreuzkümmel zu verwechseln. Beide schmecken völlig unterschiedlich und haben eine ganz unterschiedliche medizinische Wirkung. Schwarzkümmel enthält wie Borretsch- oder Nachtkerzenöl sehr viele ungesättigte Fettsäuren wie Linol- oder Gamma-Linolensäure. Diese Fettsäuren stärken das Immunsystem, indem sie einerseits die Produktion abwehrstärkender Stoffe stimulieren und andererseits die Bildung entzündungsauslösender Substanzen unterdrücken. Ideal also für Rückenbeschwerden, die mit einer Entzündungsreaktion einhergehen. Schwarzkümmel kann man als

Tee trinken, es gibt aber inzwischen auch praktische Kapseln mit Schwarzkümmelöl zum Einnehmen. Äußerlich eignet sich das Öl aus den Samen auch gut für Einreibungen.

Teufelskralle: So ganz genau kennt man die Wirkmechanismen der Teufelskralle noch nicht. Entscheidend aber ist wohl der in den Wurzeln der Pflanze enthaltene Wirkstoff Harpagosid. Er greift in den sogenannten Arachidonsäure-Stoffwechsel ein und blockiert so die Produktion von schmerz- und entzündungshemmenden Botenstoffen. In einer Studie der Uniklinik Frankfurt zeigte sich, dass Rückenschmerzen mit Teufelskralle-präparaten teilweise effektiver behandelt werden konnten als mit herkömmlichen Rheumamitteln. Und das bei deutlich weniger Nebenwirkungen. Steigern lässt sich die Wirkung der Teufelskralle noch durch den Zusatz von hoch dosiertem Vitamin E, am besten 800 Milligramm pro Tag. Gerade bei Arthrose, Rheuma und chronischen Rückenschmerzen sind Präparate mit Teufelskralle einen Versuch wert. Etwas Geduld sollten Sie bei der Behandlung allerdings mitbringen. Wie bei vielen Phytotherapeutika dauert es rund drei Wochen, bis man eine Wirkung spürt. Dafür eignet sich Teufelskralle auch zur Langzeitbehandlung und ist deutlich besser verträglich als chemische Schmerzmittel.

Weidenrinde: Sie ist das natürliche Vorbild der chemischen Antischmerzsubstanz Acetylsalicylsäure (ASS). Weidenrinde wirkt schmerzlindernd, entzündungshemmend und hilft gegen Fieber. Sie hemmt die Freisetzung von Prostaglandinen, also Entzündungsbotenstoffen. Der Hauptwirkstoff der Weidenrinde ist das Salicin, das in der Leber zum Wirkstoff Salicylsäure umgebaut wird. Im Gegensatz zur chemischen Substanz ASS hat Weidenrindenextrakt keine schädigende Wirkung auf die Magenschleimhaut, ist daher besser verträglich und eignet sich somit auch zur längerfristigen Anwendung. Eine antientzündliche Wirkung haben vermutlich auch noch andere Inhaltsstoffe in der Weidenrinde, etwa die enthaltenen Flavonoide und Procyanidine. Das sind Stoffe, mit denen sich die Pflanze selbst vor schädlichen Umwelteinflüssen schützt. In einer

Studie der Uni Tübingen mit Patienten mit Hüft- und Kniegelenkarthrosen zeigte sich bei 70 Prozent der Probanden nach ein bis vier Wochen Behandlungsdauer eine eindeutige Verbesserung. Die Schmerzen hatten abgenommen, die Patienten fühlten sich insgesamt beweglicher. Eine israelische Studie zeigte auch bei Rückenschmerzpatienten eine deutliche Verbesserung bei Einnahme von hochdosiertem Weidenrindenextrakt. Übrigens: Da der Wirkstoff keine blutverdünnende Wirkung wie die Acetylsalicylsäure hat, kann er nicht zur Vorbeugung eines Herzinfarktes eingesetzt werden. Weidenrindenextrakt gibt es in Tablettenform in der Apotheke. Die Tagesdosis liegt bei 60 bis 120 Milligramm pro Tag, bei stärkeren Schmerzen und unter ärztlicher Aufsicht kann diese Dosis auf 240 Milligramm erhöht werden.

Physiotherapie

Was heute Physiotherapie heißt, ist nichts anderes als die gute alte Krankengymnastik. Sie kann vom Arzt verschrieben werden. Eine Behandlung dauert zwischen 20 und 40 Minuten. Wir setzen sie bei uns nicht nur in der ersten Behandlungsstufe bei leichten Schmerzen ein, sondern kombinieren sie bei Patienten mit stärkeren Schmerzen in der Phase des Abklingens mit unseren interventionellen Schmerztherapien. In der akuten Schmerzphase halte ich von Physiotherapie allerdings wenig, weil der Therapeut frustriert ist, da der Patient wegen der Schmerzen kaum zu Übungen fähig ist, und der Patient sich nach der Therapie oft schlechter als vorher fühlt.

Zur Physiotherapie gehören einerseits aktive Übungen zur Muskelkräftigung und besseren Bewegungskoordination, andererseits aber auch passive Therapien mit natürlichen physikalischen Reizen wie Wärme, Kälte, Druck, Elektrizität und Strahlung. Es gibt sehr viele unterschiedliche Verfahren, nach denen Physiotherapeuten arbeiten. Das ist für den Patienten oft verwirrend. Manche Physiotherapierichtungen sind zudem sehr dogmatisch und betrachten sich als die einzig wahre Behandlungsmöglichkeit. Mein Rat: Es kommt weniger auf das Therapieverfahren als vielmehr auf den Therapeuten an, in dessen Hände Sie sich begeben. Das muss man sich ein wenig so vorstellen wie einen guten Handwerker, der ein Loch in die Wand bohren will. Dabei ist es relativ egal, ob er dazu eine Bohrmaschine der Firma X oder der Firma Y verwendet. Hilfreich für den Patienten kann es sein, sich bei anderen Rückenleidenden nach einem guten Therapeuten zu erkundigen; hier läuft viel durch Mund-zu-Mund-Propaganda.

Wahre Glücksgriffe: Massagen

Massagen sind nicht nur äußerst angenehm, sie helfen auch nachgewiesenermaßen dabei, Körper und Seele wieder in Balance zu bringen. Die sanften Handarbeiten lösen nicht nur Verspannungen der Muskulatur auf, sondern wirken auch beruhigend auf stressgeplagte Menschen. Durch Massagen wird nämlich das Antistresshormon Oxytocin freigesetzt und gleichzeitig die Produktion von körpereigenen Wohlfühlhormonen wie Endorphinen angeregt. So werden stressbedingte Nackenschmerzen, Muskelverhärtungen und chronische Rückenschmerzen gleich auf doppelte Weise gelindert. So schön und entspannend Massagen aber auch sind, sie ersetzen keinesfalls die aktive Kräftigung der Muskulatur.

Klassischer Problemlöser: Schwedische Massage

Von zart bis hart, so lässt sich die Mutter aller Handstreiche beschreiben. Sie wurde schon zu Beginn des 19. Jahrhunderts von dem Schweden Per Henrik Ling kreiert und gehört nach wie vor zu den beliebtesten Massagetechniken. Kein Wunder, sie ist schließlich ein echtes Allroundtalent: Sie sorgt für eine verbesserte Durchblutung, regt den Lymphfluss an, verbessert den Spannungszustand der Muskeln und löst Verhärtungen. Außerdem beschert sie uns eine tiefere Atmung und entspannt so auch auf seelischer Ebene. Eine schwedische Massage beginnt immer mit sanften, streichenden Bewegungen als Einleitung, löst dann durch Kneten Verspannungen und macht schließlich in der dritten Phase mit reibenden Bewegungen harte Muskeln weich. Manche Therapeuten lassen auch trommelnde oder vibrierende Bewegungen einfließen.

Exotischer Rückzug: Ayurveda-Ölmassage

Ayurveda ist eine indische, jahrtausendealte Gesundheitslehre, die wir, wenn es ein Patient wünscht, auch in meiner Klinik Jägerwinkel am Tegernsee in die Therapie einfließen lassen. Einfach, weil sie aus ganzheitlicher Sicht eine gute und sinnvolle Verbindung zwischen den »harten« Facts der modernen Schulmedizin und dem alten, vielfach bewährten Wissen der asiatischen Kultur schafft. Neben einer besonderen Ernährung und Entgiftungsmethoden nach verschiedenen Konstitutionstypen gehört auch Abhyanga dazu, eine ganz besondere Massage mit erwärmtem pflanzlichem Öl, die oft von zwei Therapeuten gleichzeitig durchgeführt wird.

Als Einstieg und zur Anwendung zu Hause eignet sich eine Sesamöl-Fussmassage, die Sie fast zum Nulltarif bekommen. Sesamöl ist neben Kokosnussöl eines der beliebtesten Öle des Ayurveda. Es eignet sich für alle Konstitiutionstypen und enthält außerdem eine große Anzahl an Antioxidantien, die freie Radikale im Körper unschädlich machen. So geht's: Erwärmen Sie drei bis vier Esslöffel Sesamöl im Wasserbad oder in der Mikrowelle und massieren Sie Ihre Füße ausgiebig mit dem warmen Öl. Danach dünne Baumwollsocken überziehen und am besten sofort ab ins Bett.

Voller Ausstrahlung: Fußreflexzonenmassage

Bei der Fussreflexzonenbehandlung geht man davon aus, dass jedes Organ im Körper über bestimmte Energiebahnen mit einem Punkt am Fuß verbunden ist. Über eine Massage dieser Druckpunkte sollen Energien aktiviert werden, die dann einen Regenerationsimpuls an das betroffene kranke oder nicht voll funktionierende Organ senden sollen. So liegt etwa die Reflexzone für das Hüftgelenk um den Sprunggelenkknöchel herum, die Reflexzonen der Wirbelsäule liegen an den Innenseiten der Füße. Die Reflexzonen für einige Organe sind nur auf einem Fuß vorhanden. So liegt der Punkt für die Leber ungefähr in der Fußsohlenmitte des rechten Fußes, die Zone für die Milz existiert dagegen nur am linken Fuß, etwa in der Mitte der Fußsohle auf der Höhe zwischen kleinem Zeh und Ferse.

Eine vereinfachte Form der Fußreflexzonenmassage eignet sich auch gut zum Selbermachen. So geht's: Das Wichtigste bei der Massage ist der sogenannte Raupengang. Ähnlich wie die Bewegung einer Raupe gleitet der Daumen über die zu behandelnden Areale. Legen Sie dazu den Daumen flach auf das Gebiet am Fuß, das Sie behandeln wollen. Heben Sie dann das obere Daumenglied etwas an, ohne jedoch mit der Fingerkuppe ganz den Kontakt zur Fußsohle zu verlieren. Senken Sie dann das obere Daumenglied wieder, dadurch bewegt sich der Finger automatisch raupenartig nach vorne. Wichtig: konzentrieren Sie sich auf die Bewegung, führen Sie sie langsam durch und spüren Sie Ihr Gewebe Millimeter für Millimeter.

Zum Ausprobieren können Sie gleich etwas gegen Ihren verspannten Nacken tun. Die Zone dafür liegt am unteren Knöchel des großen Zehs beider Füße, also direkt am Übergang vom Zeh zur Fußsohle. Massieren Sie diese Zone einige Minuten lang in kleinen Raupenschritten von oben nach unten oder von links nach rechts.

Heiße Sache: LaStone®-Therapie

Ein äußerst angenehmes Wechselbad der Gefühle – das ist LaStone®. Kein Wunder, dass viele Promis und Models auf die heiß-kalte Leidenschaft schwören, denn sie ist einfach anders als klassische Massagen. Bei der LaStone®-Therapie wird der Körper zunächst mit einem duftenden Massageöl eingerieben, dann legt der Therapeut auf etwa 50 Grad erhitzte, schwarze, abgerundete Basaltsteine auf die Energiezentren (Chakren) des Körpers. Das sind unter anderem Bauch, Stirn oder Kniekehle. Die Basaltsteine vulkanischen Ursprungs können aufgrund ihres hohen Eisengehalts die Wärme besonders gut speichern. Danach werden die schwarzen Basaltsteine im Wechsel mit kühlen Marmorstücken mit speziellen Massagegriffen über den Körper geführt. Eine 90-minütige Massage bringt normalerweise auch typische »HB-Männchen« innerhalb kürzester Zeit wieder auf den Boden der Tatsachen und lindert so auf angenehme Art Verspannungen der Muskulatur. Durch die unterschiedlichen Temperaturreize wird die Durchblutung ordentlich angekurbelt, die Muskeln werden gelockert und Selbstheilungskräfte aktiviert.

Hawaiianischer Gruß: Lomi Lomi

In einem Hotel-Spa durfte ich vor einiger Zeit eine Lomi-Lomi-Massage am eigenen Leib erleben. Das war sehr entspannend, und ich habe mich damals bei der Therapeutin ein wenig nach den Hintergründen dafür erkundigt. Diese exotische Massage kommt aus Hawaii und war früher eine Heilzeremonie von Tempelpriestern, den Kahunas. Das Ritual zur Einleitung von besonderen Ereignissen im Leben eines Menschen wurde mit Musik begleitet und über Tage hinweg zelebriert. Tage dauert eine Lomi-Lomi-Massage glücklicherweise heute nicht mehr, aber bis zu drei Stunden Zeit sollte man sich dafür schon nehmen. Es lohnt sich …

Ein Lomi-Lomi-Therapeut beseitigt Blockaden, indem er zu hawaiianischen Klängen mit kraftvollen Bewegungen über den Körper streicht, sanft schaukelt und die Körperpartien dehnt. Besondere Aufmerksamkeit erfahren bei der Massage der Rücken, der nach Schamanentradition Sitz der Zukunft ist, sowie der Bauch, der die Vergangenheit symbolisiert. Ganz wichtig sind auch die »vier Ecken« des Körpers, also Schultern und Hüften, durch sie sollen ungute Energien aus Ängsten und Sorgen nach außen abfließen. An sehr verspannten Stellen nimmt der Lomi-Lomi-Therapeut auch schon mal seine Unterarme zur Hilfe.

Kraftvoller Einsatz: Thai-Massage

Die Thai-Massage wird traditionell ohne Öl durchgeführt – das feuchtwarme Klima im Land soll für eine genügende Befeuchtung der Haut sorgen. In unseren Breitengraden macht man da allerdings oft Zugeständnisse und bringt herrlich duftende Aromaöle ins Spiel. Thai-Masseure arbeiten mit vollem Körpereinsatz und im engen Kontakt zum Patienten. Die Massage ist eine Mischung aus ayurvedischen Strecktechniken und chinesischer Druckpunktbehandlung. So wird auf Energiebahnen, Venen und Muskeln Druck ausgeübt, der das Chi – die Energie – in Bewegung bringen, die Durchblutung anregen, Schadstoffe aus dem Körper schleusen sowie die Muskeln aktivieren soll. Eine Thai-Massage beginnt immer an den Füßen, weil auf ihnen buchstäblich alles lastet. Durch sanfte Stimulation der Reflexpunkte wird der Körper auf die nachfolgende Massage vorbereitet.

Lockere Sache: Tuina

Wer eine Tuina-Massage bucht, bekommt vorher erst mal einen dünnen Baumwollanzug in die Hand gedrückt. Ungewöhnlich, aber diese Massage wird im Gegensatz zu anderen am bekleideten Körper durchgeführt und kommt deswegen ohne Öl aus. Die Tuina-Massage gehört zur Traditionellen Chinesischen Medizin (TCM). Das Wort Tuina setzt sich zusammen aus den chinesischen Wörtern tui (schieben, drücken) und na (greifen, ziehen). Es werden sowohl die Energiebahnen (Meridiane) des Körpers wie auch einzelne Organe und das Bindegewebe bearbeitet. Bei Tuina wird geknetet, geklopft, gestrichen und teilweise auch punktuell starker Druck ausgeübt. Zusätzlich werden die Gelenke durch einfache chiropraktische Griffe gelockert. Ziel ist es, das Gleichgewicht von Yin und Yang, den beiden polaren Prinzipien, wiederherzustellen und zu erhalten. Ins Westliche übersetzt bedeutet das auch, Verspannungen und Blockaden zu lösen und chronische Rückenschmerzen zu lindern. Denn die Massage verbessert Durchblutung und Lymphfluss und lockert das Gewebe und die Muskulatur.

Reiztherapien

Akupunktur

In Asien ist die Behandlung mit dünnen Nadeln seit vermutlich 5000 Jahren völlig selbstverständlich, sie ist eine der tragenden Säulen der Traditionellen Chinesischen Medizin (TCM). Bei uns gehört die Akupunktur trotz steigender Popularität immer noch zu den exotischeren Behandlungsmethoden. Ihre Wirksamkeit erkennen allerdings heute auch die meisten Schulmediziner an, und viele Krankenkassen übernehmen wegen der vielfach bewiesenen Wirkung die Kosten für Akupunkturbehandlungen.

Der Ansatz der Methode ist ein ganzheitlicher: In der TCM geht man davon aus, dass der gesamte Körper von Leitbahnen, sogenannten Meridianen, durchzogen ist. Auf diesen Meridianen fließt das Chi oder Qi, die Lebensenergie. Kommt es zu Störungen oder Blockaden des Energieflusses, fühlt man sich müde, ist unkonzentriert oder wird sogar krank. Kritische Schulmediziner glaubten anfangs, dass es sich bei der asiatischen Nadelei um reine Placeboeffekte handeln müsste. Inzwischen hat man festgestellt, dass die diversen Akupunkturpunkte an Stellen liegen, wo Gefäße und Nerven besonders nah an der Hautoberfläche liegen und wo ein sehr viel geringerer Hautwiderstand herrscht. Vermutlich kommt es durch die Nadelreizung zu einer Ausschüttung von bestimmten Hormonen, die wiederum über elektrische Impulse bestimmte schmerzfördernde Botenstoffe hemmen. Außerdem sollen die Akupunkturnadeln die Ausschüttung von schmerzlindernden und stimmungsaufhellenden Botenstoffen, den sogenannten Endorphinen, fördern. Und das nicht nur direkt während der Nadelbehandlung, sondern sogar mit länger anhaltender Wirkung. Der Pikser zum Glücklichsein also. Das Wichtigste aber: Akupunktur wirkt nachgewiesenermaßen. Ich setze sie gerne und mit guten Erfolgen besonders bei akuten Rückenleiden wie Bandscheibenproblemen, Hexenschuss, Ischias, aber auch bei Phantomschmerzen, Arthrose und chronischen Rückenschmerzen ein.

Kosten: Je nach Aufwand ab 30 Euro pro Behandlung.

Zahlen die Kassen? Häufig.

Chirotherapie bzw. Chiropraktik

Schon Hippokrates, der Begründer der europäischen Medizin im 5. Jahrhundert v. Chr., kannte die Chirotherapie, wenn auch in einer etwas abgewandelten Form. Die moderne Chirotherapie wurde von dem kanadischen Heiler Daniel David Palmer am Ende des 19. Jahrhunderts begründet. Generell geht es bei der Methode darum, blockierte Gelenke wieder funktionsfähig zu machen. Chirotherapie bedeutet nichts anderes als »mit der Hand heilen« und heißt deshalb auch Manualtherapie (das lateinische Wort *manus* bedeutet Hand). Falls Sie sich wundern, dass manchmal von Chirotherapie und manchmal von Chiropraktik die Rede ist: Als Chirotherapeuten dürfen sich nur Ärzte bezeichnen, Heilpraktiker führen die Zusatzbezeichung Chiropraktiker. Wichtig ist vor allem, dass Sie bei dieser Behandlungsmethode an einen erfahrenen Könner seines Fachs geraten. Denn diese manuelle Therapie kann bei diversen Rückenbeschwerden ein wahrer Segen sein, aber auch regelrecht gefährlich werden. Gerade im Bereich der Halswirbelsäule sollten Chirotherapeuten und Chiropraktiker mit äußerster Behutsamkeit arbeiten. Hier verlaufen nämlich lebenswichtige Arterien, die bei unsachgemäßer Behandlung gequetscht werden können. Das kann – wenn auch in sehr seltenen Fällen – zu Lähmungen oder sogar Schlaganfällen führen.

Bei der Chirotherapie gibt es zwei verschiedene Techniken, die mobilisierende und die manipulative. Bei der mobilisierenden Methode wird die Beweglichkeit der Gelenke mit sanften, häufig wiederholten Dehnungen wiederhergestellt. Bei der manipulativen Technik werden die Gelenke mit einer schnellen, eher ruckartigen Bewegung wieder in die richtige Stellung gebracht. Ganz wichtig im Vorfeld ist eine genaue Anamnese – und zwar inklusive Röntgenaufnahmen oder, besser noch, CT- oder MRT-Bildern, die eine genauere Aussage über die Wirbelsäulenschäden geben.

Kontraindikationen für die Chirotherapie sind akute Bandscheibenvorfälle, Spondylitis, Verletzungen oder Frakturen der Wirbelsäule sowie Tumorerkrankungen im Bereich des Rückens.

Kosten: 50 bis 80 Euro pro Behandlung.

Zahlen die Kassen? Viele Kassen übernehmen die Behandlung durch den Arzt (Chirotherapeuten), nicht aber durch den Heilpraktiker (Chiropraktiker).

Elektrotherapie

Diese ebenso bewährte wie simple Methode eignet sich für die Behandlung in der Praxis, aber auch für zu Hause. Dabei werden Elektroden auf die Haut der schmerzenden Partien geklebt, durch die dann schwache elektrische Gleichstromimpulse geleitet werden. Dieser Stromreiz sorgt dafür, dass sich die Muskulatur entspannt, gleichzeitig schüttet der Körper Endorphine aus, die die Schmerzweiterleitung blockieren. Das bringt oft Erleichterung bei akuten Problemen wie Ischias oder einem Hexenschuss, aber auch bei chronischen Rückenschmerzen und Verspannungen.

Es gibt verschiedene Varianten der Elektrotherapie. Für zu Hause und unterwegs sind sogenannte kleine TENS-Geräte (Transkutane Elektrische Nerven-Stimulation) ideal, die ebenfalls mit kleinen Soft-Elektroden zum Aufkleben und schwachen Stromimpulsen arbeiten. Beim sogenannten Stangerbad sitzt man in einer Badewanne mit Elektroden im warmen Wasser, durch das schwacher Strom geleitet wird. Das Ganze bewirkt eine Durchblutungssteigerung um rund 500 Prozent. Die ökonomische, weil wassersparende Variante des Stangerbades ist das Vierzellenbad. Dabei liegen nur beide Arme und beide Beine in einzelnen Wannen mit Stromimpulsen. Patienten mit Herzschrittmachern oder schweren Herzproblemen dürfen nicht mit der Elektrotherapie behandelt werden.

Kosten: Ab 20 Euro.

Zahlen die Kassen? Ja.

Kältetherapie

Dass Kälte den Schmerz kurzzeitig lindert, kennt man von Kältesprays für Sportler, die bei leichten Muskelverletzungen nach dem Training helfen können. Auch bei oberflächlichen kleineren chirurgischen Eingriffen hilft Kälte, den Schmerz weniger stark wahrzunehmen. Das Prinzip ist simpel: Kälte verengt die Blutgefäße, blockiert die Schmerzrezeptoren samt den weiterleitenden Nerven und lindert so den Schmerz. Kälte hilft generell bei Rückenproblemen, die mit Entzündungen einhergehen. So ganz eindeutig kann man aber nicht sagen, welcher Mensch darauf anspricht. Letztlich muss jeder Patient selbst ausprobieren, ob ihm Wärme oder eher Kälte guttut. Das ist meist recht eindeutig. Prima für zu Hause sind Coolpacks, mit nicht gefrierendem Gel gefüllte Kunststoffkissen, die man im Tiefkühlschrank aufbewahrt und bei Bedarf auf die schmerzenden Partien legt. *Wichtig:* Vor der Anwendung noch mal in ein dünnes Baumwolltuch hüllen, sonst könnte der Kältereiz zu stark sein und es sogar zu leichten Erfrierungen der Haut kommen.

Auch Heilerde oder Quark eignen sich für kalte Wickel und Umschläge. Eine Hightech-Variante der Kältetherapie ist die sogenannte Kryotherapie, die in vielen physiotherapeutischen Praxen angeboten wird. Dabei wird flüssiger, minus 180 Grad kalter Stickstoff als Dampf auf die schmerzenden Stellen geblasen. Das lindert Schmerzen und macht die Gelenke kurzfristig beweglicher – die ideale Vorbereitung für eine nachfolgende Physiotherapie. Die aufwändigere Kältetherapie ist die minus 110 Grad kalte Kältekammer. In diesem Riesenkühlschrank verbringt man drei Minuten in Bikini oder Badehose und mit Handschuhen und Fußschützern ausgestattet. Diese kurze Zeit in der Kälte ist für den Körper erträglich. Und sie reicht aus, um Schmerzen kurzfristig fast völlig zum Verschwinden zu bringen. Laut neuesten Studien gaben sogar 90 Prozent aller Patienten an, nach einer Phase von 20 Kältekammerbesuchen deutlich schmerzfreier zu sein und weniger Medikamente zu brauchen. Und die Kälte kann sogar noch mehr: Sie soll das Immunsystem stimulieren und deshalb auch bei entzündlichen Rückenerkrankungen lindernd wirken.

Kosten: Coolpacks ab 3 Euro, lokale Kryotherapie ab 15 Euro pro Sitzung, Kältekammer rund 30 Euro pro Behandlung.

Zahlen die Kassen? Nein.

Osteopathie

Man könnte die Osteopathie als sanfte Variante der Chirotherapie bezeichnen. Ihr Grundsatz lautet: Leben ist Bewegung. Bereits Ende des 19. Jahrhunderts wurde die Methode von dem US-Arzt Andrew Taylor Still begründet. Still stellte die These auf, dass Bewegungseinschränkungen der Gelenke und Faszien (die Bindegewebsschicht, welche Organe, Muskeln und Muskelfasern umhüllt) früher oder später nicht nur zu Beschwerden des Bewegungsapparates, sondern auch zu Erkrankungen des Herz-Kreislauf-Systems oder anderer Organe führen können. Und schuf eine manuelle Therapie, die durch vorsichtiges Drücken, sanftes Drehen oder leichtes Bohren diese Bewegungseinschränkungen wieder auflösen sollte.

Nach Deutschland kam dieses alternativmedizinische Verfahren erst vor ungefähr 40 Jahren und es wird immer populärer. Es gibt verschiedene Formen der Osteopathie. Bei der strukturellen Osteopathie liegt der Schwerpunkt auf Muskeln, Knochen und Gelenken, bei der viszeralen auf den inneren Organen. Auch die sogenannte Craniosacral-Therapie ist eine

Unterform der Osteopathie. Hier steht eine Stimulation des zentralen Nervensystems im Vordergrund, behandelt wird vor allem das Rückenmark.

Die Krux bei der an sich sehr wirkungsvollen Behandlung: Die Bezeichnung Osteopath ist in Deutschland leider nicht geschützt. Schon nach der »Ausbildung« in einem Wochenendkurs darf sich leider jeder so nennen. Eine echte Osteopathie-Ausbildung ist dagegen sehr, sehr anspruchsvoll und dauert vier bis fünf Jahre. Sie ist nur Ärzten, Heilpraktikern und Physiotherapeuten vorbehalten. Nehmen Sie Ihren Osteopathen deshalb vor Beginn der Therapie ein bisschen genauer unter die Lupe und fragen Sie ihn nach seiner Ausbildung. Gut ist es beispielsweise, wenn ein Mediziner oder Heilpraktiker ein Diplom zum Osteopathen von einem der Mitglieder der Bundesarbeitsgemeinschaft Osteopathie (BAO) nachweisen kann oder den US-Titel D. O. (Doctor of Osteopathy) trägt. Dann hat er an einem US-College studiert, das oft einer Universität angeschlossen ist, und ist Arztkollegen, die den Titel M. D. (Doktor der Medizin) tragen, vollkommen gleichgestellt.

Kosten: Ab 40 Euro pro Sitzung.

Zahlen die Kassen? Nein.

Rolfing und Rebalancing

Ein Turm aus vielen aufgestapelten Bauklötzchen – das war das Bild, das die amerikanische Biochemikerin Ida Rolf vom Körper hatte. Sie entwickelte daraus die Technik des Rolfing. Ihre These: Bei richtiger Haltung sollten die Bausteine dieses Turms im Lot aufeinanderliegen. Wird durch eine Erkrankung, Fehlhaltung oder auch Operation nur ein Baustein verschoben, gerät der ganze Turm, sprich der Körper, aus der Balance. Das führt zu Verspannungen, Schmerzen, physischen, aber auch psychischen Krankheiten. Den Körperturm wieder ins Lot zu bringen, ist die Hauptaufgabe des Rolfing.

Diese Mischung aus Massage und Körperarbeit hat es in sich und ist durchaus keine ganz sanfte Heilmethode. Rolfing dringt tief ins Bindegewebe ein, kann manchmal schmerzhaft sein und für einen tagelangen Muskelkater sorgen. Für diesen Preis soll man aber mit einer aufrechteren

Haltung, weniger Rückenschmerzen, Verspannungen, Kopfschmerzen und einer besseren Allgemeinverfassung belohnt werden.

Die moderne Variante des Rolfing heißt übrigens Rebalancing: Diese Technik ist weniger schmerzhaft, da der Therapeut sehr, sehr langsam in das tiefe Bindegewebe vordringt. Dadurch lassen sich sogar jahrzehntealte Verspannungsmuster und damit verbundene emotionale Blockaden auflösen. Rebalancing ist ideal bei chronischen Verspannungen, Migräne und Haltungsschäden.

Kosten: 60 bis 80 Euro pro Stunde, zehn Behandlungen im Abstand von einer bis zwei Wochen sind anfangs ratsam. Danach eine Behandlung pro Monat.

Zahlen die Kassen? Nein.

Schröpfen

Schröpfen – das klingt erst mal nach Blut und Schmerzen. Doch keine Bange, dazu braucht man heute nicht unbedingt hungrige Blutegel oder gar die Haut anzuritzen. Beim modernen, unblutigen Schröpfen übernehmen Schröpfköpfe aus dünnem Glas die Saugwirkung. Das kann Linderung bei schmerzhaften Verspannungen, Verhärtungen oder einem Hexenschuss bringen. Und so geht Schröpfen: Mittels eines aufgesetzten Gummiballs wird ein Unterdruck in dem Glas erzeugt, es saugt sich so auf der Haut von bestimmten Reflexzonen am Rücken an. Durch den Unterdruck wird die Durchblutung in diesen Bereichen ordentlich angekurbelt, auch eine möglicherweise gestaute Lymphflüssigkeit kommt in Schwung. Zudem sollen durch das Schröpfen Schadstoffe über die Haut aus dem Körper geschleust werden.

Eine sehr effektive Weiterentwicklung des Schröpfens ist die Pneumatische Pulsationstherapie (PTT). Hinter diesem Wortungetüm verbirgt sich ein Mix aus Schröpfen, Lymphdrainage und klassischer Bindegewebsmassage. Lange als Geheimwaffe von Profisportlern bei Muskelverletzungen gehütet, wird die PTT jetzt auch von einigen Physiotherapeuten für die breite Masse angeboten. Über verschiedene Saugglocken, die an ein Gerät angeschlossen sind, wird wechselweise ein Unter- und Normaldruck erzeugt. Dabei wird das Gewebe mit bis zu 200 Schwingungen pro Minute sanft durchgerüttelt. Folge: Die Muskulatur wird sozusagen tiefenentspannt, das Bindegewebe schön locker. Außerdem regt die Behandlung die Durchblutung und den Lymphfluss an. Ein weiterer Pluspunkt: Durch die Ausschüttung von Botenstoffen wie Endorphinen und Serotonin werden Schmerzen gelindert, das hellt die allgemeine Stimmung auf.

Kosten: Rund 20 Euro pro Schröpfbehandlung, etwa 35 Euro für die PTT.

Zahlen die Kassen? Nein

Triggerpunkt-Therapie

Triggerpunkte sind winzig klein, äußerst schmerzhaft und verschwinden leider nur in den seltensten Fällen von alleine. Wenn Dehn- und Kräftigungsübungen nicht helfen, hat der Therapeut ein ganzes Arsenal an Techniken zur Verfügung, um die erbsengroßen Knubbel wieder aufzulösen. Etwa das sogenannte dry needling, eine spezielle Behandlung mit Akupunkturnadeln. Manchmal lassen sich die Triggerpunkte auch rein manuell durch Druck mit den Händen, mit einem Stab oder mit niedrig dosierten Stoßwellen zerstören. Sehr effektiv ist auch die Strain/Counterstrain-Methode aus der Osteopathie. Dabei schiebt der Therapeut den schmerzenden Körperteil in eine Position mit der größtmöglichen Schmerzfreiheit und hält ihn für jeweils 90 Sekunden in dieser Stellung. Das Ganze ist quasi ein »Gedächtnistraining« für die Dehnungsrezeptoren der Muskulatur. Sie sollen auf diese Weise lernen, wieder in eine gesunde Balance zu kommen, die mittel- und langfristig der Entstehung von Triggerpunkten entgegenwirkt.

Kosten: Rund 20 Euro pro Sitzung.

Zahlen die Kassen? Nein

Wärmeanwendungen

Bei Rückenschmerzen greifen wir oft ganz intuitiv zu Wärmflasche oder Heizkissen. Weil wir aus Erfahrung wissen, dass es Linderung bringt. Generell lässt sich sagen: Bei Verspannungen, einem Hexenschuss oder Muskelschmerzen ist wohlige Wärme oft eine einfache, schnelle und effektive Heilmethode. Denn sie regt den Stoffwechsel an, fördert die Durchblutung, Nährstoffe werden besser zu den Zellen, Schadstoffe schneller abtransportiert. Zudem entspannt sich die Muskulatur, und die Dehnfähigkeit des Gewebes wird verbessert. Achtung: Bei Rückenschmerzen mit entzündlicher Ursache ist Wärme eher kontraproduktiv.

Die einfachsten Formen der Wärmetherapie sind ein heißes Bad, eine Wärmflasche, die gute alte Rotlichtlampe, ein Heizkissen oder eine selbst erwärmende Thermobandage. Alles können Sie bequem ohne großen Aufwand zu Hause durchführen. Diese Methoden lindern den Schmerz kurzfristig und schaffen bei akuten Schmerzen erst einmal Erleichterung. Die Wärmetherapie lässt sich auch gut mit der Einnahme von Schmerzmitteln (NSARs) kombinieren. Die Dosis lässt sich auf diese Weise so niedrig wie möglich halten, das schont den Magen und andere Organe.

Profis wie Physiotherapeuten, Masseure und medizinische Bademeister bieten eine ganze Palette weiterer Wärmeanwendungen an. Etwa die sogenannte Hyperthermie-Behandlung, bei der sich auch das Gewebe in der Tiefe auf rund 40 Grad erwärmt. Dadurch werden zusätzlich weiße Blutkörperchen vom Körper produziert, die die Abwehrkräfte stärken. Die Wärmeklassiker aber sind Packungen und Bäder mit Schlamm, Torf, Fango oder Moor, häufig in Kombination mit Massagen. Diese Substanzen enthalten neben wichtigen Mineralien und Spurenelementen auch entzündungshemmende Substanzen. Gut bei Rückenerkrankungen sind auch Heublumenbäder oder Heublumensäckchen als Umschläge. Sie lockern durch ihre feuchte Wärme die Muskulatur, haben aber auch gleichzeitig eine stark beruhigende Wirkung. Auch per Ultraschall, Hochfrequenz- oder Infrarotstrahlung lässt sich eine Tiefenwärme von Gewebe und Muskulatur erreichen.

Kosten: Rotlichtlampen für zu Hause kosten rund 15 Euro, Wärmebandagen gibt es ab 5 Euro in Apotheken.

Zahlen die Kassen? Für physiotherapeutische Anwendungen wie vom Arzt verordnete Moor-, Fango- und Schlammpackungen und medizinische Bäder ja, manchmal gibt es auch nur Zuschüsse.

Psychotherapie/Psychosomatik

Die Psychotherapie oder auch die Psychosomatik nimmt einen großen Stellenwert in der Therapie gerade von chronischen Rückenschmerzen ein. Denn sie sind oft ein Ausdruck davon, dass im Gesamtsystem Körper etwas nicht stimmt. Die Ursache davon können ganz verschiedene psychische Belastungssituationen sein. Manchmal sind die den Patienten auch ganz bewusst. Manche Menschen schleppen aber auch über lange Zeit seelischen Ballast mit sich herum, der dann in Schmerzen zum Ausdruck kommt, ohne dass ihnen die Ursache überhaupt klar ist. Dann kann eine Therapie weiterhelfen. Es gibt sehr unterschiedliche Formen. Für manchen kann eine kurzzeitige Verhaltens- oder Fokaltherapie nützlich sein, andere unterziehen sich einer Gesprächpsychotherapie, einer tiefenpsychologischen Psychotherapie oder auch der oft sehr langwierigen analytischen Psychotherapie. Bei einem klar umrissenen Problembereich im Beruf oder im Privatleben kann auch ein Coaching helfen. Das müssen Sie allerdings selbst bezahlen, eine Verhaltenstherapie, eine Kurzzeittherapie, eine analytische Psychotherapie oder eine tiefenpsychologische Psychotherapie kann von den Kassen übernommen werden.

Schmerzmittel & Entzündungshemmer (NSAR)

Acetylsalicylsäure (ASS)

Wie es wirkt: Die Acetylsalicylsäure gehört zu den meistverkauften Schmerzmitteln. Weil sie ein Allroundtalent ist. Sie hilft nicht nur gegen Kopf- oder Zahnschmerzen, sondern wirkt auch bei leichten bis mittleren Rückenleiden schmerzlindernd. ASS hat darüber hinaus in höherer Dosierung auch eine entzündungshemmende Wirkung. Es drosselt die Produktion von sogenannten Prostaglandinen, das sind Gewebshormone, die Entzündungen im Körper »am Kochen« halten. Laut neuesten Erkenntnissen sind sie auch an der Entstehung eines Schmerzgedächtnisses und damit an hartnäckigen chronischen Schmerzen beteiligt.

Nebenwirkungen: ASS-haltige Schmerzmittel können gerade bei längerfristiger Einnahme zu Magen- und Darmbeschwerden führen. Das liegt an ihrer speziellen Wirkweise, dem Einfluss auf die Prostaglandine. Diese Hormone fungieren nämlich als natürliche Schützer der Magenschleimhaut. Durch die Hemmung der Prostaglandinbildung wird dieser Schutz teilweise aufgehoben. Gut zu wissen: Acetylsalicylsäure hat eine blutverdünnende Wirkung, die bis zu einer Woche anhalten kann. Deshalb sollte man vor einer anstehenden Operation oder auch vor einem größeren zahnärztlichen Eingriff (Implantat, Entfernung von Weisheitszähnen) über einen Zeitraum von zehn Tagen keine ASS einnehmen.

Wechselwirkungen: Größere Mengen Alkohol zusammen mit ASS-Präparaten können die magenschädliche Wirkung verstärken. Das gilt auch für Kortisonpräparate (nicht Salben oder Inhalatoren) oder Kombinationen mit anderen NSARs, die beispielsweise gegen Rheuma eingenommen werden.

Dosis: Die Einmaldosis sollte zwischen 500 und 1000 Milligramm ASS liegen, pro Tag sind maximal 4 Gramm Acetylsalicylsäure erlaubt.

Paracetamol

Wie es wirkt: Paracetamol lindert Schmerzen, ist aber bei Entzündungen nicht die erste Wahl. Es wirkt vor allem im zentralen Nervensystem und hemmt dort die Weiterleitung von Schmerzimpulsen. Dieser Wirkstoff ist am besten bei leichten bis mittleren Rückenschmerzen geeignet.

Nebenwirkungen: In niedrigen Dosen ist Paracetamol in der Regel gut verträglich. Vorsichtig sein sollten Sie, wenn Sie bereits unter einer Leber- oder Nierenfunktionsstörung leiden. Dann kann auch eine normalerweise geringe Dosis des Wirkstoffs zu Vergiftungserscheinungen führen.

Wechselwirkungen: Bestimmte Medikamente gegen Epilepsie oder Tuberkulose machen die Leber empfindlicher gegen die Wirkung von Paracetamol. Hier sollte die Dosis so niedrig wie möglich gehalten werden.

Dosis: Die Dosis macht das Gift – diesen Satz sollte man gerade bei Paracetamol im Hinterkopf haben. Denn dieses noch freiverkäufliche Schmerzmittel ist einerseits in geringen Dosen sehr gut verträglich, größere Mengen können aber zu regelrechten Vergiftungserscheinungen führen. Und leider ist der Grat zwischen einer ausreichend hohen Dosis, um den Schmerz zu bekämpfen, und einer zu hohen Dosis, die zu schwersten Leberschädigungen führen kann, relativ schmal. Ganz wichtig: Die Einmaldosis von 500 bis 1000 Milligramm niemals überschreiten. Alle sechs Stunden kann man dann bis zu 1 Gramm schlucken, die Tages-Höchstdosis liegt bei 4 Gramm. Würde man die auf einmal schlucken, könnte das schon zu deutlichen Vergiftungserscheinungen führen. Rund 10 Gramm der Arznei können sogar zum Tod führen. In Großbritannien schätzt man die Zahl der Paracetamol-Geschädigten bereits auf rund 30 000 pro Jahr. Und: Länger als drei bis vier Tage sollte man Paracetamol ebenso wie andere Schmerzmittel auch nicht einnehmen.

Diclofenac, Ibuprofen, Naproxen

Wie sie wirken: Aus meiner Praxis kann ich sagen, dass Ibuprofen von den drei Mitteln das günstigste Verhältnis von Wirkung und Nebenwirkung für den Patienten hat. Diese drei Substanzen wirken besonders gut bei mittleren bis stärkeren Schmerzen, die mit Entzündungen einhergehen wie beispielsweise bei rheumatischen Erkrankungen sowie Nervenwurzelreizzuständen wie Bandscheibenvorfällen oder bei aktivierten Arthrosen. Die antientzündliche Wirkung der drei Wirkstoffe ist höher als bei Acetylsalicylsäure oder Paracetamol.

Nebenwirkungen: Die häufigste Nebenwirkung dieser NSARs sind bei längerfristiger Anwendung Leber-, Nieren- und Magenprobleme. Diese Wirkstoffe sind deshalb nicht geeignet für vorgeschädigte Patienten, etwa mit Magen- und Darmgeschwüren. Auch Kinder unter 12 Jahren (bei Diclofenac unter 15 Jahren) sowie Schwangere sollten sie nicht einnehmen. Und: Wer unter Allergien und Asthma leidet, sollte ebenfalls vorsichtig mit den drei Wirkstoffen sein, denn sie haben höheres Allergiepotenzial als beispielsweise ASS.

Wechselwirkungen: Wenn Sie zusätzlich Medikamente wie Diuretika (Entwässerungsmittel), blutdrucksenkende Mittel oder ACE-Hemmer einnehmen, kann diese Schmerzmittelgruppe deren Wirkung abschwächen. Zusammen mit anderen NSARs oder auch Kortison eingenommen, erhöht sich das Risiko von Magen-Darm-Geschwüren. Das Gleiche gilt übrigens, wenn Sie zur Behandlung von Depressionen sogenannte Selektive Serotonin-Wiederaufnahmehemmer (SSRI) nehmen müssen, ein sehr häufig verordnetes modernes Antidepressivum.

Dosis: Bei Diclofenac liegt die Einmaldosis bei 50 Milligramm, die Tageshöchstdosis bei 150 Milligramm (bei Retard-Tabletten 200 Milligramm). Bei Ibuprofen sollten Sie 200 bis 400 Milligramm auf einmal einnehmen, 1200 Milligramm sind die Höchstdosis in 24 Stunden. Bei Naproxen dürfen Sie 250 bis 500 Milligramm nehmen, die Tages-Höchstdosis liegt bei 1000 Milligramm.

Selektive COX-2-Hemmer (Coxibe)

Wie sie wirken: Sie gehören zu den unbekannteren Schmerzmitteln. Ihre Wirkung zielt fast ausschließlich auf die Cyclooxygenase-2 (COX-2, deshalb der Name). Dieses Enzym fördert die Produktion von Entzündungsbotenstoffen. Normale NSARs hemmen sowohl die COX-2 als auch die COX-1. Leider hat das Enzym COX-1 jedoch eine wichtige Schutzfunktion für die Nieren und die Magenschleimhaut. Und eben genau das macht die übrigen NSARs auch so schädlich für Nieren, Magen und Darm. Dennoch haben die COX-2-Hemmer einen Nachteil: Sie scheinen eine geringere schmerzlindernde Wirkung als beispielsweise Ibuprofen oder Diclofenac zu haben.

Nebenwirkungen: Auch wenn die COX-2-Hemmer die Magenschleimhaut schützen, haben sie eine andere, sehr gravierende Nebenwirkung. Sie sollen das Risiko eines Herzinfarktes steigern. Einige COX-2-Hemmer wurden deshalb schon wieder vom Markt genommen. Andere sind zwar in Deutschland zugelassen, in den USA aber beispielsweise verboten. Eine Studie mit 140 000 Teilnehmern der Universität Oxford von 2006 gab allerdings wieder Entwarnung. Dabei wurden COX-2-Hemmer gegenüber NSARs auf ihr Herzinfarkt-Risiko verglichen. Das Ergebnis: Diclofenac und Ibuprofen haben ein ähnlich hohes Herzinfarkt-Risiko wie COX-2-Hemmer. Naproxen scheint dagegen sicherer zu sein. Dennoch sollten

COX-2-Hemmer nicht bei Patienten mit Herzproblemen, nach Schlaganfällen und bei peripheren arteriellen Durchblutungsstörungen verschrieben werden.

Wechselwirkungen: Blutdrucksenkende Mittel können durch COX-2-Hemmer in ihrer Wirkung abgeschwächt werden. Bei ACE-Hemmern kann es zu einer Verschlechterung der Nierenfunktion kommen.

Dosis: Die Tageshöchstdosis liegt bei 100 bis 150 Milligramm, die Einzeldosis bei 50 Milligramm. Verschreibungspflichtig.

Antikonvulsiva (Carbamazepin, Gabapentin, Pregabalin)

Wie sie wirken: Diese Wirkstoffgruppe ist eigentlich zur Behandlung von epileptischen Krampfanfällen entwickelt worden, die Mittel werden inzwischen aber mit großem Erfolg bei Nervenschmerzen eingesetzt. Und gerade da haben sie ein Alleinstellungsmerkmal, da bei dieser Art von Schmerzen oft weder opioidfreie Schmerzmittel noch schwache oder sogar starke Opioide wirklich helfen. Antikonvulsiva wirken, indem sie im zentralen Nervensystem die Weiterleitung von Schmerzreizen hemmen. Pregabalin ist unter den Mitteln gegen Nervenschmerzen eine Weiterentwicklung des älteren Gabapentins.

Nebenwirkungen: Zu den häufigsten Nebenwirkungen zählen Schwindel, Müdigkeit und Störungen der Bewegungskoordination. Auch eine Gewichtszunahme ist möglich. Alle diese Mittel haben, wie viele andere Psychopharmaka auch, ein Abhängigkeitspotenzial.

Wechselwirkungen: Pregabalin zeichnet sich dadurch aus, dass es so gut wie keine Wechselwirkungen mit anderen Medikamenten hat. Carbamazepin kann den Abbau von Medikamenten wie der Antibabypille, Antidepressiva und Neuroleptika beeinflussen und sollte beispielsweise nicht mit Grapefruitsaft eingenommen werden. Gabapentin kann in Verbindung mit Alkohol dessen sedierende Wirkung verstärken.

Dosis: Da es sich um eine verschreibungspflichtige Wirkstoffklasse handelt, sollte die Dosis der Arzt bestimmen.

Metamizol

Wie es wirkt: Von allen NSARs hat Metamizol die höchste schmerzstillende und fiebersenkende Wirkung, es wirkt zudem leicht antientzündlich. Dieses sehr wirkungsvolle und auch verschreibungspflichtige Medikament ist dennoch nicht unumstritten. In Kliniken wird es noch relativ häufig eingesetzt, beispielsweise nach Operationen, bei Verletzungen mit hohem Fieber, Koliken, aber auch bei Tumorpatienten, deren Schmerzen anders nicht zu bekämpfen sind. Doch bei sehr schmerzhaften Bandscheibenvorfällen und starken akuten Rückenschmerzen wäre es nicht meine erste Wahl, um einen Patienten schmerzfreier zu machen.

Nebenwirkungen: Die gravierendste Nebenwirkung von Metamizol ist die Gefahr einer sogenannten Agranolozytose. Dabei verringert sich eine bestimmte Art von weißen Blutkörperchen innerhalb kürzester Zeit rasant. Dadurch ist das Immunsystem extrem geschwächt. Denn die weißen Blutkörperchen wirken wie eine Art Körperpolizei, die schädliche Eindringlinge in Schach halten und abtransportieren. Die Anzeichen einer Agranolozytose: allgemeine Schwäche, Fieber und Entzündungen im Bereich der Schleimhäute. Wenn diese Blutbildveränderung nicht behandelt wird, kann sie tödlich enden. Eine andere Form der Immunschwäche kann ein extremer Blutdruckabfall sein, der ebenfalls lebensbedrohlich sein kann. In einigen Ländern wie beispielsweise Schweden, den USA, Japan, Australien und Teilen der EU ist Metamizol verboten. In Deutschland ist es nach wie vor zugelassen.

Wechselwirkungen: Vorsichtig mit Metamizol sollten Patienten mit Asthma oder Allergien, Blutbildungs- oder Nierenfunktionsstörungen sein.

Dosis: 500 bis 1000 Milligramm Metamizol sind die übliche Einmaldosis, mehr als 4 Gramm des Wirkstoffs pro Tag sollte man nicht einnehmen. Verschreibungspflichtig.

Kortison

Wie es wirkt: Kortison ist deutlich besser als sein Ruf. Ich persönlich halte es sogar für einen wahren Segen in der Schmerztherapie. Kortison ist ein Hormon, das der Körper unter anderem in der Nebenniere produziert. In der Therapie kommt allerdings ein künstlich hergestelltes Kortison zur Anwendung. Der Wirkstoff ist bekannt für seine stark entzündungshemmende Wirkung, ich setze ihn beispielsweise bei Entzündungen im Rückenmarkskanal ein. Bei einer Kortisontherapie ist allerdings die Erfahrung des Arztes mit diesem Medikament entscheidend. Denn bei diesem Wirkstoff kommt es weniger auf eine möglichst hohe Dosis an, sondern vielmehr auf eine sehr zielgenaue Behandlung. Dann kommt man auch mit sehr geringen Dosen gut aus. Die Dosis sollte allerdings höher sein als die, die der Körper normalerweise selber produzieren würde.

Nebenwirkungen: Die Nebenwirkungen von Kortison zeigen sich besonders bei längerfristiger und dauerhafter Anwendung. Der Körper drosselt beispielsweise seine eigene Kortisonproduktion, deshalb darf man das Medikament nicht abrupt absetzen, sondern muss es langsam ausschleichen. Zudem hat Kortison eine schädigende Wirkung auf die Knochen und kann Osteoporose begünstigen, allerdings auch erst nach langer Verabreichung und in hohen Dosen. Gegensteuern kann man durch eine Ernährung mit viel Kalzium, Vitamin D oder Fluor.

Wechselwirkungen: In Kombination mit NSARs können kortisonhaltige Medikamente die Gefahr von Magengeschwüren erhöhen. Durch die Antibabypille kann die Wirkung von Kortison verstärkt werden. Abgeschwächt wird sie beispielsweise durch Thrombosemedikamente, Mittel gegen hohen Blutdruck, Insulin und blutzuckersenkende Medikamente.

Dosis: Das ist unterschiedlich und wird vom Arzt bestimmt, da diese Medikamente verschreibungspflichtig sind.

Muskelrelaxanzien

Wie sie wirken: Was die Seele entspannt, entspannt auch die Muskulatur. Deshalb werden zum Relaxen der verhärteten Muskulatur häufig Beruhigungsmittel eingesetzt. Beispielsweise Tetrazepam, das zur Gruppe der Benzodiazepine gehört, jedoch ausschließlich als muskelentspannendes Mittel zugelassen ist. Es wirkt, wie andere Beruhigungsmittel auch, im zentralen Nervensystem und verhindert, dass Nervenimpulse, die Muskeln zur Kontraktion bringen, umgesetzt werden. Das verhindert eine Dauerkontraktion der Muskulatur und damit Verspannungen und Schmerzen. Muskelrelaxanzien sind keine Mittel für den Dauergebrauch, aber sie machen die Schmerzen erträglicher, während man nach ihrer Ursache forscht. Danach sollten andere Medikamente oder Therapien folgen.

Nebenwirkungsärmer und deshalb auch frei verkäuflich ist der Wirkstoff Chininsulfat, den man auch zur Behandlung von nächtlichen Wadenkrämpfen einsetzt. Seine Wirkung setzt direkt an den Nervenenden an, von wo die vom Gehirn ausgesandten Impulse weiter zur Muskulatur geleitet werden. Chininsulfat dimmt dort die Wirkung des Botenstoffes Acetylcholin und verhindert so Verkrampfungen und Verspannungen der Muskeln. Zudem hat Chininsulfat schmerzlindernde Eigenschaften.

Nebenwirkungen: Müdigkeit und Benommenheit sind die häufigsten Nebenwirkungen von muskelentspannenden Mitteln. Viel gewichtiger aber ist ein anderes Problem, das bei Tetrazepam genau wie bei anderen Benzodiazepinen auftritt: Sie machen innerhalb von wenigen Wochen abhängig. Ein abruptes Absetzen des Medikaments führt deshalb zu schweren Entzugserscheinungen, deshalb sollte man es mit ärztlicher Hilfe langsam ausschleichen und diese Mittel nur über einen sehr kurzen Zeitraum von maximal zwei Wochen einnehmen.

Wechselwirkungen: Durch Alkohol, Antidepressiva oder Schlafmittel kann die dämpfende Wirkung von Muskelrelaxanzien verstärkt werden, da sie alle im zentralen Nervensystem wirken. Bei schweren Leber- und Nierenfunktionsstörungen dürfen Sie kein Tetrazepam nehmen, da es vom Körper dann nicht richtig abgebaut werden kann.

Dosis: Bestimmt der Arzt, da Muskelrelaxanzien aus der Gruppe der Benzodiazepine rezeptpflichtig sind. Von dem frei verkäuflichen Chininsulfat nimmt man 200 bis 400 Milligramm täglich vor dem Schlafengehen.

Opioide

Wie sie wirken: Opioide ahmen die Wirkung von körpereigenen schmerzlindernden und stimmungsaufhellenden Botenstoffen, den sogenannten Endorphinen, nach. Der Körper sendet diese Stoffe beispielsweise nach größeren Verletzungen aus. Das ist ein Relikt aus Urzeiten, damit der Körper dennoch kurzzeitig aktiv bleiben und der Verletzte sich beispielsweise noch selbst um Hilfe kümmern kann. Und genau das ist auch die Erklärung dafür, dass Menschen nach extremen Unfällen, bei denen beispielsweise Gliedmaßen abgetrennt werden, zunächst relativ wenig Schmerzen empfinden und bei erstaunlich klarem Verstand sind.

Opioide helfen auch bei stärksten Schmerzen, etwa nach Operationen, bei Tumorerkrankungen oder bei entzündlichen, degenerativen Gelenkerkrankungen. Zu den Opioiden zählen das besonders starke Morphium, das dem Betäubungsmittelgesetz unterliegt, aber auch das deutlich schwächere Tramadol, das gleichzeitig eine antidepressive Wirkung hat. Gerade bei chronischen Schmerzen kann das sehr wichtig sein, da sie die Psyche extrem belasten und bei einigen Menschen sogar Suizidgedanken auslösen können. Die Wirkung von Opioiden wird im Gegensatz zu anderen Schmerzmitteln im Laufe der Zeit nicht geringer, es sind also nicht immer höhere Dosen nötig. In Deutschland werden diese hochwirksamen Schmerzhemmer im Vergleich zu anderen europäischen Ländern immer noch recht zögerlich verschrieben, weil viele Ärzte Angst haben, ihre Patienten könnten davon abhängig werden. Diese Befürchtung ist jedoch bei richtiger Dosierung unbegründet. Vielmehr kann ein starkes Schmerzmedikament bei extremen Schmerzen davor bewahren, dass sich ein Schmerz ins Gedächtnis einbrennt und chronisch wird. Allerdings werden Opioide in Form von Schmerzpflastern in letzter Zeit von manchen Ärzten ein wenig inflationär verschrieben. Ich setze sie nur sehr selten ein, etwa dann, wenn der Patient noch zusätzliche schmerzhafte Erkrankungen hat. Bei Tumorschmerzen und anderen nicht beherrschbaren Schmerzzuständen haben Opioide natürlich ihre Berechtigung, bei Wirbelsäulenerkrankungen bevorzuge ich Medikamente, die den Schmerz direkt am Ort des Geschehens bekämpfen.

Nebenwirkungen: Die häufigste Nebenwirkung bei Opioiden ist bei längerer Anwendung Verstopfung, deshalb sind manchmal zusätzlich Abführmittel nötig. Gar nicht selten führen Morphium und Tramadol anfangs zu Übelkeit und Erbrechen, das gibt sich aber meist nach kurzer Zeit. Morphium führt zudem zu einer verlangsamten Atmung. Bei Schmerzpatienten ist das jedoch meist nicht von Bedeutung, da die Schmerzen das Atemzentrum stimulieren und so den Effekt ausgleichen.

Wechselwirkungen: Werden zusätzlich Beruhigungsmittel aus der Gruppe der Benzodiazepine eingenommen, kann das die atemlähmende Wirkung von Morphium und Tramadol verstärken. Gerade Asthmatiker sollten deshalb vorsichtig mit diesen Medikamenten sein. Bei gleichzeitiger Einnahme von Antidepressiva oder Medikamenten gegen Schizophrenie kann Tramadol zu Krampfanfällen führen. Bei der Dosierung von Morphium sollten unbedingt Leber- oder Nierenerkrankungen berücksichtigt werden. Und: Alkohol kann die dämpfenden Eigenschaften beider Medikamente extrem verstärken.

Dosis: Diese ist unterschiedlich und wird vom Arzt bestimmt, da es sich um verschreibungspflichtige oder sogar unter das Betäubungsmittelgesetz fallende Medikamente handelt.

2. Stufe: Injektionen/ interventionelle Schmerztherapie

Bei der interventionellen Schmerztherapie werden Schmerzmittel direkt an den Ort des Geschehens gespritzt, also an die gereizte Nervenwurzel. Das machen wir natürlich nicht blind, sondern immer unter Sicht, entweder unter dem C-Bogen oder bei einer Computer- oder Kernspintomografie. Das ist Pflicht und gibt uns und dem Patienten die Sicherheit, die Medikamente genau an die Stelle zu bringen, an der sie wirken können, und keine zusätzlichen Verletzungen auszulösen. Dadurch haben wir eine Komplikationsrate, die gegen null geht. Die interventionelle Schmerztherapie kommt immer dann zum Einsatz, wenn die Schmerzen trotz Gabe von innerlichen Schmerzmitteln nicht besser werden oder unerträglich bleiben und auch sonstige Therapien der 1. Stufe nicht den gewünschten Erfolg bringen. Bewährt hat sie sich auch bei Patienten, die mit starken Schmerzen ab Stufe 4 (auf einer Skala von 0 bis 10) auf der visuellen Schmerzskala zu mir kommen.

Neben Schmerzmitteln sind auch Injektionen von körpereigenen Stoffen wie Eiweißen oder Hyaluronsäure möglich. Sie stärken das Immunsystem und haben eine entzündungshemmende und knorpelschützende Wirkung. Oder sie wirken – wie Hyaluronsäure – als Gleitmittel, das verschlissene Gelenke wieder schmiert und Bewegungen schmerzfreier macht.

80 Prozent unserer Patienten kann mit einer Therapie der Stufe 2 geholfen werden. Sie werden langfristig schmerzfrei – und das ohne Mikrochirurgie oder gar eine große Bandscheibenoperation mit den entsprechenden Nebenwirkungen.

Peridurale oder epidurale Injektion (kaudale Überflutung) sowie periradikuläre Injektion

Ganz genau weiß man heute noch nicht, wie diese Injektionen, Spülungen oder Überflutungen genau wirken. Wichtig aber ist, dass sie wirken. Bereits in den 1930er-Jahren konnte nachgewiesen werden, dass alleine der Spüleffekt Entzündungsbotenstoffe beseitigt und so zu einer Schmerzlinderung führt. Zudem kommt es durch die Injektionen zu einer maximalen Abschwellung der entzündeten Strukturen; so kann sich die Nervenwurzel an die neuen Verhältnisse anpassen und reagiert dadurch weniger gereizt. Auch das macht den Patienten schmerzfreier. Entscheidend bei der Schmerzlinderung ist auch die Steigerung der Durchblutung, das merkt der Patient kurz nach der Injektion, wenn sich ein wohlig-warmes Gefühl in den Beinen und Armen ausbreitet. Außerdem führen solche Injektionen zu einem Abbau eines Teils des Fettgewebes, das den Epiduralraum auskleidet. Auch das schafft mehr Platz für die gereizte Nervenwurzel. Zu wie viel Prozent diese einzelnen Faktoren am Gesamtprozess der Schmerzlinderung und Entzündungshemmung beteiligt sind, weiß man heute allerdings noch nicht. Insgesamt kann man sagen, dass es durch die Injektion zu einer schnellen Abschwellung des entzündeten Gewebes und damit zu einer raschen Schmerzlinderung kommt.

Bei der eigentlichen Behandlung spritzt der in Schmerztherapie erfahrene Arzt einen hochwirksamen Cocktail aus einem örtlichen Betäubungsmittel, Kochsalzlösung, Enzymen, schmerzlindernden sowie entzündungshemmenden Wirkstoffen. Und zwar direkt an die gereizte Nervenwurzel, von der der Schmerz ausgeht. Das Ganze findet unter sterilen Bedingungen vergleichbar denen bei einer normalen Operation statt. Damit der Arzt genau sieht, wo die betroffene Nervenwurzel genau sitzt, bekommt der Patient zur größtmöglichen Sicherheit vorher ein Kontrastmittel gespritzt. Das Ganze kann so wunderbar auf einem Monitor kontrolliert werden. Erst wenn die Schmerzquelle sicher aufgespürt ist, wird der Medikamenten-Mix injiziert.

Je nachdem, wo die Injektion gesetzt wird, heißt die Methode peridural (Zugang auf Höhe der Bandscheiben), epidural (Zugang vom Steißbein in den Wirbelkanal, auch kaudale Überflutung genannt) oder periradikulär (Zugang direkt an den Nervenaustrittspunkten). Die meisten Patienten fühlen sich bereits direkt nach dem Mini-Eingriff deutlich besser und schmerzfreier.

Vorteil der Methode: Sie wird ambulant in der Praxis durchgeführt, dauert bei einem geübten Behandler nur wenige Minuten, und der Patient braucht nicht mal eine Narkose, sondern lediglich eine lokale Betäubung. Er ist danach also sofort wieder relativ fit. Das ist besonders für ältere Patienten mit zusätzlichen Erkrankungen ein Segen, denn bei Ihnen ist das Operationsrisiko deutlich höher als bei jüngeren, gesunden Menschen.

Die übliche Behandlung umfasst drei bis fünf Injektionen. Die finden anfangs im Abstand von zwei bis drei Tagen statt, danach vergrößern sich die Abstände auf eine Woche und zum Schluss auf bis zu zwei Wochen. So dauert die ganze Therapie rund acht Wochen.

Wichtig zu wissen, besonders für ungeduldige oder leidgeprüfte Patienten: Der Schmerzabbau verläuft in Wellen und ist nicht linear. Also sollten Sie nicht zu früh resignieren, wenn der Schmerz anfangs abebbt und dann noch einmal wieder stärker wird. Die Resultate sind allerdings vielversprechend: 80 Prozent aller Patienten mit Schmerzen in der Lendenwirbelsäule werden so innerhalb von kurzer Zeit schmerzfrei, bei Halswirbelsäulenpatienten sind es sogar über 90 Prozent. Die Ergebnisse sind am Nacken sogar so gut, dass wir pro Jahr weniger als fünf Patienten zur offenen Operation schicken müssen.

Kassenleistung? Ja.

Facetten-Infiltration

Sind die kleinen Facettengelenke durch eine Arthrose verändert, behandelt man sie genauso wie Arthrosen am Knie oder an der Hüfte. Man spritzt entweder Lokalanästhetika in Kombination mit Kortison, Hyaluronsäure als Gleitmittel und Ersatz für die Gelenkschmiere oder auch Orthokin, also körpereigenen Eiweißstoff (Seite 226). Je nach verwendetem Medikament und Krankheitsbild sind in der Regel drei bis fünf Behandlungen nötig.

Kassenleistung? Ja.

Hyaluronsäure-Injektion

Hylaronsäure ist ein natürlicher Bestandteil des menschlichen Bindegewebes, auch die Gelenkflüssigkeit besteht zu großen Teilen daraus. Normalerweise ist diese Schmiere relativ dickflüssig und sorgt dafür, dass die Gelenke nicht schmerzhaft direkt aneinanderreiben. Bei einer Arthrose wird sie allerdings dünn wie Wasser und hat deshalb keine Schmierwirkung mehr. Knochen reibt dann auf Knochen – das tut natürlich weh. Spritzt man Hyaluronsäure direkt in das schmerzende Gelenk, wirkt das wie das körpereigene Gleitmittel und der Schmerz lässt nach. Bewährt haben sich diese Injektionen neben der Knie- und Hüftarthrose auch bei Arthrose der Facettengelenke.

Kassenleistung? Ja.

Injektionen von körpereigenen Stoffen

Diese Hightech-Methode kommt aus der Molekularbiologie und ist äußerst vielversprechend. Bei der sogenannten Orthokin-Therapie werden körpereigene Eiweißstoffe in Wirbelgelenke oder an die entzündete Nervenwurzel gespritzt. Für diese Therapie muss dem Patienten zunächst mit einer speziellen Spritze ein wenig Blut abgenommen werden. Es enthält nämlich einen wahren Wunderwirkstoff, das Anti-Interleukin-1. Diese Substanz ist im Körper der Gegenspieler von knorpelabbauenden Stoffen und hemmt gleichzeitig entzündungsfördernde und gelenkzerstörende Botenstoffe des Immunsystems. Die Spezialspritze ist innen mit sogenanntem Immunglobulin beschichtet. Es regt die Blutzellen zur verstärkten Produktion von Anti-Interleukin-1 an. Wenn genügend dieser Substanz im Labor entstanden ist, wird der Wunderstoff wieder isoliert, in Spritzen abgefüllt, zunächst eingefroren und bei Bedarf gespritzt.

Die Orthokin-Therapie eignet sich besonders für Arthrosepatienten, bei stärkeren oder häufig wiederkehrenden Ischiasbeschwerden, aber auch bei gereizten Nerven nach einem Bandscheibenvorfall. Fünf bis acht Injektionen mit diesem körpereigenen Supertalent sind nötig für eine anhaltende Verbesserung, die zwischen ein und drei Jahren anhält. Ein großer Vorteil der Methode ist, dass es sich bei Anti-Interleukin-1 um eine körpereigene Substanz handelt, die keinerlei Nebenwirkungen hat und selbst bei Patienten mit Medikamentenunverträglichkeiten in der Regel bedenkenlos eingesetzt werden kann.

Eine Variante der Orthokin-Therapie ist das sogenannte autologe konditionierte Plasma (ACP), ein Konzentrat aus körpereigenen Blutplättchen (Thrombozyten) und Wachstumsfaktoren. Auch das ACP wird aus Eigenblut gewonnen, das zentrifugiert wird. Das sich dadurch absetzende thrombozytenreiche Plasma wird dann mittels einer Doppelkammerspritze injiziert.

Kassenleistung? Die gesetzlichen Krankenkassen zahlen die rund 1000 Euro teure Therapie bisher leider nicht, private Kassen beteiligen sich auf Antrag.

3. Stufe: Mikrotherapie

Bandscheiben schrumpfen (Mikro-Laser, PLDD, Nucleoplastie)

Geringe Belastung für den Patienten, keine Ausfallzeit im Job und dazu noch langfristig sehr gute Ergebnisse: Leider kommt die geniale minimalinvasive Perkutane Laser-Diskus-Dekompression (PLDD) nicht für alle Arten von Bandscheibenvorfällen in Betracht. Aber sie ist die Methode der Wahl, wenn es um die schonende Behandlung von leichten, sogenannten gedeckten Bandscheibenvorfällen geht, bei denen der Faserring noch intakt ist. Bei Bandscheibenschrumpfung wird schmerzendes Bandscheibengewebe mit Laser, Radiofrequenzen, Hitze, kleinen Fräsen oder einem starken Wasserstrahl zum Schrumpfen gebracht. Dafür wird über einen nur 0,3 bis 1 Millimeter winzigen Stich eine Minisonde ins Gewebe geschoben. Über sie werden unter Röntgen- oder CT-Kontrolle spiralförmige Mikroinstrumente eingeführt, die Bandscheibengewebe schonend absaugen. Diese Behandlungen können alle ambulant durchgeführt werden, sie dauern rund eine halbe Stunde.

Kassenleistung? Ja.

Epidurale Neuroplastie mit Kathetertechnik

Schmerzkathetersysteme gibt es einige auf dem Markt. Damit lassen sich Rückenprobleme zielgenau da behandeln, wo sie liegen. Besonders sinnvoll ist der Einsatz bei der Behandlung von akuten und chronischen Bandscheibenvorfällen, Narbenverwachsungen und leichten bis mittelschweren Spinalstenosen (Seite 93). Für die Behandlung ist noch nicht mal eine Vollnarkose nötig. Eine lokale Betäubung sowie eine leichte Sedierung durch einen Anästhesisten, auch Dämmerschlaf genannt, sind ausreichend. Dadurch sind Sie zwar bei Bewusstsein, jederzeit ansprechbar und atmen selbstständig, fühlen sich aber ein wenig schläfrig – und vor allem ganz ruhig, gelassen und angstfrei.

Ohne chirurgischen Schnitt wird bei der epiduralen Neuroplastie der Schmerzkatheter an der natürlichen Öffnung des Steißbeins unter genauer Bildkontrolle in den Wirbelkanal eingeführt. Der Schlauch des Katheters ist einerseits sehr elastisch, aber auch äußert formstabil und kann beim Einführen in den Wirbelkanal nicht abknicken. An der Spitze des Schlauchs befindet sich eine abgerundete Kunststoffspitze, die direkt an das entzündete, geschwollene und eingeengte Gewebe der betreffenden Bandscheibe geschoben wird. Über diesen Schlauch können dann zielgenau verschiedene Substanzen wie antientzündliche Medikamente, abschwellende, schmerzstillende, durchblutungsfördernde und narbenlösende Substanzen injiziert werden. Das Praktische an der Technik: Der Katheter bleibt über zwei bis drei Tage im Körper, zweimal täglich kann dadurch ein Medikamentenmix nachgespritzt werden. Dank des flexiblen Schlauches kann man sich frei mit dem Katheter bewegen, arbeiten gehen sollte man allerdings erst nach dessen Entfernung wieder. Der Eingriff dauert rund 30 Minuten und kann ambulant durchgeführt werden. Bei stärkeren Schmerzen, älteren oder Risikopatienten ist ein stationärer Aufenthalt sicherer.

Kassenleistung? Ja.

Facettengelenke denervieren/Thermosonde/Kryotherapie

Bei Rückenschmerzen, die durch eine Abnutzung der kleinen Facettengelenke verursacht werden, muss man an den Versorger der Gelenke ran. Dieser kleine Ast der Nervenwurzel nennt sich Ramus medialis und kann mit einem kleinen eleganten Behandlungsschritt praktisch stummgeschaltet werden. Man verödet ihn unter Sichtkontrolle mittels C-Bogen oder CT entweder mit einer Kältetherapie (Kryotherapie) oder einer Radiofrequenzsonde, die in die Wirbelsäule eingeführt wird, den Nerv kurz auf 80 Grad erhitzt und so ausschaltet. Auch durch den Laser lässt sich der Ramus medialis deaktivieren. Ich persönlich bevorzuge die Radiofrequenzbehandlung, die rund vierzehn Monate anhält. Die Kryotherapie führt dagegen nur zu einer Schmerzunterbrechung von drei bis vier Monaten – und das bei fast gleichen Kosten und gleichem Aufwand.

Kassenleistung? Ja.

CT- oder MRT-gesteuerte Synovialzysten-Punktion

Eine operative Entfernung einer Synovialzyste ist relativ aufwändig, man kann sie wesentlich einfacher unter CT- oder MRT-Kontrolle mit einer von uns entwickelten Kohlefasernadel punktieren. Dadurch entfernen wir so weit wie möglich die Flüssigkeit und verabreichen gleichzeitig ein Mittel, das zur Verklebung dieser Zyste führt. Diese Zysten sind übrigens gutartig.

Der Eingriff ist ein ambulantes Verfahren, und die Patienten können nach einer Stunde Ruhezeit wieder nach Hause gehen.

Kassenleistung? Ja.

4. Stufe: Wirbelzement, Spreizer & Endoskope

Wirbelkörper restaurieren (Vertebroplastie, Kyphoplastie, Vesselplastie)

Flüssiger Zement – das klingt ein bisschen nach Hausbau, ist aber eine gute Möglichkeit, um gebrochene Wirbel oder durch Osteoporose morsche Wirbelkörper wieder zu kitten. Osteoporotische Frakturen heilen allerdings auch auf natürlichem Wege recht gut. Natürlich kommt bei dieser

Methode kein normaler, sondern ein spezieller Wirbelzement zum Einsatz. Der wird über eine Sonde und unter Sichtkontrolle direkt in den brüchigen Wirbelkörper injiziert und härtet dort innerhalb kurzer Zeit aus (Vertebroplastie). Das richtet den Wirbelkörper wieder auf und stabilisiert ihn. Problematisch kann es werden, wenn der Knochenzement in eine Vene oder den Spinalkanal fließt. Dann kann es zu Lähmungen oder, bei einer Leckage in Blutgefäßen, sogar zu einer Embolie kommen.

Sicherer, aber auch rund zehnmal so teuer sind verfeinerte Verfahren wie die Kyphoplastie oder die Vesselplastie. Bei der Kyphoplastie wird zunächst ein Ballon in den Wirbelkörper eingebracht und aufgepumpt. Erst dann wird der Wirbelzement mit weniger Druck in die durch den Ballon vorgeformte Höhle gedrückt. Dadurch kommt es seltener zum Austritt von Zement in den Wirbelsäulenkanal. Bei der Vesselplastie kommt statt eines Ballons ein ballonähnliches Netz zum Einsatz. Nach dem Eingriff sind die Patienten fast augenblicklich schmerzfrei oder schmerzarm. Das macht ein sofortiges Muskelaufbautraining und Krankengymnastik möglich und erspart das langwierige Tragen eines starren Korsetts.

Wichtig: Eine Behandlung mit Knochenzement macht nur bei einem relativ frischen Wirbelbruch innerhalb der ersten zehn Tage wirklich Sinn.

Kassenleistung? Ja.

X-Stop®/Coflex & Co.

Jeder Spinalstenose-Patient fühlt sich augenblicklich besser, wenn er sich nach vorne beugt. Denn dadurch werden die gelben Bänder gestrafft, der Epiduralraum erweitert und die Schmerzen sowie Gehstörungen verbessert. Mein früherer Chef hatte dazu immer einen martialisch anmutenden Spruch auf den Lippen: »Wenn ich könnte, wie ich wollte, würde ich den Patienten einfach einen Holzkeil zwischen die Dornfortsätze schlagen.« Das klingt vielleicht ein wenig drastisch, von der Idee her hatte er aber völlig recht. Und ähnlich wie ein Holzkeil – natürlich in verfeinerter Form – arbeiten moderne Spreizer wie X-Stop®, Coflex & Co. Diese Hightech-Ersatzteile aus Titanlegierungen funktionieren wie ein Abstandhal-

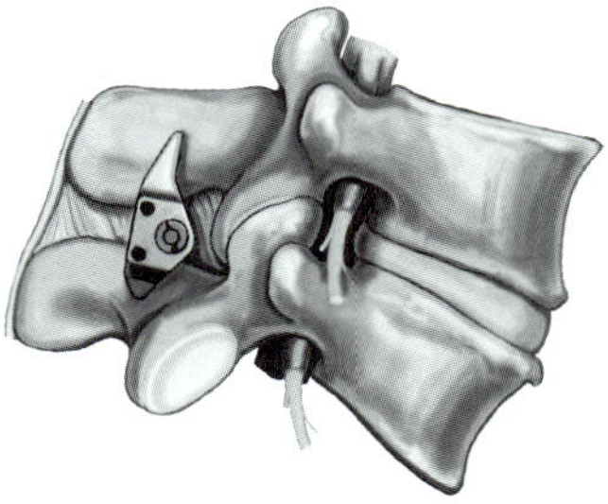

Manchmal sinnvoll: Spreizer halten die Wirbel auf Abstand

ter zwischen den Dornfortsätzen, strecken so die Wirbelsäule und erweitern den zu engen Epiduralraum. Leichte bis mittelgradige Spinalstenosen lassen sich so hervorragend behandeln. Teilweise werden die Patienten nach diesem kleinen Eingriff in Kurznarkose in kürzester Zeit schmerzfrei oder haben zumindest deutlich weniger Schmerzen. Aufgrund meiner Erfahrung ziehe ich den Coflex dem X-Stop® vor. Hier erfolgt die Verankerung nämlich nicht nur zwischen den Dornfortsätzen, sondern zwischen den Wirbelbögen. Das sorgt insgesamt für eine bessere Stabilität.

In den letzten Jahren wurden Spreizer allerdings viel zu inflationär eingesetzt. Teilweise sieht man sie im Rücken von Patienten auf zwei oder drei Etagen. Leider auch bei Rückenleidenden, bei denen die Beschwerden gar nicht von der Spinalstenose kamen ...

Kassenleistung? Ja.

Endoskopische Eingriffe

Endoskopische Eingriffe, auch minimalinvasive Chirurgie (MIC) oder Schlüsselloch-Chirurgie genannt, boomen in vielen Bereichen. Man entfernt so heute elegant, schonend und narbenarm Darmpolypen, einen entzündeten Blinddarm, Gallensteine oder schaut sich die Eierstöcke auf Verwachsungen an. Über einen oder mehrere winzige Schnitte werden dabei in örtlicher Betäubung oder einer kurzen Vollnarkose winzig kleine Instrumente wie Scheren und Laser samt einer Mini-Kamera eingeführt, und man operiert unter Sicht am Bildschirm. In Sachen Rücken haben sich endoskopische Operationen allerdings nicht im gleichen Maß wie die moderne und sehr effektive Mikrotherapie (siehe 3. Stufe) bewährt.

Eine zukunftweisende Methode allerdings ist die Epiduroskopie. Dabei wird mit einem ultrafeinen, flexiblen Katheter, an dessen Spitze eine winzige Kamera sitzt, eine Spiegelung des Wirbelsäulenkanals vorgenommen. Über dieses Epiduroskop können auch Spülungen vorgenommen, entzündetes Gewebe behandelt und Katheter zielgenau gelegt werden. Auch das Einführen von Instrumenten über einen Arbeitskanal zur Entfernung von Bandscheibengewebe ist möglich. Das Epiduroskop wird unter Lokalanästhesie durch eine natürliche Öffnung im Steißbein eingeführt.

Eine weitere endoskopische Behandlungsmethode ist die perkutane Bandscheibenentfernung, auch endoskopische Nukleotomie genannt. Dabei löst der Arzt über ein endoskopisches Rohr mit eingebauter Kamera mit winzigen Zangen und Haken lockere Knorpelmasse aus dem Wirbelsäulenkanal. Das Ganze wird am Bildschirm kontrolliert. Der Eingriff dauert nur rund 30 Minuten und ist auch schonend. Er hat jedoch einen Nachteil: Wegen des eingeschränkten Operationsfeldes wird leider oft überschüssiges Bandscheibengewebe übersehen, und das kann dann zu neuen Schmerzen führen.

Bei einem Bandscheibenvorfall im Bereich der Halswirbelsäule wird oft die transforaminale Bandscheibenentfernung propagiert. Hier wird das Bandscheibengewebe seitlich, über das Nervenaustrittsloch, das Foramen, entfernt. Dadurch bleibt der sensible Wirbelkanal geschont, die Operation dauert aber oft länger als die normale Operation, da durch die enge Öffnung immer nur wenig Gewebe auf einmal herausgezogen werden kann. Nicht meine erste Empfehlung.

Kassenleistung? Ja.

5. Stufe: Stationäre multimodale Komplextherapie

Für manchen Rückenschmerzpatienten kann es sehr entscheidend sein, dass er für einige Zeit aus seinem belastenden Alltagsgeschehen herausgeholt und in einem geschützten Umfeld schmerzfrei werden kann. Das gilt besonders für Schmerzgeplagte, bei denen eine psychische Komponente wie Stress im Beruf oder Probleme im Privatleben deutliche Mitverursacher für die Rückenprobleme sind. Oder auch für Patienten, die bereits seit längerer Zeit chronische Schmerzen haben und dadurch unter psychischen Auswirkungen wie beispielsweise Depressionen leiden.

Auch für Patienten, die mit einer ambulanten oder kurzstationären Therapie nicht ausreichend schmerzfrei werden, die aber eine große Operation unbedingt vermeiden möchten, kann eine stationäre Komplextherapie bei uns in der Klinik eine Alternative sein. Eine weitere Gruppe sind Patienten, die außer ihren Rückenproblemen auch noch massive internistische Probleme mitbringen wie etwa mangelnde körperliche Belastbarkeit oder Übergewicht oder unter Stoffwechsel- oder Herz-Kreislauf-Erkrankungen leiden. Diese Erkrankungen können sich auch gegenseitig bedingen. Und schließlich behandeln wir in unserer Klinik auch viele Patienten nach einer fehlgeschlagenen Rückenoperation, die nach dem Eingriff keineswegs schmerzfrei sind.

Bei der multimodalen Komplextherapie wird die interventionelle Schmerztherapie mit einer intensiven Physiotherapie einschließlich moderner Techniken wie Pilates oder Osteopathie kombiniert. Ergänzt wird das Ganze durch Wassergymnastik, andere sportliche Aktivitäten und – ganz wichtig – eine intensive psychosomatische Betreuung. Darin fließen auch Entspannungstechniken wie Reiki, Yoga oder alternative Heilmethoden wie Traditionelle Chinesische Medizin (TCM) oder Ayurveda ein. Wichtig dafür ist ein gut aufeinander abgestimmtes und eng zusammenarbeitendes Team aus Orthopäden, Psychosomatikern, Ernährungsmedizinern, TCM-Ärzten sowie unterschiedlichsten Therapeuten. Besonderen Wert wird bei der Komplextherapie auch auf die richtige Ernährung, Gewichtsregulierung und Steigerung der körperlichen und mentalen Fitness gelegt. Denn sie sind die Basis eines guten Körpergefühls und Wohlbefindens.

Kassenleistung? Ja.

Ultima Ratio: Die große Operation

Sie haben es in meinem ganzen Buch gelesen: Die Behandlung von Rückenschmerzen durch eine große offene Operation versuchen mein Team und ich unter allen Umständen zu vermeiden. Sie steht an allerletzter Stelle unserer Therapiemöglichkeiten und sollte immer besonders sorgfältig abgewägt werden. Und sie sollte überhaupt erst dann zur Sprache kommen, wenn eine von geübter Hand ausgeführte interventionelle Schmerztherapie oder eine stationäre multimodale Komplextherapie wirklich erfolglos geblieben ist. Alles andere wäre gegenüber dem Patienten und auch der Versichertengemeinschaft wegen der daraus resultierenden enormen Kosten und Risiken verantwortungslos. Denn der größte Teil aller Bandscheibenvorfälle oder Rückenschmerzen kann durch eine konservative Therapie sehr erfolgreich behandelt werden.

Eine Operation kann allerdings in wenigen Fällen sinnvoll und auch zwingend sein: etwa wenn es sich um einen ungewöhnlich massiven Bandscheibenvorfall (Massenprolaps) handelt und es zu Störungen der Blase oder des Schließmuskels kommt. Oder wenn Nerven bereits so stark geschädigt sind, dass es zu Lähmungen der Beine und Füße oder Arme und Hände kommt. Das wiederum ist aber glücklicherweise nur selten der Fall.

Aus diesem Grund möchte ich hier die verschiedenen Operationsmethoden nur kurz beschreiben. Denn sollte eine große offene Rückenoperation wirklich bei Ihnen nötig sein, werden Sie sich über Ablauf und Risiken sicherlich in einem langen Gespräch bei einem Arzt Ihres Vertrauens informieren. Und holen sich am besten auch eine Zweit- oder Drittmeinung ein. Wenn eine Operation unumgänglich ist, hängt der Erfolg weitestgehend von der genauesten Diagnose ab. Gerade bei älteren Leuten muss der Arzt in Zusammenarbeit mit dem Patienten genau die Stelle herausarbeiten, die den Schmerz auch wirklich verursacht. Große Sanierungen, bei denen man präventiv schon mal die nächste Etage mitoperiert oder mitversteift, lehne ich kategorisch ab. Nur so lässt sich die Operation auf das wirklich erforderliche Minimum mit den geringsten Nebenwirkungen für den Patienten reduzieren.

Bandscheibenvorfall-Entfernung (mikroskopische Nukleotomie)

Es gibt leider einige wenige Bandscheibenvorfälle, die resistent gegen all die hier vorher genannten sanfteren Therapiemethoden sind. Das sind dann möglicherweise Fälle für eine mikroskopische Nukleotomie. Dabei wird unter Vollnarkose über einen kleinen Schnitt das ausgetretene Bandscheibengewebe entfernt, das den Nerv reizt. Lediglich drei Tage müssen Patienten dafür in der Regel in der Klinik bleiben. Neben den typischen Operationsrisiken wie Infektionen sind die häufigsten Kollateralschäden dieses Eingriffs zurückbleibende Narben. Bei rund 15 Prozent der operierten Patienten führen sie zu Dauerschmerzen, die nur schwer behandelbar sind.

Kassenleistung? Ja.

Wirbelbogenentfernung (Laminektomie)

Ein Eingriff, hinter dem ich stehe – wenn die Beschwerden eines Spinalstenosepatienten trotz konservativer Behandlung weiterhin so stark sind, dass er nicht mehr gehen kann, er auf den Rollator angewiesen ist oder ihm gar der Rollstuhl droht. Bei dieser Methode werden ein oder mehrere Wirbelbögen, bei der sogenannten Hemilaminektomie nur die Hälfte des Wirbelbogens, entfernt. Dadurch wird das eingeengte Rückenmark von seinem Druck befreit. Das lindert dann oft die klassischen Symptome einer Spinalstenose wie diffuse Schmerzen in den Beinen, Unsicherheit und schnelle Ermüdung beim Gehen. Dieser Eingriff wird in Vollnarkose durchgeführt, die Patienten müssen danach für höchstens eine Woche in der Klinik bleiben. Ganz entscheidend: Ein Arzt sollte immer nur die Etage behandeln, die die Beschwerden und Schmerzen verursacht, und damit die Operation so kurz wie möglich halten. Leider gibt es nicht selten Fälle, wo gleich mehrere Etagen präventiv mitbehandelt werden. Das finde ich unverantwortlich.

Kassenleistung? Ja.

Nervenaustrittspunktserweiterung (Foraminotomie)

Eine Foraminotomie kann bei einer Foramenstenose helfen. Dabei drücken knöcherne Ausläufer der Wirbelkörper auf die Austrittskanäle der Nervenwurzeln. Das bereitet ähnliche Probleme und Schmerzen wie ein Bandscheibenvorfall. Bei diesem Eingriff wird das Loch, aus dem die Nervenwurzel austritt, mit Fräse und Stanze erweitert. Das hört sich simpel und harmlos an, ist aber eine Operation, die größer als eine Bandscheibenoperation ist und mindestens eine Stunde dauert.

Kassenleistung? Ja

Versteifung (Spondylodese)

Versteifungsoperationen haben in den letzten 20 Jahren geradezu explosionsartig zugenommen, nämlich um 242 Prozent – leider ohne dass sich die Ergebnisse deutlich verbessert hätten. Und leider liegt die Erfolgsquote nur bei rund 60 Prozent. Das bedeutet, bei rund 60 Prozent der Patienten findet eine Schmerzlinderung von mehr als 25 Prozent auf der Schmerzskala statt. Oder anders ausgedrückt: Nur etwas mehr als die Hälfte der operierten Patienten verspürt nach dem Eingriff eine wirkliche Linderung der Schmerzen, deshalb halte ich von diesen Versteifungsoperationen relativ wenig.

Bei diesem Eingriff werden jeweils zwei Wirbelkörper mit unterschiedlichen Elementen wie Schrauben, Drähten, Platten oder auch körpereigenen Knochen zu einem Wirbelkörper verbunden; man nennt das eine Etage. Dabei sind in manchen Häusern Versteifungen über drei Etagen keine Seltenheit. Das sorgt einerseits für eine größere Stabilität der Wirbelsäule, führt aber leider auf Dauer zu einer Mehrbelastung der darüber- und darunterliegenden Wirbelkörper und damit zu einem verstärkten Verschleiß. Nicht selten müssen dann auch die anschließenden Wirbelkörper nach einiger Zeit versteift werden. Der relativ aufwendige Eingriff dauert zwischen zwei und sechs Stunden. Sie müssen danach rund eine

Woche im Krankenhaus bleiben. Ihre Arbeit können Sie – wenn alles gut geht – nach sechs bis zwölf Wochen wieder aufnehmen.

Kassenleistung? Ja.

Bandscheibenersatz (Bandscheibenprothese)

Im Bereich der Halswirbelsäule liefern Bandscheibenprothesen gute Ergebnisse, an der Lendenwirbelsäule sind die langfristigen Ergebnisse nur wenig besser als bei der Versteifung. Vorteil der Prothese gegenüber einer Versteifungsoperation: Das Wirbelsegment bleibt weiter voll beweglich. Die künstlichen Bandscheiben bestehen aus zwei Metallplatten, ein dazwischenliegender Kern aus Kunststoff oder Metall ermöglicht dabei die Beweglichkeit. Metallfortsätze sorgen anfangs dafür, dass die künstliche Bandscheibe an Ort und Stelle bleibt, später verwachsen sie mit dem Knochen.

Leider werden auch Bandscheibenprothesen gerade im Bereich der Lendenwirbelsäule recht wahllos ohne allzu strenge Indikationsstellung eingesetzt. Und gerade bei jungen Menschen sollte einem solchen Eingriff immer eine hochwertige Schmerztherapie vorangehen. Erst wenn die erfolglos war, kann man so einen Eingriff in Erwägung ziehen. Denn auch hier sind die Erfolgsaussichten nur mäßig. Laut einer Studie der Berliner Charité liegt die Schmerzreduktion nach dem Eingriff bei unter 60 Prozent aller Patienten oberhalb von 25 Prozent auf der visuellen Schmerzskala.

Kassenleistung? Ja.

Nachwort

»Das Unmögliche möglich, das Mögliche leicht und das Leichte angenehm machen.«

Moshé Feldenkrais, Physiker und Verhaltensphysiologe

Mit diesen so passenden Worten des Begründers der faszinierenden Feldenkrais-Methode, Moshé Feldenkrais, möchte ich mein Buch beschließen. Sie stehen stellvertretend für all das, was ich Ihnen auf den vorangegangenen Seiten versucht habe näherzubringen: Die Mehrzahl der Menschen mit Rückenschmerzen hat keine Krankheit. Und wir sollten sie deshalb auch nicht in erster Linie als Rückenschmerzpatienten abstempeln und sie so quasi zu chronisch Behinderten machen. Sondern vielmehr dafür sorgen, dass man »hausgemachten« Rückenleiden so früh wie möglich vorbeugt. Am besten schon im Kindesalter. Indem man den Nachwuchs anhält, statt vor dem Bildschirm zu chatten, sich doch einfach mal mit den realen Freunden auf dem Fußballplatz auszutoben. Und natürlich selbst mit gutem Beispiel vorangeht: das natürliche Rückenkorsett Muskulatur durch ein wenig Bewegung stabilisieren, sich ausgewogen ernähren und Methoden kennen(lernen), die auch in hektischen Zeiten ein wenig Last von den Schultern nehmen. Und selbst bei akuten Schmerzen, etwa nach einem Bandscheibenvorfall, darauf vertrauen, dass der Körper das scheinbar Unmögliche möglich macht – und uns auch ohne Operation wieder schmerzfrei durchs Leben gehen lässt und uns garantiert nicht zum Frührentner macht.

Seien wir also zukünftig in Sachen Rücken alle ein wenig aufrichtiger, konzentrieren wir uns mit einer intensiven medizinischen Versorgung auf die wenigen Menschen mit wirklich krankheitsbedingten Rückenschmerzen – und ersparen wir dem ohnehin kränkelnden Gesundheitssystem in Deutschland so jährlich Kosten in Höhe von rund 40 Milliarden Euro.

Danksagung

Dieses Buch wäre nie entstanden ohne die Zusammenarbeit von wirklich großartigen Menschen im Hintergrund. Ich möchte mich deshalb sehr herzlich bei der wunderbaren Mannschaft meiner Praxis unter Leitung von Katharina Czyz und Alexandra Auer sowie beim Team der Rückenklinik Jägerwinkel bedanken – für die stets verlässliche Mitarbeit, aber auch dafür, dass sie mir in hektischen Phasen während meiner Arbeit an dem Manuskript immer den Rücken freigehalten haben. Mein großer Dank gilt dabei dem Leiter der Physiotherapie im Jägerwinkel, Alexander Scheurer, der mit bewundernswertem Einsatz neben seiner täglichen Arbeit zahlreiche Rücken-Übungen für dieses Buch konzipiert hat. Das Buch bereichert haben auch die Übungen zur Selbstmobilisation des Leiters der Orthopädie meiner Rückenklinik am Tegernsee, Dr. Wolfgang Sohler, und die fachliche Unterstützung meines geschätzten Kollegen Dr. Christoph Nicolaisen.

Bei Dr. Sabine Prillmann möchte ich mich für die Mithilfe bei der Erstellung der Illustrationen bedanken. Dem gesamten Team des Arkana Verlags danke ich für die gute Zusammenarbeit und die äußerst ansprechende Optik des Buches.

Abschließend möchte ich Silke Amthor einen besonderen Dank aussprechen. Sie hat mich mit viel Zeit, Geduld und journalistischer Professionalität ein weiteres Mal darin unterstützt, meine Ideen und die medizinischen Sachverhalte in einen lebendigen, verständlichen Rückenratgeber umzusetzen.

Adressen, die Ihnen weiterhelfen

World Institute of Pain
Sektion Deutschland und Osteuropa
Augustenstraße 106
80798 München
Tel.: 089-41353506
www.worldinstituteofpain.org

Deutsche Schmerzhilfe e.V.
Sietwende 20
21720 Grünendeich
Tel.: 04142-810434
Fax: 04142-810435
geschaeftsstelle@schmerzhilfe.org
www.schmerzhilfe.org

Deutsche Schmerzliga e.V.
Adenauerallee 18
61440 Oberursel
Tel.: 0700-375375375
Fax: 0700-37537538
info@schmerzliga.de
www.schmerzliga.de

Deutsche Gesellschaft zum Studium des Schmerzes e.V. (DGSS)
DGSS-Geschäftsstelle
Obere Rheingasse 3
56154 Boppard
Tel.: 06742-8001-21
Fax: 06742-8001-22
info@dgss.org
www.dgss.org

Deutsche Gesellschaft für Orthopädie und Orthopädische Chirurgie e.V.
Geschäftsstelle DGOOC
Langenbeck-Virchow Haus
Luisenstraße 58/59
10117 Berlin
Tel.: 030-84712131
Fax: 030-84712132
info@dgooc.de
www.dgooc.de

Aktion Gesunder Rücken e.V.
Postfach 103
27443 Selsingen
Tel.: 04284-9269990
Fax: 04284-9269991
info@agr-ev.de
www.agr-ev.de

Bundesverband Skoliose Selbsthilfe e.V.
Sonnenhalde 5a
74838 Limbach
Tel.: 0177-7323334
Fax: 06287-925996
gellner.bv-skoliose@t-online.de
www.bundesverband-skoliose.de

Aktion Rückenwirbel e.V.
Geschäftsstelle
Tel.: 08022-82556
Fax: 08022-85253
info@aktion-rueckenwirbel.de
www.aktion-rueckenwirbel.de